Michéle Spörk

Chakren in Balance mit Yin Yoga

Aktiviere deine Selbstheilungskräfte und finde zu mehr Energie, Gesundheit und Lebensfreude

riva

Inhalt

Michéle Spörk

Chakren in Balance mit Yin Yoga

Bibliografische Information der Deutschen Nationalbibliothek
Die Deutsche Nationalbibliothek verzeichnet diese Publikation in der Deutschen Nationalbibliografie.
Detaillierte bibliografische Daten sind im Internet über http://d-nb.de abrufbar.

Für Fragen und Anregungen
info@m-vg.de

Wichtige Hinweise
Dieses Buch ist für Lernzwecke gedacht. Es stellt keinen Ersatz für eine individuelle medizinische Beratung dar und sollte auch nicht als solcher benutzt werden. Wenn Sie medizinischen Rat einholen wollen, konsultieren Sie bitte einen qualifizierten Arzt. Der Verlag und die Autorin haften für keine nachteiligen Auswirkungen, die in einem direkten oder indirekten Zusammenhang mit den Informationen stehen, die in diesem Buch enthalten sind.
Ausschließlich zum Zweck der besseren Lesbarkeit wurde auf eine genderspezifische Schreibweise sowie eine Mehrfachbezeichnung verzichtet. Alle personenbezogenen Bezeichnungen sind somit geschlechtsneutral zu verstehen.

Originalausgabe
1. Auflage 2023

Türkenstraße 89
80799 München
Tel.: 089 651285-0
Fax: 089 652096

Redaktion: Susanne Schneider
Umschlaggestaltung: Manuela Amode, München
Umschlagabbildungen: Shutterstock/FauziMn, moibalkon
Bildnachweis: alle Fotos im Innenteil von Nils Schwarz, www.nilsschwarz.com, außer:
Thomas Lukesch: 247; Shutterstock/arzawen: 170; Shutterstock/Delbars: 198; Shutterstock/Dmytro Flisak: 30; Shutterstock/Heelig: 25; Shutterstock/Jag_cz: 122; Shutterstock/Life science: 102 re. o.; Shutterstock/Lightspring: 130; Shutterstock/Magic mine: 176 o., 176 u.; Shutterstock/Milan Ilic Photographer: 67; Shutterstock/moibalkon: 36, 68, 71, 74, 97, 100, 123, 126, 147, 150, 171, 174, 199, 202, 225, 227; Shutterstock/Birgit Muench: 10; Shutterstock/mybox: 128 li.; Shutterstock/mycteria: 96; Shutterstock/Nerthuz: 102 u., 127 li. o., 127 re. o., 127 li. u., 127 re. u., 128 re., 152 o., 152 Mi., 152 u.; Shutterstock/Pikovit: 204, 229; Shutterstock/Romolo Tavani: 70; Shutterstock/SAMMYEK: 146; Shutterstock/SciePro: 76, 102 li. o.; Shutterstock/Space Wind: 34; Shutterstock/Stockgraphicdesign.com: 224; Shutterstock/Zanna Art: 22; Michéle Spörk: 53
Layout: Katja Muggli, www.katjamuggligrafikdesign.de
Satz: Ortrud Müller – Die Buchmacher, Köln
Druck: Firmengruppe APPL, aprinta Druck, Wemding
Printed in Germany

ISBN Print 978-3-7423-2313-2
ISBN E-Book (PDF) 978-3-7453-2105-0
ISBN E-Book (EPUB, Mobi) 978-3-7453-2104-3

Wir produzieren nachhaltig
www.m-vg.de

Weitere Informationen zum Verlag finden Sie unter

www.rivaverlag.de

Beachten Sie auch unsere weiteren Verlage unter www.m-vg.de

Eine Reise zu dir selbst

Durch die Arbeit mit den Chakren lernen wir uns selbst besser verstehen – das kann ich aus eigener Erfahrung bestätigen. Als ich begann, mich meinen Chakren zu widmen und mich in das Thema der Energielenkung, -wahrnehmung und -heilung einzuarbeiten, war ich überrascht, welche Vielfalt an Selbsterkenntnis hierbei möglich wurde. Indem ich mich meinen Chakren zuwendete, erlebte ich auf allen Ebenen meines Seins gesundheitsfördernde Effekte, die mich zugleich inspirierten, mich selbst besser kennenlernen zu wollen. Denn durch die Arbeit mit den Chakren startete ich eine Reise zu mir selbst. Ursprünglich habe ich Philosophie studiert und mich in diesem Bereich vor allem mit Metaphysik und Ethik beschäftigt. Als Geisteswissenschaftlerin bin ich es gewohnt, lesend zu lernen. Das bedeutet, dass das Gelesene in einer Selbsterfahrung zur Anwendung gebracht werden muss, wenn man die Inhalte wirklich erfahren möchte. Zudem war es in meinem Studium auch wichtig, kritisch zu hinterfragen, die gemachten Erfahrungen zu interpretieren und verschiedene Ansätze, Theorien und Systeme auf ihre Synergien hin zu überprüfen, um daraus neue Erkenntnisse zu gewinnen.

Immer wenn ich mich einem neuen Thema zuwende, begleitet mich eine gesunde Portion Skepsis, aber auch eine tief in mir liegende Wissbegierde. Wenn ich mich auf ein Gebiet lesend und studierend einlasse, handle ich nach dem *principle of charity*, einem Prinzip, dessen englische Bezeichnung in der Wissenschaft geläufig ist. Man kann es mit »Prinzip der wohlwollenden Interpretation« übersetzen, und es besagt, dass bei der Analyse und Interpretation einer Aussage oder eines Textes davon auszugehen ist, dass der Redner oder Autor eine kohärente, also zusammenhängende und vernünftige, Position vertritt, selbst wenn diese Aussage oder dieser Text widersprüchlich erscheint.

Vielleicht ist der Sinn nicht auf den ersten Blick ersichtlich. Wenn wir uns mit einer Aussage oder einem Text einer anderen Person auseinandersetzen, sollten wir diesen in der bestmöglichen Weise interpretieren und dem Urheber einen Vertrauensvorschuss geben. In der Philosophie, in der linguistischen Analyse und in der Kommunikation wird oft nach diesem Prinzip gehandelt. Mit dem geforderten Wohlwollen werden Verständnis und Kooperation gefördert und es fordert dazu heraus, die Position eines anderen fair und genau darzustellen. Diese Vorgehensweise habe ich mir grundsätzlich zu eigen gemacht. Indem ich mich an dieses Prinzip halte, eröffnet sich mir ein Weg, kritisch und skeptisch zu bleiben und trotzdem vertiefend und produktiv in eine mir neue Materie einzusteigen und mir neue Perspektiven zu erarbeiten. Gerade im Bereich der Metaphysik, die nach der Beschaffenheit der Realität und deren Sinn fragt, die sich mit dem Sein und seinen Voraussetzungen, Ursachen, Strukturen und Gesetzlichkeiten beschäftigt, ist eine solche kritische und zugleich offene Haltung hilfreich.

Die Arbeit mit den Chakren ist eine wunderbare Form, in der sich Metaphysik, Psychologie, Naturwissenschaft sowie Medizin und Heilkunst synergetisch miteinander verbinden. So vielfältig, wie die Aspekte sind, die in der Chakrenarbeit zusammenwirken, so umfangreich ist auch das Potenzial der Gesundheitsförderung, das uns über die Arbeit mit den Chakren zur Verfügung steht. Und hier kommt Yin Yoga ins Spiel – eine wunderbare Yogapraxis, die eine besonders tiefgehende Möglichkeit bietet, mit den Chakren zu arbeiten, sie zu öffnen und die Energien zu verteilen. Du wirst in den Kapiteln zu den einzelnen Chakren detailliert mit dieser Praxis vertraut gemacht.

Meine Liebe zu Yin Yoga habe ich schon zu Beginn meiner Yogapraxis entdeckt. Ich kam erst nach einigen Semestern meines Philosophiestudiums zum körperorientierten Yoga. Davor hatte ich viele Jahre meditiert und mich über Atem- und Achtsamkeitsübungen mit Bewusstseinsformen beschäftigt. Schließlich besuchte ich zum ersten Mal eine klassische Yogastunde. Nach einigen praktischen Erfahrungen mit unterschiedlichen Yogastilen kam ich dann schließlich auch mit Yin Yoga in Berührung. Den ruhigen, meditativen Stil empfand ich als wesentlich tiefgehender und wohltuender als andere Yang-Yogastile, wie zum Beispiel das vom Hatha Yoga geprägte dynamische Vinyasa Yoga. Einige Jahre später habe ich selbst einen ebenso ruhigen Stil entwickelt, den ich Energy-Yoga® nannte. Dieser Yogastil richtet sich voll und ganz auf die Energiewahrnehmung, -aktivierung, -lenkung und Meditation aus.

Was dir dieses Buch eröffnet

Warum Yin Yoga so hervorragend geeignet ist, um die Chakren zu aktivieren, lege ich dir in den folgenden Kapiteln ausführlich dar. Außerdem zeige ich dir Schritt für Schritt, wie du Yin Yoga praktizierst, und erkläre dir, was diesen Stil so besonders macht.

In Kapitel 1 erfährst du, was Energie ist, und lernst einige wesentliche Begriffe kennen, die damit in Zusammenhang stehen. Allen voran sei hier das Bewusstsein in seinen verschiedenen Spielarten genannt, denn im Yoga, gerade auch im Yin Yoga und bei der Arbeit mit den Chakren, spielt das Bewusstsein eine wichtige Rolle. Ich gebe dir auch einen fundierten Einstieg in das Thema der Chakrenaktivierung und ein Verständnis für den Zugang zu deinem Selbstheilungspotenzial. Beispiele und Vergleiche illustrieren und vertiefen das Verständnis dieser feinstofflichen Vorgänge. Dies sichert dir eine wunderbare Ausgangsbasis für die praktische Umsetzung.

In Kapitel 2 ist im Detail erläutert, worum es sich bei Chakren handelt. Du erfährst, wie sie auf Körper und Psyche wirken, welche Funktionen sie erfüllen und wie du sie durch das Üben von Yin Yoga aktivierst. Ergänzend dazu findest du ab Seite 246 einen Quickfinder in Tabellenform, der dir einen guten Überblick über sämtliche Beschwerden, Blockaden und Disbalancen auf körperlicher und psychisch-mentaler Ebene gibt. Sollte ein Thema bei dir gerade aktuell sein, so findest du bei Bedarf rasch die dazu passenden Yin-Yoga-Übungen und Erläuterungen zum betreffenden Chakra, denn die Beschwerdebilder sind den jeweiligen Chakren zugeordnet. Bitte beachte hier, dass die Übungen, die du in Zusammenhang mit einem Beschwerdebild übst, unterstützend wirken und eine Konsultation bei einem Arzt oder einer Ärztin deines Vertrauens nicht ersetzen. Mit einem Selbsttest (ab Seite 48) findest du außerdem heraus, welche Chakren bei dir aktuell besonders aktiv sind oder umgekehrt mehr Aufmerksamkeit benötigen.

Bevor es zur Praxis geht, erfährst du auch etwas mehr über Yin Yoga und findest nützliche Tipps zur Ausführung und zu Hilfsmitteln, die dir das Üben erleichtern. Den praktischen Schwerpunkt bilden die Kapitel zu den einzelnen Chakren (ab Seite 71). Hier beginnt die eigentliche Reise durch alle sieben Chakren. Du erhältst zu jedem Chakra umfangreiche Informationen über die Wirkung auf körperlicher und mentaler Ebene sowie ergänzend auf spiritueller Ebene: Der Schwerpunkt liegt beim Einfluss der Chakren auf unseren Körper und unsere Psyche. Geführte Meditationen, die über einen QR-Code abrufbar sind, runden deine Yogapraxis ab, mit der du deine einzelnen Chakren gezielt aktivieren kannst. Diese Meditationen kannst du in der Entspannungsphase am Ende jeder Yogasequenz genießen. Auf Seite 68/69 findest du eine von mir geführte Yoga-Nidra-Sequenz, eine tranceartige Tiefenentspannungsmeditation, zur Harmonisierung aller Chakren. Sie ist ebenfalls über einen QR-Code als Audiodatei abrufbar.

Die Chakren pflegen – die Gesundheit auf allen Ebenen fördern

Es ist für mich nach wie vor eine faszinierende Reise zu mir selbst, wenn ich mich mit meinen Chakren auseinandersetze, mich auf sie einlasse und ihre Energie spüre, wenn ich mich ihnen hingebe. Sie beeinflussen unser gesamtes Menschsein – körperlich, mental und spirituell – und sind selbst umfangreichen Einflüssen ausgesetzt. Ich möchte dich einladen, selbst auf diese Reise zu gehen. Gern begleite ich dich und zeige dir, wie du durch die Arbeit mit deinen Chakren dein eigenes Wohlbefinden rundum steigern kannst und zu einer tieferen Selbsterkenntnis gelangst. Sei kritisch, sei frei, sei offen und experimentierfreudig für möglicherweise Neues und nimm für dich das mit, was dir guttut.

Ich wünsche dir eine freudvolle und sinnliche Reise zu dir selbst!

Alles Liebe! Namaste!
Michéle

Wichtiger Hinweis

Bitte beachte, dass dieser Ratgeber keine medizinische oder psychologische Beratung oder Behandlung darstellt und nicht dazu gedacht ist, einen Arzt oder Psychologen zu ersetzen. Verwende dieses Buch als Ergänzung zu deinen Therapien und verstehe die Inhalte als vorbeugende, gesundheitsfördernde und -erhaltende oder begleitende Angebote. Besprich bitte gegebenenfalls die Übungen vorab mit deinem behandelnden Arzt oder Therapeuten, bevor du mit der Praxis beginnst, um abzuklären, welche Positionen für dich individuell passen oder was du besser weglassen solltest.

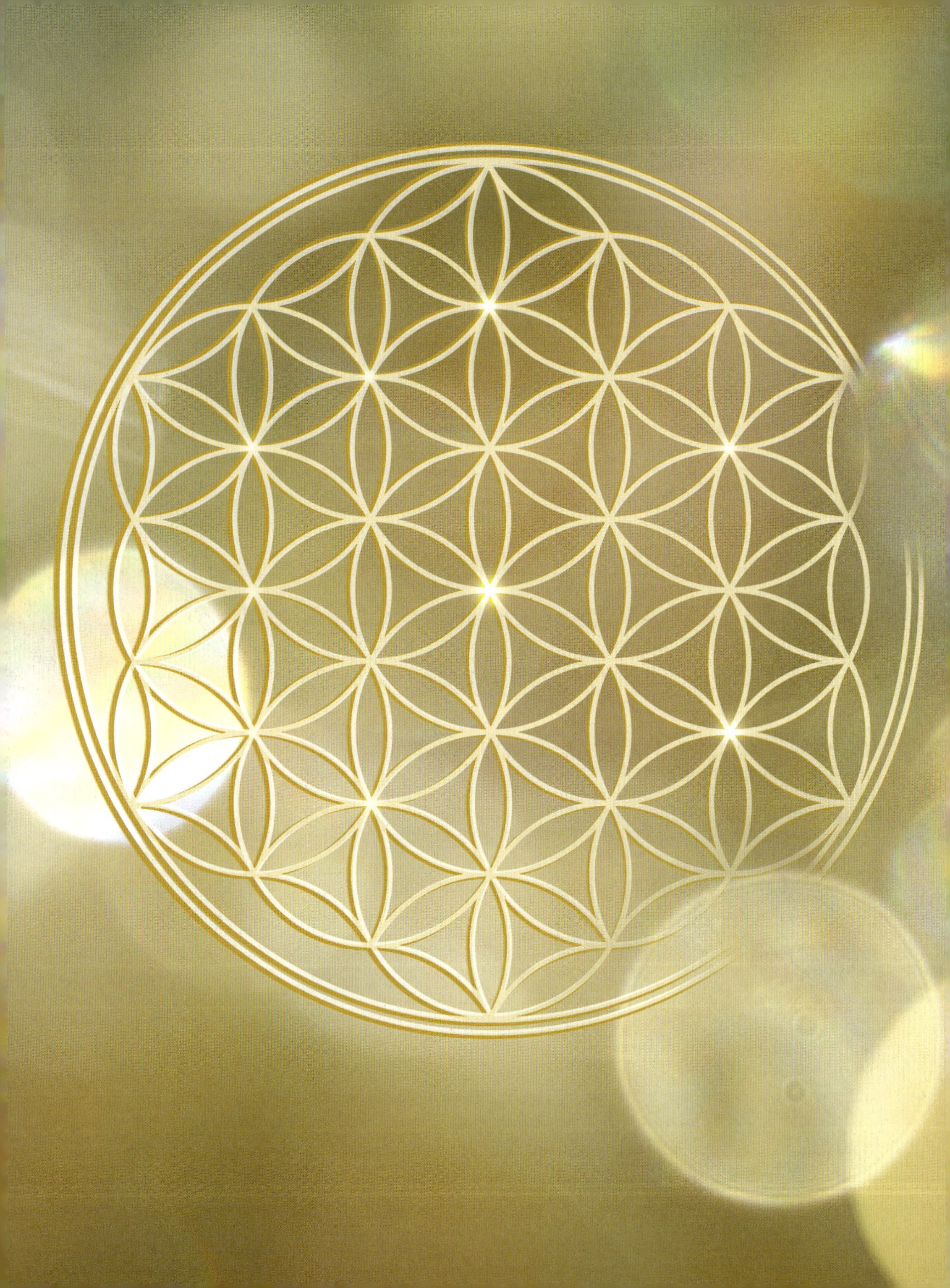

Kapitel 1

Mit Energiearbeit die Selbstheilungskräfte aktivieren

Energie – die Fähigkeit, etwas in Bewegung zu bringen

Was ist ein Chakra? Woraus werden Chakren gebildet? Grundsätzlich stellen sie Energiezentren dar. Damit du besser verstehst, was mit Chakrenenergie, Energieausgleich oder -harmonisierung gemeint ist und wie diese mit unserer Gesundheit und unserem Wohlbefinden zusammenhängen, ist es sinnvoll, ein Bild davon zu gewinnen, was Energie generell ist: Sie ist die Grundlage, auf der unsere Selbstheilungskraft beruht.

In den Naturwissenschaften geht man davon aus, dass alles Leben seinen Ursprung in Materie und Energie hat. Materie und Energie bilden nach dieser Vorstellung ein duales System. Das bedeutet, dass alles aus zwei Aspekten besteht, die in Beziehung zueinander stehen. Es benötigt eine Energie, welche die Materie in Bewegung versetzt. Doch was ist Energie?

Der Antwort auf diese Frage kann man sich von mehreren Erklärungsansätzen nähern. In der Physik wird die Energie beispielsweise von dem englischen Physiker James Prescott Joule (1818–1889) als Fähigkeit beschrieben, mechanische Arbeit zu verrichten, Wärme abzugeben oder in Form von Licht zu strahlen. Hier wird Energie als Kraft bezeichnet, die etwas bewirken kann. Dieser physikalischen Erklärung, die sich auf sicht- oder messbare Phänomene bezieht, steht die wörtliche und ursprüngliche Übersetzung des griechischen Wortes *enérgeia* gegenüber, das »Wirksamkeit« bedeutet. Mit »Wirksamkeit« wird Energie in einen philosophischen Zusammenhang gestellt, der über physikalische Kräfte hinausweist.

Auch in unserem Körper spielen sich unter anderem physikalische und chemische Aktivitäten ab: Herzschlag, Atmung, Verdauung oder die Gehirntätigkeit, die Aufrechterhaltung der Körpertemperatur lassen sich unter anderem mit messbaren elektrischen Signalen und Impulsen oder chemischen Vorgängen wie dem Austausch von Gasen zum Beispiel in den Lungenbläschen (Alveolen) erklären. Sie gewährleisten die Grundfunktionen zur Lebenserhaltung. All diese physischen Aktivitäten benötigen Energie. Diese Energie können wir dem Körper zunächst von außen über die Nahrung zuführen, sodass er damit arbeiten und über komplexe physikalische und chemische Abläufe und Umwandlungsprozesse die Grundfunktionen in Gang setzen und aufrechterhalten kann.

Die Nahrung wird in ihre Bestandteile aufgespalten und in die Funktionskreisläufe geschleust, wo sie benötigt werden, um den Organismus am Leben zu erhalten: Kohlenhydrate für den Zuckerstoffwechsel, Fette für den Fettstoffwechsel, Proteine, also Eiweiß, für den Aufbau von Muskeln und anderen Geweben. Wenn wir unsere Muskeln bewegen wollen, brauchen wir diesen Antrieb.

Auch Wärme ist ein essenzieller Antrieb für die Wirksamkeit unseres Körpers. Sonnenlicht spendet Licht und Wärme. Es wird über die Haut aufgenommen und bildet durch einen chemischen Prozess Vitamin D. Ein Mangel an Vitamin D wirkt sich negativ auf unser Immunsystem und unsere Stimmung aus. Denn Sonnenlicht regt auch die Ausschüttung von Endorphinen – Botenstoffe, die Empfindungen wie Schmerz und Hunger regeln – an.

Nahrung ist also Energie. Wärme und Licht sind Energie. Beides sind Antriebsquellen, die in uns etwas in Bewegung bringen. Aber was ist die Fähigkeit, die uns gegeben ist, damit dieser Antrieb in Bewegung kommt? Oder anders gefragt: Was ist der Antreiber dieses Antriebs in Form von Nahrung, Licht und Wärme? Was ist der Kraftstoff, der Licht zum Strahlen bringt und die Bewegung der Atome auslöst, die Wärme erzeugt? Und was ist der Kraftstoff, der bewirkt, dass unser Körper die ihm zugeführte Nahrung erneut in eine Kraft, einen physischen Antrieb umwandelt? Eine Antwort auf all diese Fragen liefert die Quantenphysik.

Energie als In-Beziehung-Stehen

In der Quantenphysik wird Energie als eine Kraft gesehen, die eine Beziehung zwischen Objekten schafft. Dieser Bereich der Physik befasst sich mit dem Verhalten kleinster Teilchen und deren Wechselwirkungen. Aus dieser Perspektive betrachtet ist alles Energie. Denn alles steht in irgendeiner Form in Beziehung zu etwas anderem. Das ganze Universum besteht aus Energie.

Überlege einmal, wie das Universum entstanden sein soll. Es wird in der Physik mit der Urknalltheorie erklärt, die sich insoweit quantenphysikalisch erklären lässt, als alles aus einem einzigen kleinen, massiv verdichteten schwarzen Loch, einer Singularität, heraus entstanden ist. Das Universum dehnt sich aus und befindet sich weiterhin in einer ständigen Ausdehnung. Innerhalb dieser Expansion entsteht Raum, und alle Objekte, die sich im Raum befinden, stehen in Beziehung zueinander. Auf diese Weise entstehen unendlich viele Wechselwirkungen. All diese Beziehungen, das ganze expandierende Universum und alle daraus entstehenden Wechselwirkungen sind ein Zeichen von Energie.

Mittlerweile wird in der Wissenschaft von der »kosmischen Inflation« gesprochen. Dieser Begriff umschreibt, dass von unzähligen Multiversen auszugehen ist und die Frage nach der Singularität beziehungsweise nach dem schwarzen Loch neu gestellt werden muss, was aber das Prinzip des In-Beziehung-Stehens nicht negiert.

Auch jegliche Materie setzt sich erst zu etwas zusammen, nachdem etwas in Bewegung versetzt und dadurch eine Reaktion ausgelöst wurde. Es findet entweder eine Verschmelzung oder Abspaltung statt. Das heißt, es muss etwas existieren, das die Beziehung zwischen Objekten ermöglicht. Die Metaphysik, ein Teilbereich der Philosophie, sucht nach einer Antwort auf diese Frage, indem sie nach dem sogenannten »unbewegten Beweger« fragt, dem Ursprung von allem.

Energie als Bewusstsein – die metaphysische Sicht

In der Metaphysik geht man seit jeher der Frage nach dem »unbewegten Beweger« nach und endet hier letztlich immer bei »Gott« oder einem göttlichen Prinzip. So endet auch vorerst die Forschung der Quantenphysik als Ontologie. Diese untersucht das Sein als Sein in einer ständig bewegten Wechselwirkung und in Beziehungen des Seienden untereinander. Auch wenn die Frage danach, was Energie ist, also Bewegung, Schwingung, Kraft, Wirksamkeit, Ausdehnung und Beziehung, beantwortet scheint, bleibt immer noch die Frage, ob wir dieses »Göttliche« irgendwie fassen können: diesen ersten Anstoß, die erste Bewegung, den »unbewegten Beweger«.

Die ältesten Schriften des Hinduismus

Die **Veden** (wörtlich: »Wissen«) gelten als die älteste religiöse Überlieferung, die mündlich weitergegeben wurden und sich in **Samhita** (Hymnen), **Brahmanas** (Ritualanweisungen), **Aranyakas** (Anweisungen für Waldeinsiedler), **Upanishaden** (Berichte von mystischen Erfahrungen) aufteilten. Die **Upanishaden**, die als die ältesten und wichtigsten Schriften des Hinduismus gelten und auch als »das Ende der Veden« bezeichnet werden, sind die Grundlage der Vedanta-Tradition. Der Name **Vedanta** bedeutet »Ende der Veden« und bezieht sich auf die Tatsache, dass die **Upanishaden** als die letzten Abschnitte der **Veden** betrachtet werden. Die Vedanta-Tradition ist vor allem dafür bekannt, dass sie die Lehre von der Einheit allen Seins **(Brahman)** und der individuellen Seele **(Atman)** vertritt. Die Vedanta-Tradition ist eine Schule des Hinduismus. Sie betont die Bedeutung von Selbsterkenntnis und spiritueller Erleuchtung.

Die Tradition hat viele bedeutende Philosophen und Mystiker hervorgebracht, die die hinduistische Tradition und Philosophie maßgeblich geprägt haben. Zu ihnen zählen beispielsweise Shankaracharya (788–820 n. Chr.), Ramanuja (1017–1137 n. Chr.), Swami Vivekananda (1863–1902). Inhaltlich geht es vor allem um die Erfahrung der Einheit zwischen Brahman, dem Urgrund des Universums, und Atman, dem wahren Selbst des Menschen. Die **Upanishaden** gelten als eine Art Philosophie, also Geisteswissenschaft, auf der Grundlage der **Veden.**

Dieser Frage widmeten sich auch die Philosophen im alten Indien und hielten ihre diesbezüglichen Erkenntnisse in den *Veden* und *Upanishaden* fest. Hier wird dem Klang – *Nada* – eine grundlegende Rolle bei der Erschaffung und Erhaltung des Universums zugeschrieben, und man geht davon aus, dass er die allen Phänomenen zugrunde liegende Kraft ist. Die *Veden* enthalten jedoch keinen spezifischen Bericht über die Erschaffung des ersten Tons oder Klangs, sondern bieten vielmehr ein breiteres Verständnis der Natur des Universums und der Rolle des Klangs in der Welt.

Mit dem Konzept der Urschwingung wird hier der Begriff *Nada Brahma* verwendet, um zu beschreiben, dass das gesamte Universum aus Klang oder Schwingung besteht. Der Begriff *Nada* bedeutet »Klang« oder »Schwingung«, während *Brahma* die letztendliche Realität oder göttliche Essenz bezeichnet. Diese Annahme steht in engem Zusammenhang mit dem Konzept des *Om*, das in seinem Symbol verschiedene Bewusstseinsformen darstellt und das als der Urklang oder die Urschwingung gilt, die dem gesamten Universum zugrunde liegt. Den Klang in seiner reinsten Form als Medium dürfen wir zum Beispiel im Anahata-Chakra, dem vierten Chakra, das auch Herzchakra genannt wird, erleben (hierzu mehr in Kapitel 6 ab Seite 147).

Es wird also davon ausgegangen, dass alles im Universum miteinander verbunden und voneinander abhängig ist, und alle Phänomene können durch das Medium des Klangs verstanden und erfahren werden.

Aber auch wenn der Klang hier als Medium und Überträger mit ins Spiel der Wechselwirkung von Energie und Materie gebracht wird, stellt sich die Frage, wie dieser Klang entstanden ist, wie er sich in das Universum hinein ausdrückt. Dieser Anstoß könnte das Bewusstsein sein. Bereits beim Konzept des Om wird in der Symbolik das Bewusstsein in unterschiedlicher Form angesprochen.

Formen des menschlichen Bewusstseins

Das Konzept des Bewusstseins wird auf viele verschiedene Arten verstanden und beschrieben. Es gibt keine allgemein akzeptierte Definition dessen, was Bewusstsein ist oder wie es entsteht. In Zusammenhang mit dem menschlichen Bewusstsein werden verschiedene Bewusstseinsformen unterschieden, deren Verständnis auch für das Üben von Yoga eine Rolle spielt.

1. **Waches Bewusstsein:** Der Zustand, in dem der Mensch wach ist und sich seiner Umgebung, seiner Gedanken und Gefühle bewusst ist.
2. **Traumbewusstsein:** Während des Schlafs ist das Bewusstsein verändert und der Mensch erlebt Träume, an die er sich jedoch selten erinnern kann. Zum Traumbewusstsein zählt ebenso der bewusste Schlaf, der auch luzider Traum oder Klartraum genannt wird.
3. **Unbewusstsein:** Automatisierte körperliche Abläufe und Reaktionen, wie zum Beispiel Blinzeln, Schlucken, Niesen oder Atmen, werden dem Unbewusstsein zugeordnet.
4. **Unterbewusstsein:** In der Psyche gespeicherte Erlebnisse und Erfahrungen, die dem Wachbewusstsein nicht zugängig sind, unser Handeln und Empfinden stark beeinflussen, sind im Unterbewusstsein verortet.
5. **Nicht duales Bewusstsein oder Transzendenz:** Der Bewusstseinszustand, in dem der Einzelne ein Gefühl der Einheit mit dem Universum und keine Trennung zwischen dem Selbst und dem Rest der Welt erfährt, wird »transzendent« oder »nicht dual« genannt. Dieser Zustand wird oft mit spirituellen Erfahrungen oder Erleuchtung in Verbindung gebracht.
6. **Veränderte Bewusstseinszustände:** Hierbei handelt es sich um Zustände, in denen sich das Bewusstsein deutlich vom normalen Wachzustand unterscheidet und die durch verschiedene Methoden wie Meditation, Schlaf, Drogen, Trommeln, Tanzen oder das Rezitieren von Mantren hervorgerufen werden können. Hypnose, Trancezustände und Halluzinationen zählen hier ebenfalls dazu.
7. **Kollektives Bewusstsein:** Dieses Bewusstsein meint die Vorstellung, dass Gruppen oder Gemeinschaften ein gemeinsames Bewusstsein oder ein übereinstimmendes Gefühl der Identität haben können.

Hier wird Bewusstsein als eine Eigenschaft von Lebewesen betrachtet, die die Fähigkeit haben, ihre Umgebung wahrzunehmen und sich selbst als individuelle Einheiten zu erleben. Damit wird das Bewusstsein als menschliche Ausprägung verstanden und interpretiert. Die genannten Formen des Bewusstseins auf uns Menschen bezogen kennen wir aus der Medizin genauso wie aus der Psychologie.

Der zuvor gesuchte »unbewegte Beweger«, dieser erste Antrieb, oder nennen wir es die Urenergie oder Energie an sich, ist ebenfalls Bewusstsein, aber ein wesentlich weiter gefasstes – eines, das alles durchdringt, nicht nur uns Menschen.

Jedoch hat unser menschliches Bewusstsein, wie gerade beschrieben, eine sehr ähnliche oder vielleicht sogar dieselbe »DNA«, wenn man so möchte, wie die Urenergie, also der unbewegte Beweger, dieses Göttliche, dieser erste Anstoß.

Unser menschliches Bewusstsein macht es uns möglich, einen Zugang zum Allumfassenden, zum Ursprünglichen zu erlangen. Wir haben damit das Potenzial, uns dieses Allumfassende, Ursprüngliche zu denken, es uns vorzustellen, und die wunderbare Möglichkeit, durch diese Verbindung unser Wohlergehen und unsere Gesundheit zu beeinflussen und zu fördern. Denn das, was ganz, ursprünglich und vollkommen ist, liegt auch in uns mit allen Informationen.

Du kannst es dir so vorstellen, als würde ein Techniker ein Gerät bauen, das mit dem Erschaffer (Techniker) kommunizieren und das an seiner eigenen kontinuierlichen Wartung im Austausch mit dem Techniker und dessen Wissen mitarbeiten kann. In diesem Gedankenexperiment ist der Techniker mit dem reinen Bewusstsein vergleichbar und das Gerät mit der Materie, die mit Bewusstsein in einer speziellen Form – Energie – durchzogen und zugleich von diesem Bewusstsein in reiner Form erschaffen ist. Materie und Energie sind zwei Aspekte eines Antriebs, des reinen (Ur-)Bewusstseins. In diesem (Ur-)Bewusstsein sind alle ursprünglichsten Informationen über Ganzheit, Vollständigkeit und damit Gesunderhaltung oder Heilung enthalten. Wir sind durchzogen, miteinander verbunden, beseelt und belebt mit Bewusstsein.

Bewusstsein und Materie

Sowohl die Physik, die Quantenphysik als auch die Metaphysik verorten den Ursprung von allem in Materie und Energie, und Energie ist Bewusstsein. Die Tradition des Vedanta, in der die Beziehung zwischen Bewusstsein und Materie ein zentrales Thema ist, beschreibt dieses Phänomen wie folgt: Die ultimative Natur der Realität ist nicht dual, das bedeutet, dass sie ein einziges, ungeteiltes Ganzes ist. Innerhalb dieser nicht dualen Realität werden Bewusstsein und Materie als zwei verschiedene Ausdrucksformen oder Aspekte derselben ultimativen Realität betrachtet. In der Vedanta-Tradition gilt das Bewusstsein als der grundlegende, ewige und unveränderliche Aspekt der Wirklichkeit, während die Materie als Manifestation oder Ausdruck des Bewusstseins betrachtet wird, die unterschiedliche Formen annehmen können. Es wird angenommen, dass das Bewusstsein die Materie und alle anderen Formen der Manifestation hervorbringt und dass das Universum selbst eine Manifestation des Bewusstseins ist. Diese Philosophie lehrt ebenso, dass das individuelle Selbst, auch Atman genannt, letztlich mit der ultimativen Realität oder Brahman identisch ist. Das bedeutet, dass das individuelle Selbst nicht von der Realität getrennt, sondern vielmehr ein Teil von ihr ist und letztlich ihre Natur – Brahman, das Bewusstsein – teilt. Nach dieser Auffassung ist das individuelle Selbst sowohl Bewusstsein als auch Materie und eine Manifestation der Realität im Universum.

Wie können wir uns nun mit diesem (Ur-)Bewusstsein bewusst, willentlich verbinden und uns so der Selbstheilung öffnen? Wie können wir selbst zu unserem Wohlergehen, unserer Gesunderhaltung oder Gesundwerdung beitragen?

Prana und Kundalini als Formen des Bewusstseins

Das Bewusstsein durchdringt alle menschlichen Aktivitäten im Körperinneren – Empfindungen, Gefühle, Vorstellungen und Erkenntnis – sowie im äußeren Handeln. Die Wissenschaft des Bewusstseins umfasst alles Leben, alles, was ist. In den *Upanishaden* heißt es, dass »durch das Erkennen eines einzigen Stückes Gold alle Dinge, die aus Gold gefertigt werden, erkannt sind«.[1] Die Unterscheidung all dieser Dinge liegt nur in ihrer Bezeichnung und Erscheinungsform. So wie das Material Gold immer Gold bleibt, so bleibt

1 Easwaran, Eknath (Hrsg.) (2008): »Die Upanischaden«, Goldmann, München, S. 20

das Bewusstsein immer Bewusstsein. Die Erforschung des Bewusstseins wird *Brahma Vidya* genannt, was übersetzt so viel wie »höchste Wissenschaft« oder »Wissenschaft vom Höchsten« bedeutet. Bei dieser Wissenschaft ist der Mensch äußerlich wie innerlich Subjekt und Objekt zugleich. Brahma Vidya ist auch die Selbsterforschung, bei der der Mensch zugleich Forscher und Forschungsobjekt ist. Das Mittel der Wahl ist die Meditation, die reine Konzentration *(Nididhyasana)*. Das, was es herauszufinden gilt, ist, wie Konzentration Einsicht hervorbringt, »wenn der Beobachter durch das Medium des Bewusstseins beobachtet und die Welt gleichfalls im Bewusstsein beobachtet wird«.[2] Unser Zugang zur Beobachtung und Erkenntnis verläuft über unser menschliches Bewusstsein, das uns wie ein Werkzeug dient. Es ermöglicht uns Erkenntnis, auch diejenige, unsere Selbstheilung zu aktivieren, das heißt, die Möglichkeit zu haben, an unserer Gesundheit selbst mitzuwirken. Im Bewusstsein sind alle ursprünglichen Informationen über Ganzheit, Vollständigkeit und damit Heilung und Gesundheit enthalten, wir sind davon durchzogen, beseelt und belebt und über das Bewusstsein auch mit allen anderen verbunden.

Den wohl wichtigsten praktischen Zugang zur Konzentration finden wir über unsere Atmung, über Atemkontrolle und -beobachtung. Die Disziplin dazu wird im Yoga *Pranayama* genannt. Die einzelnen Wortbestandteile des Begriffs *Pranayama* umfassen ein großes Bedeutungsspektrum:

- *pra* = Bewegung
- *na* = endlos, ständig
- *prana* = Atem, Energie, Leben
- *yama* = Kontrolle
- *ayama* = Ausdehnung, Ausweitung

Im Zusammenhang mit Energie rückt der Wortteil *Prana* in den Fokus: Energie, Leben. Prana ist Lebensenergie oder wird auch als das kosmische Energiefeld bezeichnet, das die Existenz von allem Leben unterstützt und durchdringt. Es wird oft als eine Art »universelle Lebenskraft« oder »universelle Energie« bezeichnet, die alles – Lebewesen, Pflanzen, schlicht alle Materie – im Universum durchdringt und verbindet.

---

2 Ebd., S. 23

Prana wird als eine Art kosmische Energie betrachtet, die alles Leben unterstützt und verbindet. Als einer Form von Energie wird Prana eine Art von Bewusstsein zugeschrieben. Man könnte auch sagen, dass Prana Bewusstsein ist. Fasst man Bewusstsein jedoch als eine Eigenschaft von Lebewesen auf, die die Fähigkeit haben, ihre Umgebung wahrzunehmen und sich selbst als individuelle Einheiten zu erleben, ist Prana kein Bewusstsein im traditionellen Sinne, da es keine individuelle Persönlichkeit oder Wahrnehmung hat. Manchmal wird Prana ausschließlich als »dem Lebendigen Innewohnendes« bezeichnet. Aber Prana ist auch in Pflanzen oder Edelmetallen, also Materie enthalten, von denen manche sagen, dass sie lebendig und beseelt seien, andere aber vom Gegenteil überzeugt sind. So wie ich im Sinne der Vedanta-Tradition Bewusstsein auffasse, nämlich als ein nicht duales Seiendes, ist Prana dasselbe wie Bewusstsein. Die Grenzen zwischen Prana und Bewusstsein sind ineinander verwoben und durchlässig. Es steht für das allumfassende Bewusstsein, das dich, uns und alles durchzieht und durchdringt, es ist der Kraftstoff, der allem zugrunde liegt, der erste Antrieb, der »unbewegte Beweger« oder das »Bewusst-Seiende«.

Die Konzepte von Prana und Bewusstsein werden in verschiedenen kulturellen und spirituellen Traditionen sowie in der modernen Wissenschaft zum Teil unterschiedlich definiert und interpretiert. Daher gibt es tatsächlich keine eindeutige Antwort darauf, ob Prana Bewusstsein ist oder nicht. Da die Begriffe aber immer im Zusammenhang mit Chakrenarbeit genannt werden und im Yoga gebräuchlich sind, ist es mir wichtig, hier noch einmal festzuhalten, dass Prana im eigentlichen Sinne, gleich wie Bewusstsein, überall vorhanden ist.

Wie Prana ist auch die *Kundalini* eine Form von Energie, die dem Menschen innewohnt. Da die Kundalini eine essenzielle Energieform ist, die untrennbar mit den Chakren in Verbindung steht, möchte ich dir einen kurzen Überblick über die Unterscheidung der drei Begriffe »Bewusstsein«, »Prana« und »Kundalini« geben und mit welcher Zuschreibung ich sie in diesem Buch verwende. Ich werde im Folgenden das Wort »Prana« für das univoke – das bedeutet das allem Seienden innewohnende und erschaffende, nicht duale Bewusstsein – verwenden.

Das Wort »Bewusstsein« verstehe ich, auf den Menschen bezogen, als eine Eigenschaft von Lebewesen, die die Fähigkeit haben, ihre Umgebung wahrzunehmen und sich selbst als individuelle Einheiten zu erleben. Damit ist es ein Aspekt von Prana. Mit anderen Worten ausgedrückt, kann man Prana als Brahman, die Einheit allen Seins, und Bewusstsein als Atman, die individuelle Seele, beschreiben.

Die Kundalini ist Prana, das nicht von außen zugeführt werden muss, eine in uns liegende Lebensenergie, reines Bewusstsein und frei von jeglicher Individualität. Kundalini heißt übersetzt »die Aufgerollte«, »die schlafende Schlangenkraft« und ist ein altindischer Begriff. Kundalini wird als eine schöpferische Kraft im Menschen bezeichnet, über die der Zugang zum absoluten, zum reinen Bewusstsein gelingt, und wird damit als innere Kraft oder Potenzialität zur Selbstheilung oder als unsere Selbstheilungskraft bezeichnet.

Sie wird in Form einer Schlange dargestellt, die im Beckenboden, am Grund unserer Wirbelsäule eingerollt liegt und schläft und auf ihre Aktivierung wartet. Wenn sie erwacht, beginnt sie durch die Chakren beziehungsweise über Energiebahnen nach oben aufzusteigen und erweckt unser volles energetisches Potenzial, das sowohl auf körperlicher als auch auf mentaler und spiritueller Ebene für unser Wohlbefinden und unsere Gesundheit förderlich und wichtig ist. Nach meiner Interpretation ist damit Kundalini unsere Selbstheilungskraft beziehungsweise das Potenzial im Menschen, sich selbst zu heilen.

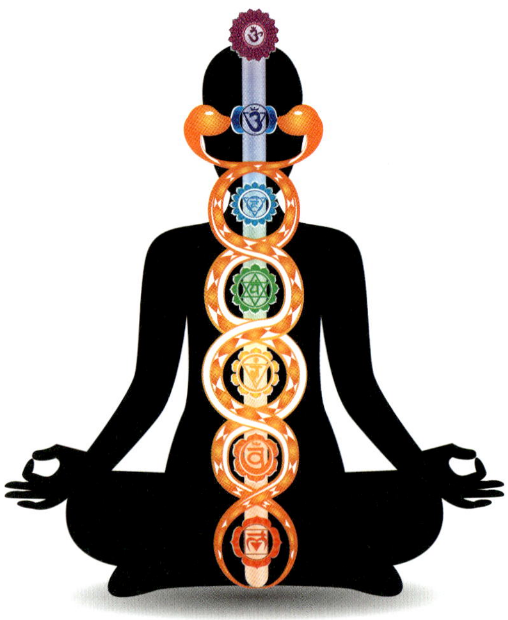

Die als Schlange dargestellte Kundalini steigt durch die Chakren und Energiekanäle vom Becken zur Kopfkrone auf.

Die Kundalini wirkt in verschiedenen Bereichen auf den Körper (Materie) und den Geist (Mentales). Sie kann über diverse Praktiken wie zum Beispiel Pranayama, in Verbindung mit den Chakren und Yin Yoga aktiviert und gelenkt werden. Dadurch findest du körperlich und mental Zugang zur Selbstheilung über das menschliche Bewusstsein mittels einer bewussten, feinen Wahrnehmung, Achtsamkeit, Handlungen, Erkenntnissen und so weiter.

Zum Verständnis der Kundalini ist noch wichtig, dass sie nicht nur auf einen Bereich beschränkt ist. Dass sie symbolisch schläft und im Beckenboden liegend verortet wird, bedeutet nur, dass wir nicht aus unserem vollen Potenzial schöpfen. Teile der Kundalini sind immer und in allen unseren Zellen aktiv, zum Beispiel beim Sprechen im Hals, beim Schreiben in den Händen oder beim Denken im Kopf, beim Gehen oder Wandern in den Beinen. Kundalini ist unser energetisches Potenzial und wie ein Potenzial immer latent vorhanden, immer wirksam. Die Intensität und volle bewusste Wahrnehmung und Kraft können wir am besten über die Arbeit mit unseren Chakren entfalten und lenken.

Bewusstsein, Prana und Kundalini sind Begriffe, die, wie schon erwähnt, in verschiedenen kulturellen und spirituellen Traditionen unterschiedlich definiert und interpretiert werden. Gemein ist allen Traditionen, dass sie diese drei Begriffe mit der Lebensenergie oder der kosmischen Energie in Verbindung bringen. Wer mag, dem steht es frei, der Einfachheit halber alle drei Begriffe nur als Energie oder Bewusstsein zu betrachten.

Nadis: Energieleitsystem im Körper

In der hinduistischen Vorstellung fließt die Lebensenergie in feinstofflichen Kanälen durch den menschlichen Körper. Diese Kanäle werden Nadis genannt. Das Sanskritwort *nadi* bedeutet »Röhre«, »Gefäß«, »Kanal«, »Nerv«, *nad* bedeutet »Puls« oder »Bewegung«, *nada* »Klang« oder »Schwingung«. Mit dem Wort *nadi* wird also die Bewegung der Energie, Kundalini, Prana im Körper beschrieben. Solche Nadis durchziehen unseren gesamten Körper, in der *Hatha Yoga Pradipika* von Swami Swatmarama werden 72 000 Nadis beschrieben und es soll sogar noch weit mehr in und sogar um unseren Körper herum, über seine Grenzen hinaus, geben. Für unser körperliches und mentales Wohlbefinden ist es wichtig, dass die Energie in diesen Kanälen frei und harmonisch fließen kann.

Nach westlicher Vorstellung kennen wir ebenfalls Leitbahnen, die den Körper durchziehen und in denen Energie übertragen wird. In der Schulmedizin und der Sportwissenschaft sind in den letzten Jahrzehnten immer mehr bindegewebige Strukturen, die Faszien, als wichtige Gewebe zur Energie- oder Kraftübertragung in den Fokus gerückt. Die

Faszien umhüllen und durchziehen Muskeln, Knochen, Gelenke, Organe, bilden so ein weit gespanntes Netzwerk und ermöglichen es uns, zu springen, zu federn – kurz: überhaupt uns zu bewegen. Das fasziale Gewebe in unserem Körper kann Energie speichern und freisetzen. Zudem enthalten Faszien Lymphflüssigkeit und dienen den Nervensträngen und Blutgefäßen als Leitstruktur. In den letzten Jahren fand man heraus, dass viele Nerven in den Faszien enden. Das bedeutet, dass sie Druck, Zug, Temperaturen und andere physikalische Einflüsse registrieren, darauf reagieren und diese Information weiterleiten. So kann man sie als zusätzliches Sinnesorgan bezeichnen. Ebenso sind die Nerven, die elektrische Impulse weiterleiten, selbst Leitbahnen, die Energie übertragen, und zählen damit wohl zu den bekanntesten Energieleitbahnen in unserem Körper. Aber auch Blutgefäße können als solche Leitbahnen bezeichnet werden, weil über sie Sauerstoff durch den Körper geleitet wird – also Prana, wenn man es mit dem Atem verbindet.

Ähnlich wie diese physisch greifbaren Blutbahnen, Nervenstränge und Fasziennetze fungieren die Nadis als unsichtbare Leiter der feinstofflichen Energie: Prana und Kundalini. Sie bilden eine Struktur, die es uns ermöglicht, in einer Ebene unseres Wachbewusstseins etwas zu verstehen, ohne dass es vorhanden, im Sinne von tastbar und sichtbar, ist. Uns westlich geprägten Menschen fällt es jedoch schwer, uns solche unsichtbaren Strukturen vorzustellen – dennoch wirken sie im beschriebenen Sinne.

So wie die Nerven Bündelungen aufweisen, indem sich deren Fortsätze (Neuriten: Axone, Dendriten) verbinden – einzeln können sie eine Länge von bis zu 1,5 Metern erreichen –, oder wie sich mehrere Bindegewebsstrukturen (Faszien) zum Beispiel zur Lumbalfaszie im unteren Rücken bündeln oder Lymphflüssigkeit an bestimmten Punkten zusammenfließt und sich Lymphknoten bilden, so gibt es auch feinstofflichere Energiebündel oder Knotenpunkte, an denen eine Vielzahl von Nadis zusammenlaufen. Diese Stellen, an denen sich die Energie verdichtet, werden Chakren genannt.

Von der genannten Vielzahl an Nadis sind nur drei im Yoga tatsächlich relevant: Die Hauptenergiebahn, die entlang der Wirbelsäule verläuft, ähnlich wie unser Rückenmark, heißt *Sushumna Nadi*. Links daneben liegt *Ida Nadi*, welche die weibliche Seite repräsentiert und mit der rechten Gehirnhälfte interagiert, und rechts daneben verläuft *Pingala Nadi*, welche die männliche Seite repräsentiert und mit der linken Gehirnhälfte interagiert. Ida und Pingala werden manchmal so beschrieben, dass sie sich in jedem Chakra kreuzen, manchmal aber auch so, dass sie rein links und rechts neben Sushumna liegen. Einig sind

Die drei Hauptenergieleitbahnen verlaufen durch und um die Chakren herum, die entlang der Wirbelsäule aufwärtssteigend angeordnet sind.

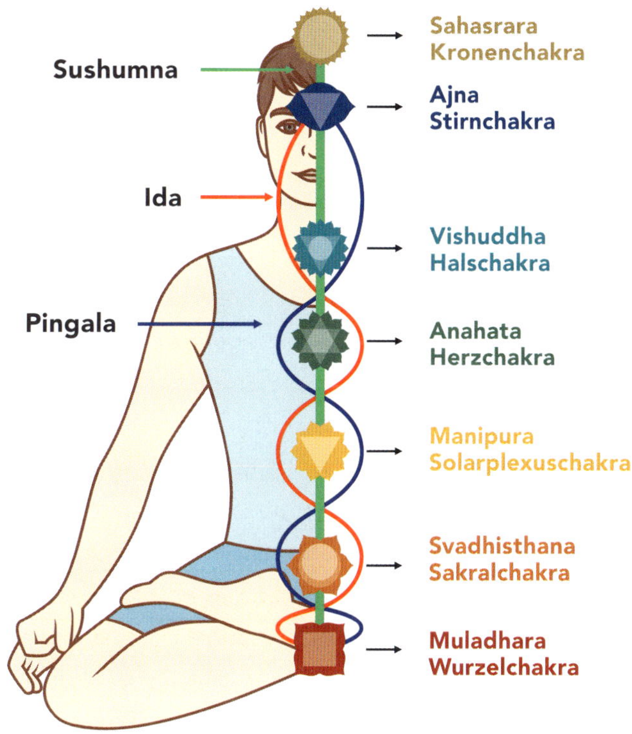

sich die Yogis, dass sie sich im sechsten Chakra, dem Ajna-Chakra oder auch Drittes-Auge-Chakra genannt, kreuzen, genauer gesagt im Trikuti, dem dritten Auge. Sie sind mit der gegenüberliegenden Gehirnhälfte und -aktivität verschaltet. Die männliche und weibliche Seite mit all ihren zugeordneten Prinzipien, wie zum Beispiel Aktivität und Passivität, sind zwei Aspekte derselben univoken, das heißt allem Seienden innewohnenden und nicht dualen Energie: Prana. Im Idealfall sind diese beiden Aspekte ausgeglichen und bewegen sich harmonisch – wir brauchen Phasen der Aktivität im Leben, aber ebenso Phasen der Ruhe und Erholung, um gesund zu sein und Wohlbefinden zu verspüren.

Sushumna, Ida und Pingala Nadi haben einen gemeinsamen Ursprungspunkt. Dieser liegt unten am Beginn der Wirbelsäule, im ersten Chakra (Muladhara-Chakra). Da sie die gesamte Wirbelsäule entlang verlaufen, fließen sie durch alle Chakren hindurch und verbinden diese. Über die Chakrenpraxis mit Yin Yoga können wir die Kundalini durch diese Kanäle aufsteigen lassen und auf ihrem Weg das volle Potenzial an Gesunderhaltung, -werdung und Wohlbefinden erwecken und so zu mehr Lebensfreude gelangen.

Die Energie, Prana, ist grundsätzlich überall in und um uns. Wozu benötigen wir dann die Idee, das Konzept von Nadis, also Leitbahnen, und Chakren an den massiv verdichteten Nadi-Stellen? Wenn wir unsere Konzentration und Achtsamkeit auf den Energiefluss oder die Energiebewegung entlang bestimmter Wege durch den Körper und auf bestimmte Energieknotenpunkte richten, können wir an diesen Stellen liegende körperliche oder mentale Schwerpunkte ansprechen, mit ihnen in Kontakt treten und dort etwas verändern, ausgleichen, Blockiertes in Bewegung bringen. Wir haben die Fähigkeit, über die fokussierte Ausrichtung unseres Bewusstseins die Energie, Kundalini, zu lenken. In uns liegt das Potenzial und die Kraft, körperliche und mentale Störungen, Schwächen, Probleme und Beschwerden auszugleichen und Blockaden zu lösen oder ihnen vorzubeugen, unsere Energie zu bündeln und unsere Lebensfreude zu fördern. Während wir mit dieser Vorstellung von Nadis und Chakren arbeiten, treten wir mit dem (Ur-)Bewusstsein, Prana, in Kontakt.

Geschichte und Entwicklung der Chakren

Das Konzept der Chakren ist jahrhundertealt und findet sich in Schriften aus unterschiedlichen Ländern, Kulturen und Zeiten. Energiezentren im Körper werden sowohl in der Kultur der Maya, der alten Ägypter, in tibetischen, chinesischen und hebräischen alten Kulturen beschrieben oder mündlich überliefert. In China werden im Daoismus beispielsweise Chakren (Energieknotenpunkte) Dantians genannt und die verbindenden Energiebahnen Meridiane. Die Energie, Prana, wird in der chinesischen Tradition Chi genannt.

Das Chakrensystem, auf das ich mich in diesem Buch beziehe, mit dem ich arbeite und das mir als Basis meiner jahrelangen Selbstforschung und angewandten Praxis dient, ist das Sieben-Chakren-System. Bei diesem befinden sich sieben Energiezentren entlang der Wirbelsäule, verteilt vom Steißbein bis zur Kopfkrone. Sie stehen in Verbindung mit den jeweils umliegenden Organen, Drüsen, Körperfunktionen und -regionen und haben Zuordnungen zu mentalen Wirkungen und Entwicklungsstufen. Der Ursprung dieses Systems findet sich in den *Upanishaden*. Weiterentwickelt und im Westen bekannt gemacht hat sie ein britischer Jurist namens Sir John Woodroffe in seinem Buch *The Serpent Power: Being the Sat-cakra-nirupana and Paduka-pancaka*, das 1919 unter dem Autorenpseudonym Arthur Avalon erschienen ist. Woodroffe bezieht sich in seinem Buch auf ein Werk namens *Sat Cakra Nirupana*, das etwa 1526 von Swami Purnananda verfasst wurde. In der zahlreichen Literatur über Chakren werden diese unterschiedlich beschrieben, was ihre Anzahl, die Lage und die Farben angeht. Uneinigkeit, zum Beispiel über die Lage des Halschakras, gibt es bereits in der *Hatha Yoga Pradipika*, die etwa im Jahr 1400 von Swami Swatmarama verfasst wurde.

Wahrgenommen wurden die Chakren über die Meditation und die damit verbundene Erforschung des Bewusstseins. Daher nennt man sie manchmal auch Bewusstseinszentren. Wie es zu den Unterschieden bei den ihnen zugeordneten Farben, der Beschreibung ihrer Anzahl oder Lage kommt, ist leicht erklärt. Wenn man sich in die *Upanishaden* vertieft und sich vergegenwärtigt, wie sie entstanden sind, zeichnet sich ab, dass es sogar Unterschiede geben muss, weil es sich um individuell und intuitiv wahrgenommene Phänomene handelt, und es aber dann letztlich kein richtiges oder falsches System gibt. Der spirituelle Lehrer, Autor und Übersetzer Easwaran Eknath schreibt: »Die Zweckbestimmung der Upanischaden ist nicht so sehr Unterweisung als vielmehr Inspiration […], die Upanischaden [sind] keine Philosophie. Sie erklären nicht und entwickeln auch keine Beweisführung. Sie sind Darshana, ›etwas Geschautes‹, und von dem Schüler, an den man sie unterweisend weitergab, wurde erwartet, dass er die Worte nicht nur anhörte, sondern sie realisierte, das heißt: ihre jeweilige Wahrheit zu einem integralen Bestandteil der Persönlichkeit, des Verhaltens und des Bewusstseins machte.«[3] Es ging hier also nicht um das Weitergeben von Wissen und das Erlernen, Auswendiglernen oder das Merken der Informationen, sondern um das Inspirieren und Anregen zur eigenen Erkenntnis. Und genau das möchte ich auch dir vorschlagen, wenn du mit meinem Buch arbeitest. Dadurch kommt es selbsterklärend zu unterschiedlichen Wahrnehmungen und so beispielsweise auch zu den genannten Unterschieden in Farbe, Anzahl oder der genauen Verortung der Chakren.

So wie beim Lehren über die *Upanishaden* halte ich es in all meinen Kursen, Coachings und Ausbildungen. Ich möchte kein dogmatisches Wissen vermitteln, das auswendig gelernt werden muss und nur genau auf diese Weise gelebt und weitergegeben werden darf. Vielmehr möchte ich mit den von mir zur Verfügung gestellten und aus unterschiedlichen Quellen gesammelten Informationen Inspirationen und Anregungen geben, um jedem eigene Erkenntnis zu ermöglichen.

3 Easwaran Eknath (Hrsg.) (2008): »Die Upanischaden«, Goldmann, München, S. 129 und 164

Körperlich-mentale Gesundheitsförderung dank Chakrenarbeit

Da es uns westlich geprägten Menschen schwerfällt, uns unsichtbare Energiekanäle (Nadis) als reale »Strukturen« im Körper vorzustellen, ist es für das Verständnis der Wirkungsweise der Chakren hilfreich, einen Vergleich mit dem vegetativen Nervensystem, auch als autonomes Nervensystem bezeichnet, anzustellen. Das autonome Nervensystem ist für die Steuerung von Funktionen zuständig, die für den Körper lebenswichtig sind, aber nicht bewusst kontrolliert werden können, also unbewusst und automatisch ablaufen. Diese Funktionen, wie zum Beispiel die Herzfrequenz, die Atmung, die Verdauung und die Hormonsekretion, geschehen ganz ohne unser Zutun und halten uns am Leben.

Dieses System ist in zwei Hauptteile unterteilt: in das sympathische und das parasympathische Nervensystem. Das sympathische Nervensystem veranlasst in Stresssituationen die Kampf-oder-Flucht-Reaktion, während das parasympathische Nervensystem für Entspannung und Erholung zuständig ist. Die beiden Teile des autonomen Nervensystems arbeiten zusammen, um den Körper in einem Zustand des Gleichgewichts zu halten und ihn auf unterschiedliche Bedrohungen oder Herausforderungen vorzubereiten. Obwohl die Reaktionen eigentlich, wie der Name schon sagt, autonom, unwillkürlich, eigenständig ablaufen, ist es uns doch möglich, mit diversen Techniken, zum Beispiel der Atemkontrolle, bis zu einem gewissen Grad Einfluss darauf zu nehmen. Die Voraussetzung dafür ist, dass wir uns über die hier ablaufenden Anstöße für die Funktion bewusst werden, gelernt haben, wie diese Reaktionen vonstattengehen, und dass wir uns im Klaren darüber sind, welche Auslöser was bewirken. Es ist zum Beispiel von Vorteil zu wissen, wie Stress auf unsere Atmung wirkt und wie eine zu rasche und flache Atmung den Sympathikus aktiviert, der den Stress und die dazugehörigen körperlichen und mentalen Prozesse anstößt und aufrechterhält. Wenn wir also wieder in einen entspannten Zustand zurückkommen möchten, ist dies über bewusstes tiefes und ruhiges Atmen möglich. Dieses willentliche, selbst gesteuerte Eingreifen in das eigentlich autonome System wird durch das menschliche Bewusstsein möglich, über das wir die Zusammenhänge von Ursache und Wirkung begreifen. Dazu gehört die Fähigkeit, sich im Wachbewusstsein (Seite 17) zu konzentrieren, zu bündeln, zu fokussieren und innere und äußere Vorgänge zu verstehen.

Wenn du das Chakrensystem verstehst und begreifst, wie es arbeitet und wie es auf unterschiedliche Situationen reagiert, kannst du auch auf dieser feinstofflichen Ebene körperliche und mentale Veränderungen hervorrufen und einen Ausgleich von Disbalancen bewusst und gezielt anregen. Mit dieser Arbeit erreichst du auf allen Ebenen die gesundheitsfördernde Wirkung eines frei fließenden Prana und du kannst die volle Potenzialität der Kundalini, der Selbstheilungskraft, in Gang setzen. Durch die Arbeit mit den Chakren lernst du, dich selbst besser zu verstehen.

Die Kraft der Energie, von Kundalini, nutzt und aktivierst du über deine Achtsamkeit und Konzentration. Dafür ist es wichtig, die einzelnen Chakren, ihre Wirkungen und Zuordnungen auf körperlicher, mentaler und spiritueller Ebene zu kennen. Dann bist du in der Lage, durch das reine Hinlenken der Konzentration und Achtsamkeit, durch das Hinsehen Bewegung und Veränderung zu erzeugen. Mit Achtsamkeit etwas zu beobachten, meint, ohne Erwartung in eine Beobachtung zu gehen und mit wachem Bewusstsein wahrzunehmen. Oft erwarten wir, etwas Besonderes zu sehen und zu erkennen: einen Schmerz, eine Angst oder wir haben vielleicht auch den Wunsch, eine Gabe oder eine Fähigkeit zu entdecken oder Antworten auf Fragen zu unserer Zukunft zu erhalten. Wenn wir mit Erwartungen in die Beobachtung gehen, verändern wir bewusst die Energie. Bewusstes, willentliches Verändern arbeitet mit Affirmationen und kann gesundheitsfördernd angewandt werden. Hier unterstützen uns unser Geist und die Bewusstmachung, sodass wir mit unseren Gedanken, unserer inneren Stimme auf unser gesamtes System einwirken können.

Du lernst während der Arbeit mit den Chakren, dass du deine Gedanken bestimmst und wie du sie kontrollieren kannst. Oft ist es hierbei jedoch noch heilsamer, einfach achtsam zu beobachten und zu verstehen, ohne zu denken. Dabei bist du in einem Zustand wacher Konzentration und im günstigsten Fall frei von Erwartungen. Manchmal vermeiden wir es hinzusehen, weil wir Angst vor dem haben, was sich uns zeigen könnte. Aber wenn wir verstehen, dass wir uns alles wertfrei ansehen können und es sich dadurch verändert, sind wir auf dem besten Weg zur Aktivierung der Selbstheilungskräfte.

Denn wenn Prana mit unserem menschlichen Bewusstsein berührt wird, sieht sich das Bewusstsein in seiner reinsten und heilsten Form selbst und verändert sich so, dass es sich dem (Ur-)Bewusstsein angleicht. Dies ist der Aktivierungsprozess der Selbstheilungskraft, der Kundalini, der Energie als Antrieb nutzt und auf allen Ebenen unseres Menschseins gesundheitsfördernd wirkt.

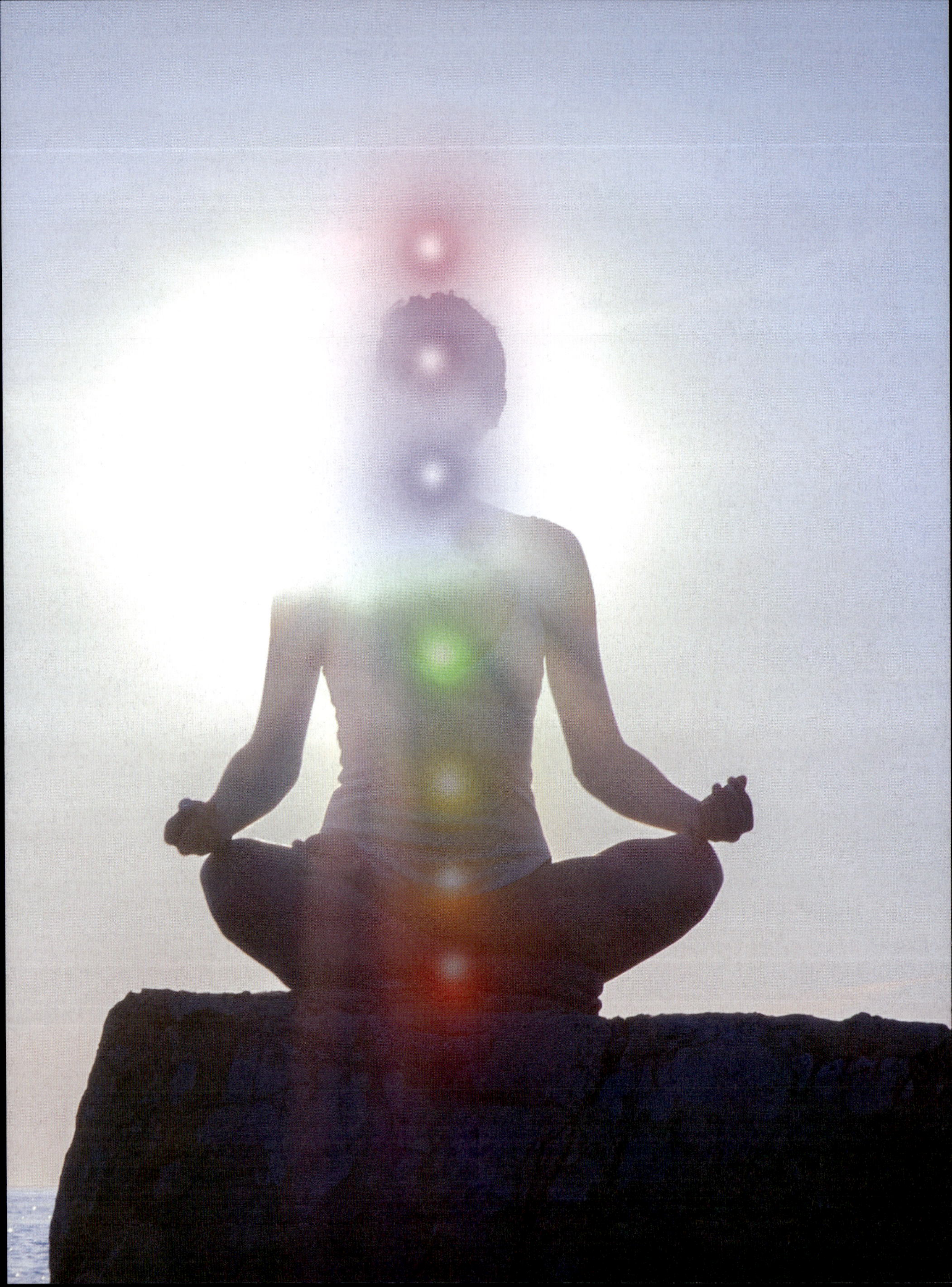

Kapitel 2

Die Aktivierung der Chakren mit Yin Yoga

Was ist ein Chakra?

Um zu verstehen, wie und warum die Yin-Yoga-Praxis so hervorragend geeignet ist, die Energien in unseren Chakren zu aktivieren und auszubalancieren, sehen wir uns in diesem Kapital vorweg einmal an, was ein Chakra ist.

Der Sanskritname *Chakra* wird übersetzt mit »Rad«, »Kreis«, »Diskus«. Oft wird ein Chakra auch als Energiewirbel, Trichter oder Trichterwirbel, Energie- oder Bewusstseinszentrum, aber auch als Energieorgan bezeichnet. Bei einem Chakra handelt es sich um einen Energieknotenpunkt, in dem sich die Energien aus vielen inner- und außerkörperlichen Kanälen, den Nadis, verdichten und so ein Zentrum bilden, das kreis- oder trichterförmig und in Bewegung, meist in einer Drehbewegung, wahrgenommen wird. Diese Zentren sind die innerkörperlichen sieben Hauptchakren, die entlang der Wirbelsäule aufgereiht sind. Der Hauptenergiekanal Sushumna Nadi, der entlang der Wirbelsäule verläuft, durchzieht alle sieben Hauptchakren. Die beiden Nadis Ida und Pingala kreuzen sich in jedem dieser Chakren.

Das Modell des Chakrensystems

Damit du dir ein Chakra besser vorstellen kannst, denke beispielsweise an ein Blutgefäß wie Venen, Adern oder Arterien. Unser Körper ist von Tausenden dieser Gefäße durchzogen. Das Herz ist dasjenige Organ, welches das Blut durch unseren Körper pumpt. Das Herz ist in gewisser Weise mit einem Chakra vergleichbar. Das Blut entspricht in diesem Bild Prana, und Kundalini entspricht dem, was durch das Chakra zirkuliert. Das Blut, die Blutgefäße und das Herz sind – anders als Energie, Nadis und Chakren – physisch sicht- und greifbar, ein Organ und Gefäße, sie werden naturwissenschaftlich in ihrer Funktion und Leistung untersucht. Chakren, Nadis und Energie sind unsichtbar, nicht greifbar. Sie entziehen sich einer naturwissenschaftlichen Untersuchung im herkömmlichen Sinne. Doch sie werden deutlich spürbar, wenn wir unsere Wahrnehmung darauf schulen und auf sie ausrichten. Mit unserer Vorstellungskraft bekommen sie eine Form, einen Ort, auf den wir unsere Konzentration lenken können.

Auch wenn es naturwissenschaftlich (noch) keine Beweise für die Funktion und Wirkung der Chakren auf unseren Körper gibt, weil sie nicht materiell, sondern feinstofflicher Natur sind, so gibt es mittlerweile Anwendungsbereiche in der Psychologie und in der Wissenschaft beziehungsweise Philosophie des Yoga, bei denen das Chakrensystem unterstützend herangezogen wird. Das Modell der Chakren kann Zusammenhänge auf allen menschlichen Ebenen – physisch, psychisch, spirituell – erklären und damit weitreichende Erkenntnisse liefern, was das menschliche Verhalten, mentale Zustände bis hin zur Ausstrahlung eines Menschen betrifft. Ebenso finden sich über das Verständnis der Chakren Antworten zu Fragen der Kommunikation und zu sozialen Bindungen sowie zum Zusammenhang zwischen Psyche und Körper, was im Allgemeinen Psychosomatik genannt wird.

Spiralförmige Energiewirbel – der Energiefluss in den Chakren

Die Chakren unterscheiden sich aber nicht nur in der Nichtsichtbarkeit und Nichtgreifbarkeit – im Vergleich mit dem Herzen, den Gefäßen oder dem Blut. Diese feinstofflichen Gebilde sind nicht eins zu eins mit physischen Organen vergleichbar. Die Chakren werden so beschrieben, dass sie nach vorn, hinten und – das unterste und oberste Chakra – auch nach unten und oben hin »offen« sind. »Offen« meint hier, dass die Chakren sich aus unserem Körper heraus öffnen. Das bedeutet, dass die Energie, Prana, nicht in einem in sich geschlossenen Raum und innerhalb einer festen Form in Bewegung ist, sondern uns durchfließt oder durchstrahlt und uns auch mit unserer Umgebung verbindet.

Das Bild des Strahlens ist für mich persönlich besser verständlich als das Durchfließen. Das Strahlen kannst du dir wie Licht vorstellen. Anders als bei dem Bild des Fließens, bei dem sich automatisch die Vorstellung einer fixen Umrandung, eines Kanals oder Ähnlichem, durch die oder den etwas fließt, einstellt – was in Bezug auf die Nadis der Fall ist –, bleibt das Bild von strahlendem Licht offener, sodass für jeden Raum für eigene Ideen von Energie in Bewegung bleibt. Diese Energiebewegung ist nicht auf den

Körper und die Haut oder irgendeinen fixen Raum begrenzt, sondern verbindet uns auch immer mit der äußeren Welt.

Traditionell wird die Energiebewegung in den Chakren als spiralförmig wahrgenommen, ähnlich wie in der Natur die Strömung von Wasser, von Luft, wie die Gravitationswellen, der Weg der Sterne im Universum bis hin zu unserer DNA-, Muskel-, Knochenstruktur spiralförmig wachsen können und aufgebaut sind. Über diese spiralförmige

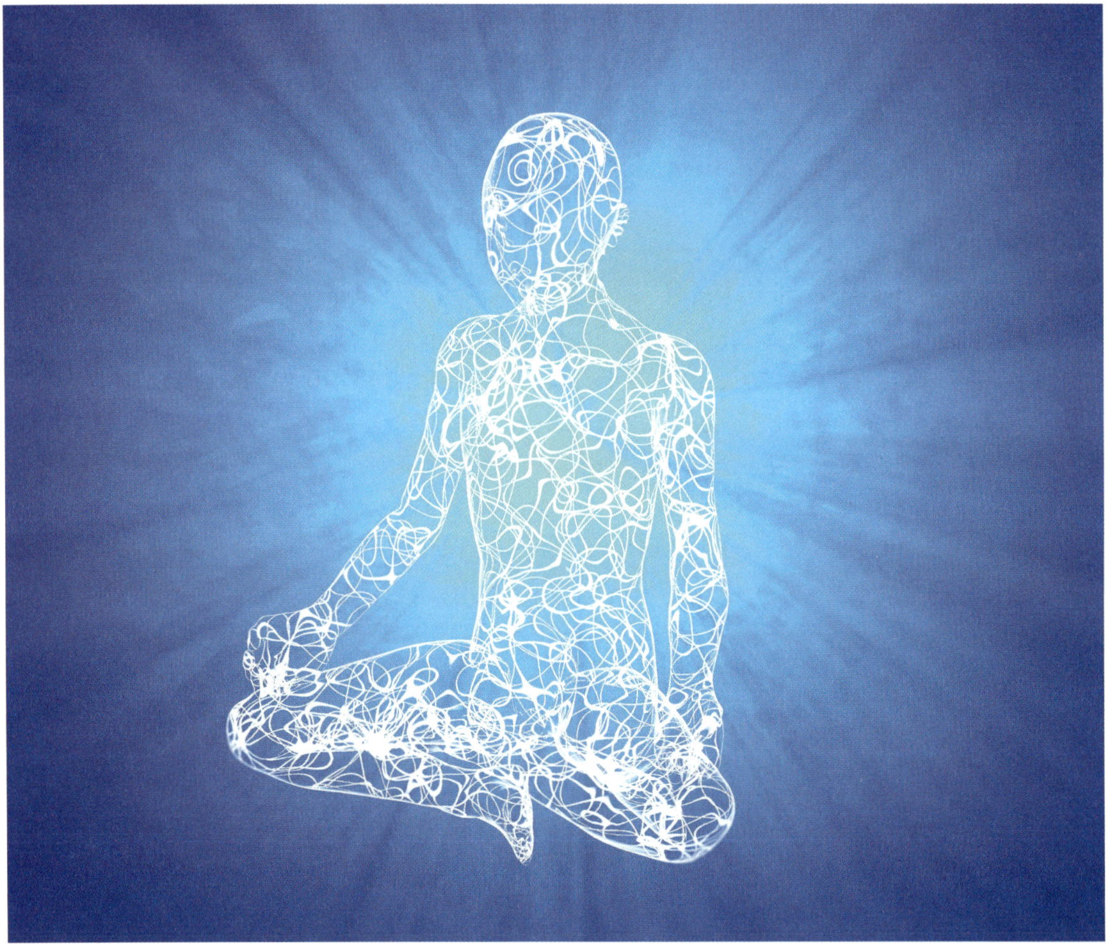

Diese 3-D-Illustration verdeutlicht sehr gut, wie aktiv beispielsweise bei einer Meditation die Energiekanäle, die Nadis, bei einem Menschen sind.

Bewegung und durch die Aktivität und den Impuls der Chakren, der mit dem Pulsieren oder Pumpen des Herzens verglichen werden kann, werden die Energien, Prana aus der Umgebung, aus der Natur einschließlich anderer Menschen, Tiere, Pflanzen, Sonne, Sauerstoff und so weiter, angezogen, aufgenommen, und innerkörperliche Energie, Kundalini, wird abgegeben oder transformiert. Stelle dir einen Trichter vor, der Wasser oder die Luft spiralförmig verwirbelt – genau so wird die Energie, Prana, über die Drehbewegung angezogen und abgegeben.

In der traditionellen Chakrenlehre wird davon ausgegangen, dass der Mensch Energie von der Körperrückseite her aufnimmt und über die Körpervorderseite abgibt. Dies darf meiner Meinung nach jedoch von jedem auf seine eigene Weise erfahren werden. Wie jemand die Energiebewegungen wahrnimmt, ist ebenfalls individuell: Sie können wie ein Fließen, aber auch wie ein Pulsieren, Strahlen oder ganz anders wahrgenommen werden.

Fühle dich nicht dogmatisch an eine bildhafte Vorgabe gebunden, sondern vertraue deiner eigenen Wahrnehmung und darauf, dass du dir deine ganz eigene Vorstellung davon machen darfst. Wenn du dich zu sehr auf eine Form versteifst und du der Meinung bist, sie müsse auf eine bestimmte Weise sein und aussehen, blockierst du dich womöglich selbst in der Wahrnehmung der Energiebewegung und kannst sie gar nicht mehr erleben, weil das vorgegebene, nicht passende Bild das eigene Gespür vernebelt oder möglicherweise ganz blockiert. Einzig das Aufsteigen der Kundalini-Energie von unten nach oben und die Entwicklungsphasen der Chakren ergeben für uns alle gleichermaßen Sinn.

Wie die Chakren auf Körper und Psyche wirken

Das gesamte Körpersystem, die Zellen, die Organe, das Hormonsystem sowie Gefühle und Gedanken, also das Mentale, der Verstand bis hin zu unserem Verhalten und damit unsere sozialen Interaktionen werden von den Chakren beeinflusst.

Die sieben Chakren im Überblick

Jedes der sieben Hauptchakren – im Folgenden der Einfachheit halber Chakren genannt – entlang unserer Wirbelsäule hat unterschiedliche Aspekte in Bezug auf unser Leben – körperlich, mental und spirituell.

Chakra	Name	Sanskritname	Symbol
1. Chakra	Wurzelchakra	Muladhara-Chakra	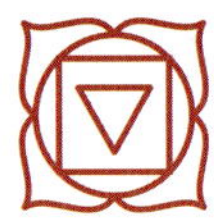
2. Chakra	Sakralchakra	Svadhisthana-Chakra	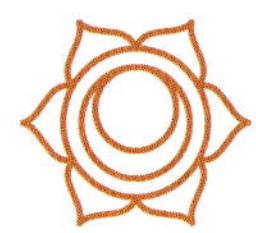
3. Chakra	Nabelchakra	Manipura-Chakra	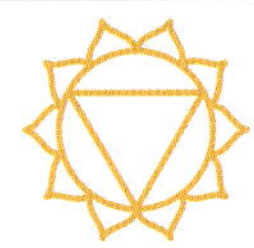
4. Chakra	Herzchakra	Anahata-Chakra	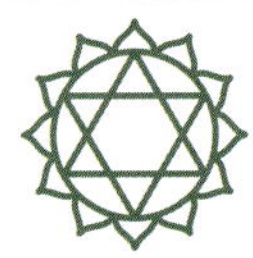
5. Chakra	Halschakra	Vishuddha-Chakra	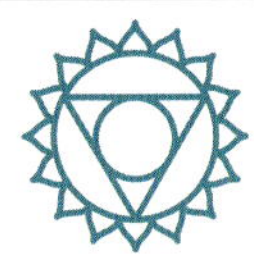
6. Chakra	Stirnchakra	Ajna-Chakra	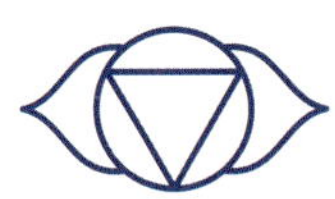
7. Chakra	Kronenchakra	Sahasrara-Chakra	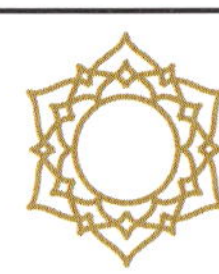

Jedes Chakra wird mit einer Aufgabe oder einem Lebensbereich assoziiert. Wenn man die sieben Chakren mit einem Wort beschreiben sollte, dann kann diese Zuordnung eine erste Idee zu jedem Chakra geben:

- Chakra 1: Leben
- Chakra 2: Fühlen
- Chakra 3: Handeln
- Chakra 4: Lieben
- Chakra 5: Kommunizieren
- Chakra 6: Erkennen
- Chakra 7: Ganzwerdung

Diese Lebensbereiche und Aufgaben lassen sich weiter aufschlüsseln in verschiedene Aspekte, Funktionen und Qualitäten. Die Chakren sind im Körper verortet und beeinflussen genau definierte Organe und Körperfunktionen. Sie tragen aber auch mentale und psychische Merkmale und haben darüber hinaus eine spirituelle Funktion. Sie beeinflussen den Menschen also auf allen drei Ebenen, in denen er sich als Mensch erlebt.

Die verschiedenen Aspekte und Funktionen werden im Einzelnen für jedes Chakra besprochen. Ein erster Überblick soll helfen, die einzelnen Kategorien zu verstehen. Einzelne Beispiele finden sich in den Kapiteln zu den jeweiligen Chakren.

Die vier Hauptkategorien der Chakren und ihre Aspekte

Da zum Verstehen der Fülle an Wirkungen der einzelnen Chakren eine weit umfangreichere Beschreibung dienlich ist, sollen die folgenden Erläuterungen der Aspekte, Zuordnungen und Themen, die bei allen Chakren eine Rolle spielen, einen ersten Eindruck geben, wie umfangreich die Chakren auf das Leben wirken. Ab Kapitel 3 werden die Chakren dann im Einzelnen vorgestellt.

Zur besseren Übersicht sind die Zuordnungen in vier große Bereiche unterteilt. Sie sind nach und nach im Laufe der schriftlichen Überlieferungen zu den Chakren entstanden und ermöglichen eine systematischere Erfassung und eine ganzheitliche Betrachtung der Chakren. Sie helfen uns dabei, die verschiedenen Aspekte der Chakren und ihre Auswirkungen auf den Körper, den Geist und die Spiritualität zu erfassen. In der Praxis werden die vier großen Bereiche genutzt, um ein umfassendes Verständnis der Chakren zu entwickeln und verschiedene Techniken zur Harmonisierung und Aktivierung der Chakren zu generieren, wie zum Beispiel Yin Yoga.

1. **Allgemeine Zuordnungen:** In diesem Bereich werden allgemeine Eigenschaften, Qualitäten und Themen aufgeführt, die mit jedem Chakra verbunden sind. Dies umfasst Aspekte wie Lebensthemen, Farben, Elemente, Yantras, die traditionell mit den Chakren in Verbindung gebracht werden. Diese Zuordnungen können als unterstützende Symbole, Werkzeuge oder Referenzen dienen, um eine tiefere Verbindung zu den Chakren herzustellen und ihre Energien zu verstehen.
2. **Körperregion und physische Funktionen:** Jedes Chakra ist mit bestimmten Körperregionen und physischen Funktionen verbunden. Diese Zuordnungen basieren auf der Vorstellung, dass die Chakren als Energiezentren den Fluss von Lebensenergie im Körper beeinflussen. Zum Beispiel steht das Wurzelchakra in Verbindung mit dem unteren Rücken und den Beinen, während das Herzchakra mit dem Herzen, der Brustregion und der Atemfunktion in Verbindung gebracht wird. Indem man sich auf die entsprechenden Körperregionen und physischen Funktionen fokussiert, kann man die Gesundheit und das Gleichgewicht der Chakren unterstützen.
3. **Psychologische und mentale Funktionen:** Die Chakren werden auch mit psychologischen und mentalen Funktionen in Verbindung gebracht. Jedes Chakra wird oft mit bestimmten Emotionen, Persönlichkeitsmerkmalen und psychischen Prozessen assoziiert. Zum Beispiel werden dem Solarplexuschakra Themen wie Selbstwertgefühl, persönliche Macht und Durchsetzungsvermögen zugeordnet, während das Stirnchakra mit Intuition, Vorstellungskraft und geistiger Klarheit in Verbindung gebracht wird. Indem man sich auf diese psychologischen Aspekte der Chakren konzentriert, kann man die emotionale Balance, das mentale Wohlbefinden und die persönliche Entwicklung fördern.

4. **Spirituelle Funktion:** Die Chakren haben auch mit dem Bewusstsein, der Spiritualität und der Verbindung zur höheren Quelle oder dem göttlichen Bewusstsein, Prana, zu tun – das ist ihre spirituelle Dimension. Jedes Chakra wird mit bestimmten spirituellen Themen, wie zum Beispiel dem Erwachen des spirituellen Bewusstseins, der Suche nach Sinn oder der Verbindung zur göttlichen Essenz assoziiert. Durch spirituelle Praktiken wie Meditation, Visualisierung oder Atemarbeit kann man die spirituellen Funktionen der Chakren erkunden und vertiefen.

1. Allgemeine Zuordnungen

Hauptaspekt: Jedes Chakra wird mit einem bestimmten Hauptaspekt oder Hauptthema in Verbindung gebracht. Dieser bezieht sich auf die grundlegende Energiequalität oder Funktion des jeweiligen Chakras. Zum Beispiel wird das Wurzelchakra mit dem Hauptaspekt der Erdung und Stabilität in Verbindung gebracht, während das Herzchakra mit bedingungsloser Liebe und Heilung assoziiert wird. Der Hauptaspekt eines Chakras kann als eine Art Kernthema angesehen werden, das die spezifische Energie und Ausdrucksform dieses Chakras repräsentiert. Dieser Hauptaspekt gibt uns Aufschluss über die grundlegende Wirkung des betreffenden Chakras.

Lebensthemen: Die Lebensbereiche der Chakren sind breiter gefasst als der Hauptaspekt und umfassen verschiedene Aspekte des menschlichen Lebens, die mit den entsprechenden Chakren in Verbindung stehen. Diese Themen können sich auf physische, emotionale, mentale und spirituelle Ebenen beziehen. Zum Beispiel werden dem Wurzelchakra Lebensthemen wie Sicherheit, Überleben, körperliche Gesundheit und materielle Bedürfnisse zugeordnet, während das Herzchakra Themen wie zwischenmenschliche Beziehungen, Zuneigung, Vergebung und Mitgefühl umfasst. Der Hauptunterschied zwischen Hauptaspekt und Lebensthemen besteht also darin, dass der Hauptaspekt eines Chakras spezifische Energiequalitäten oder Funktionen repräsentiert, während die Lebensthemen breiter gefasste Aspekte des menschlichen Lebens abdecken, die mit den entsprechenden Chakren verbunden sind. Die Lebensthemen können als eine erweiterte Perspektive betrachtet werden, die die Auswirkungen und die Bedeutung der Chakren für verschiedene Bereiche unseres Lebens verdeutlicht. Sie werden als Erweiterungen des Hauptaspekts gesehen und geben Informationen über Themen in unserem aktuellen Leben, die mit dem jeweiligen Chakra in Verbindung gebracht werden.

Farbe: Jedem Chakra ist eine vorherrschende Farbe zugeordnet. Wie es zu den Chakrenfarben kommt, ist nicht immer eindeutig. Es gibt hier die Zuordnung über die Schwingungsfrequenz von Farben und Licht. So hat jede Farbe eine eigene, messbare Schwingungsfrequenz. Die Zuordnung der Farben zu den Chakren basiert damit auf der Vorstellung, dass jedes Chakra eine bestimmte Schwingungsfrequenz oder Energiequalität hat, die mit einer bestimmten Farbe in Resonanz steht. Jede Farbe wird als Ausdruck bestimmter Eigenschaften, Qualitäten oder Zustände betrachtet.

Den jeweiligen Chakren werden aber auch schon in den verschiedenen geschichtlich entwickelten Chakrensystemen unterschiedliche Farben zugeordnet. Wenn man daher bei der Konzentration und Ausrichtung auf ein bestimmtes Chakra eine andere als die hier in diesem Buch, das dem Sieben-Chakren-System folgt, zugeordnete Farbe innerlich wahrnimmt, darf es auch genau diese für einen selbst sein. Zudem darf sich die Farbe ein und desselben Chakras verändern, wenn man eine solche Veränderung wahrnimmt. Das heißt: Wie bei der Bewegungswahrnehmung und Interpretation darf sich auch die Farbe der eigenen Empfindung anpassen und ändern. Wenn es keine individuelle Farbe gibt, die sich hier zeigt, empfehle ich, mit den hier genannten Farben zu arbeiten. Diese dienen als Basisfarbe, die der Konzentration eine Aufgabe und Ausrichtung geben können. Du kannst die Aktivierung des Chakras, mit dem du arbeitest, intensivieren, wenn du dich mit der zugeordneten Chakrenfarbe umgibst. Gestalte deine Umgebung in dieser Farbe oder wähle deine Kleidung danach aus.

Grobstoffliches Element: Diese Elemente repräsentieren die grundlegenden Kräfte und Qualitäten, die in der Natur existieren und auch im menschlichen Körper und Geist wirksam sind. Sie dienen als Symbolik und Metaphern, um verschiedene Aspekte der Chakren und ihrer Funktionen zu erklären. Nur die ersten vier Chakren – das Wurzelchakra, das Sakralchakra, das Solarplexuschakra und das Herzchakra – haben ihnen zugeordnete grobstoffliche Elemente. Die Qualität dieser materiellen Elemente – Erde, Wasser, Feuer und Luft – repräsentiert das jeweilige Chakra und unterstützt die Aktivierung von dessen Energien. Wie bei den Farben kann es hier hilfreich sein, sich mit dem Element zu umgeben, zum Beispiel mit Erde in Form eines Spaziergangs barfuß auf erdigem Boden, wenn du gerade mit deinem Wurzelchakra arbeitest. Das fünfte Chakra, das Halschakra, ist schwerer greifbar als die ersten vier. Ihm wird der Äther oder Raum zugeordnet. Sechstes und siebtes Chakra (Stirn- und Kronenchakra) haben diesbezüglich keine Zuordnung.

Bewegung der Lebenskraft: Fünf verschiedene *Vayus* – was mit »Winde« übersetzt werden kann – geben Hinweise auf die mögliche Bewegungsqualität des Prana, der Lebenskraft. Sie finden in unterschiedlichen Regionen unseres Körpers eine Zuordnung und spielen unter anderem eine Rolle bei Atem- und Körperübungen. Über die Atmung werden sie im Körper gelenkt. Da sie für die Yin-Yoga-Praxis keine Relevanz haben, seien sie hier nur der Vollständigkeit halber erwähnt.

Mondphase: Jedes Chakra kann in einer bestimmten Mondphase besonders intensiv aktiviert werden. Es ist jedoch nicht notwendig, auf eine bestimmte Phase zu warten, denn die Yin-Yoga-Praxis kann die Chakren zu jeder Zeit aktivieren. Wenn du jedoch einmal zu einer bestimmten Mondphase ein Ritual machst (zum Beispiel Wünsche aufschreiben und verbrennen, Kristalle aufladen oder räuchern), kannst du dir hier das je passende Chakra zu dieser Phase wählen und mit der Yin-Yoga-Sequenz dein Ritual ergänzen.

Symbol: Über die Symbole, im Sanskrit *Yantras* genannt, der Chakren kann man gut und gern ein eigenes Buch verfassen, so umfangreich und fabelhaft sind hier die Interpretationsmöglichkeiten. Genau wie das Sanskrit in jeder Silbe ein neues Wort offenbart, wie wir bereits bei der Übersetzung von Pranayama gesehen haben, so tiefgründig ist auch die Symbolik der Chakren. Die hier in diesem Buch gegebene Information beschränkt sich auf die Erläuterung der Anzahl der Lotusblütenblätter, der Farben und enthaltenen geometrischen Formen, die jeweils die Chakren darstellen. Jedes Chakra hat in seinem Symbol eine gewisse Anzahl an Lotusblütenblättern. Die Lotusblume zeigt eine bemerkenswerte Eigenschaft, indem sie aus trüben Gewässern emporwächst und dabei unberührt und makellos bleibt. Diese Fähigkeit symbolisiert den Geist des Menschen, der aus schwierigen oder schmerzhaften Erfahrungen wächst und Reinheit sowie Erleuchtung erlangt. Die verschiedenen Entwicklungsstadien der Lotusblume spiegeln auch die unterschiedlichen Phasen der spirituellen Entwicklung wider. Die geschlossene Knospe verkörpert das Potenzial des menschlichen Geistes, während die erblühte Blüte für Erleuchtung, inneren Frieden und Weisheit steht. Dies wird durch die stetig zunehmende Anzahl der Blütenblätter vom ersten bis zum siebten Chakra symbolisiert. Die geometrischen Formen – wie zum Beispiel Kreis, Dreieck oder Quadrat – eröffnen eine unendliche Vielfalt an zusätzlichen Symbolinterpretationen. Eine Kurzfassung hierzu findest du bei jedem Chakra.

Lingum oder Granthi: In drei Chakren befinden sich sogenannte Knotenpunkte, die *Lingum* oder *Granthi* genannt werden. Es handelt sich dabei um psychospirituelle Blockaden oder Sperren, die wir überwinden sollten, damit die Lebensenergie (Kundalini) weiter aufsteigen und so die Selbstheilungskraft in ihrem vollen Potenzial aktiviert werden kann. Die Knoten stehen für diverse Aspekte der Anhaftung, die uns in unserer Weiterentwicklung hindern. Sie befinden sich im ersten, vierten und sechsten Chakra.

2. Körperregion und physische Funktionen

Die Idee, dass die subtilen Chakren eine Verbindung zum physischen Körper haben, entstand aus der Vedanta-Tradition oder dem Ayurveda. Spirituelle Lehrer und Heiler haben durch ihre eigenen Erfahrungen die Energiezentren im Körper wahrgenommen und beobachtet, wie sie sich auf den physischen, emotionalen und geistigen Zustand auswirken. Im Laufe der Zeit wurden die Zuordnungen der Chakren zu bestimmten physischen Bereichen weiterentwickelt. Sie basieren auf intuitiver Wahrnehmung, individuellen Erfahrungen, symbolischen Entsprechungen und spirituellen Überlieferungen. Es gibt keine wissenschaftlichen Beweise für die Existenz oder die physischen Bezüge der Chakren, da sie sich auf feinstoffliche Energien beziehen, die nicht direkt messbar sind. Die Zuordnung der Chakren zu physischen Bereichen basiert auf dem Verständnis, dass es eine Verbindung zwischen Körper, Geist und Energie gibt und dass das Gleichgewicht und die Harmonie in diesen Bereichen miteinander verbunden sind. Wenn die Chakren blockiert oder aus dem Gleichgewicht geraten sind, kann dies zu physischen, emotionalen oder geistigen Beschwerden führen. Durch die Arbeit mit den Chakren kann man versuchen, das Gleichgewicht und die Harmonie in diesen Bereichen wiederherzustellen.

Lage im physischen Körper: Diese Zuordnung bei einem Chakra bezieht sich auf den Bereich oder die Region, in der das jeweilige Chakra im Körper lokalisiert ist. Die Position jedes Chakras wird als energetisches Zentrum betrachtet, das entlang der Wirbelsäule oder entlang der Mittellinie des Körpers angeordnet ist. Diese allgemeinen Zuordnungen der Lage der Chakren im physischen Körper sollen helfen, eine grobe Vorstellung von der räumlichen Position der Chakren zu vermitteln. Sie dienen als Orientierungspunkt, um die Arbeit mit den Chakren und ihre energetische Ausrichtung zu unterstützen.

Sinnesorgan: Den ersten sechs Chakren ist jeweils ein Sinn beziehungsweise ein Sinnesorgan zugeordnet, der oder das mit diesem Chakra in Verbindung steht. Eine Ausnahme bildet das siebte Chakra, dem kein Sinnesorgan zugeordnet ist. Obwohl diese Zuordnung bei der physischen Funktion des Chakras steht, ist die Wirkung eines Chakras auf das zugeordnete Sinnesorgan nicht im direkten Sinne physiologisch oder anatomisch zu verstehen, sondern eher auf symbolischer Ebene. So steht die Zuordnung beim Wurzelchakra, das mit dem Geruchssinn verbunden ist, symbolisch für eine Verbindung zur physischen Welt und zu den Instinkten. Das Halschakra, das mit dem Gehörsinn in Verbindung gebracht wird, stellt symbolisch eine Verbindung zur Kommunikation und zum Ausdruck der eigenen Wahrheit dar. Die Zuordnung zu den Sinnensorganen dient dazu, die Verbindung zwischen den energetischen Zuständen der Chakren und unseren sinnlichen Erfahrungen sowie unserem Bewusstsein zu verdeutlichen.

Aktionsorgan: Die Energie eines Chakras lässt sich auch über das sogenannte Aktionsorgan anregen, das häufig an einer anderen Stelle des Körpers liegt, als es die Lage des Chakras vermuten lässt. So sind zum Beispiel die Füße, die für Erdung und Verwurzelung stehen, das Aktionsorgan des ersten Chakras, also des Wurzelchakras, dessen Lage im Beckenboden, der Steißbeinregion, verortet ist. Das Aktionsorgan symbolisiert damit die Art von Handlungen, Ausdruck oder Funktionalität, die mit dem jeweiligen Chakra verbunden sind.

Zugeordnete Körpersubstanz: Knochen, Fett, Muskeln, Knochenmark und dergleichen sind Körpersubstanzen, die ebenfalls den sieben Chakren zugeordnet werden können. Diese Zuordnungen geben Aufschluss über mögliche körperliche Probleme, die mit den jeweiligen Chakren verbunden sein können. Darüber hinaus geben sie Hinweise auf Heilungsmöglichkeiten dieser Probleme. So ist zum Beispiel die zugeordnete Körpersubstanz beim Herzchakra das Blut. Das Blut als Körpersubstanz symbolisiert dabei das Leben selbst und wird oft metaphorisch mit Liebe, Emotionen und Vitalität assoziiert. Die Zuordnung des Herzchakras zum Blut steht für die tiefe Verbindung zwischen Herzenergie und Lebenskraft sowie für die Fähigkeit, Liebe und Mitgefühl sowohl für sich selbst als auch für andere zu empfinden und auszudrücken.

Zugehörige Organe und Drüsen: Hier werden die wichtigsten Organe und Drüsen, die den jeweiligen Chakren zugeordnet sind und von diesen unterstützt werden, aufgelistet und zum Teil deren Funktion im und für den Körper beschrieben.

Physische Funktionen: Unter diesem Punkt findest du die wichtigsten physischen Funktionen des jeweiligen Chakras beschrieben. Dass die feinstoffliche Energie der Chakren in die Physis eingreift oder auf sie wirkt, basiert auf dem Konzept, dass alles im Universum aus Energie besteht und dass diese Energie verschiedene Schwingungsfrequenzen hat. Die Chakren werden als Energiezentren betrachtet, die in unserem Körper vorhanden sind und in bestimmten Frequenzen schwingen. Gemäß dieser Vorstellung schwingt jedes Chakra mit einer spezifischen Frequenz, die eine bestimmte Qualität oder Eigenschaft repräsentiert. Wenn ein Chakra ausgeglichen, offen und harmonisch ist, schwingt es in seiner optimalen Frequenz. Wenn jedoch ein Chakra blockiert, überaktiv oder unausgeglichen ist, kann seine Schwingungsfrequenz gestört sein. Diese Schwingungsfrequenzen der Chakren können auf den physischen Körper übertragen werden und dort Auswirkungen haben, denn die feinstofflichen Energien der Chakren interagieren mit dem energetischen System des Körpers, das aus einem bioelektrischen Feld besteht. Durch diese Interaktionen können Veränderungen im Energiefluss und im Gleichgewicht des Körpers auftreten, was wiederum physische, emotionale oder geistige Auswirkungen haben kann. Wenn beispielsweise ein Chakra überaktiv ist, kann dies zu einer übermäßigen Energieansammlung oder einem Ungleichgewicht führen. Dies kann sich in physischen Symptomen wie erhöhter Herzfrequenz, Magenproblemen oder Spannungen im Körper manifestieren. Wenn ein Chakra blockiert ist, kann der Energiefluss gehemmt sein, was zu einem Mangel an Vitalität, Schwäche oder Unwohlsein führen kann.

3. Psychologische und mentale Funktionen

Hauptaspekt: Der Hauptaspekt in Bezug auf die psychologische beziehungsweise mentale Funktion eines Chakras bezieht sich auf die spezifischen Qualitäten oder Eigenschaften, die mit dem jeweiligen Chakra in Verbindung stehen. Er kann als grundlegendes Thema oder übergeordnete Eigenschaft betrachtet werden, die das Chakra beeinflusst und prägt. Es ist der zentrale Fokus, der die Art und Weise bestimmt, wie das Chakra in unserem Leben wirkt und sich ausdrückt. Jedes Chakra repräsentiert verschiedene psychologische und mentale Aspekte unseres Selbst und beeinflusst unser Bewusstsein und unsere Wahrnehmung. So sind dies zum Beispiel beim Sakralchakra Kreativität, emotionales Gleichgewicht, Sinnlichkeit und sexuelle Energie. Es betrifft unsere Fähigkeit, Freude, Leidenschaft und kreative Ausdrucksformen zu erleben und unsere emotionalen Beziehungen zu pflegen. Bei anderen Chakren geht es hier zum Beispiel um Vertrauen oder Selbstausdruck als psychologische Qualitäten. Diese Hauptaspekte dienen als Leitlinien für das Verständnis und die Arbeit mit den Chakren auf psychologischer und mentaler Ebene. Durch das Bewusstwerden dieser Aspekte in Verbindung mit den Chakren können wir uns auf eine tiefere mentale Selbsterforschung begeben.

Merkmale: Während der Hauptaspekt eher eine innere Qualität ist, die unsere Wahrnehmung und unser Bewusstsein beeinflusst, können die Merkmale als äußere Anzeichen oder Verhaltensweisen betrachtet werden, die andere Menschen an uns beobachten können. Sie können uns helfen, die Energie und den Zustand eines bestimmten Chakras zu erkennen und zu verstehen. Die spezifischen Merkmale, die mit einem Chakra verbunden sind, können als Unteraspekte oder Unterthemen betrachtet werden, die den Hauptaspekt unterstützen oder ausdrücken. Sie sind die Facetten des Hauptaspekts, die sich im praktischen Leben und Handeln manifestieren können. Diese Merkmale sind oft konkreter und greifbarer, während der Hauptaspekt eher abstrakter Natur ist. Sie können in verschiedenen Situationen und Lebensbereichen zum Tragen kommen. Zum Beispiel kann das Herzchakra mit dem Hauptaspekt der Liebe und des Mitgefühls verbunden sein. Die Merkmale könnten sich in Form von Empathie, Vergebung, Großzügigkeit oder Harmonie in zwischenmenschlichen Beziehungen zeigen. Insgesamt ergänzen sich der Hauptaspekt und die spezifischen Merkmale eines Chakras, um ein umfassendes Verständnis seiner psychologischen und mentalen Funktion zu schaffen. Der Hauptaspekt gibt die übergeordnete Richtung an, während die Merkmale uns zeigen, wie dieser Aspekt in unserem alltäglichen Leben und Handeln zum Ausdruck kommt.

Entwicklungsphasen: Die psychologische Entwicklung eines Menschen wird durch die stufenweise Aktivierung der Chakren unterstützt. In jeder Lebensphase entwickelt sich ein Chakra besonders stark. Diese Entwicklungsphase ist nicht zufällig in diesem speziellen Lebensalter, sondern geschieht genau dann, wenn das zugehörige Thema besonders aktuell und brisant wird. So bietet die Entwicklung des Chakras genau zu dieser Zeit das Potenzial, um Blockaden zu verhindern oder, falls bereits welche entstanden sind, sie zu verstehen und aufzulösen. So ist diese Phase zum Beispiel beim Nabelchakra eine, die den Zeitraum des Lebensalters von 14 bis 21 Jahren begleitet. Hier entwickeln sich das Selbstbewusstsein, der individuelle Wille, das Selbstwertgefühl und die persönliche Macht. In den verschiedenen Chakrensystemen werden unterschiedliche Zuordnungen getroffen.

Ich verwende hier die gängigsten Jahresabstände und Alterszuteilungen. Damit möchte ich dich einladen, der inhaltlichen Beschreibung dieser Phasen mehr Beachtung zu schenken und dich nicht auf exakte Jahreszahlen und Altersangaben zu versteifen. Diese können sich aufgrund von Erziehung, Bildungsstand, kulturellen Unterschieden und dergleichen durchaus um einige Jahre verschieben. Es handelt sich bei diesen Entwicklungsphasen um eine symbolische Darstellung, die als Leitfaden für das Verständnis der persönlichen Entwicklung und des spirituellen Wachstums dienen kann.

4. Spirituelle Funktion

Der Begriff »Spiritualität« beschreibt das Finden einer tieferen Bedeutung, eines höheren Zwecks oder einer transzendentalen Dimension des Lebens. Es geht um die Verbindung zu Prana, der Essenz des Lebens. Spiritualität ist eine individuelle und subjektive Reise, bei der es darum geht, unsere innerste Wahrheit zu entdecken, unser menschliches Bewusstsein zu erweitern und eine tiefere Verbindung zu allem, was existiert, herzustellen. Sie spielt eine wichtige Rolle im Yoga und der Chakrenarbeit.

Yoga ist mehr als nur eine körperliche Übung, es ist ein ganzheitlicher Ansatz zur Entwicklung von Körper, Geist und Seele. Die Chakren sind ein zentrales Konzept im Yoga und in der spirituellen Tradition. Durch das Arbeiten mit den Chakren können wir unsere Energie ausbalancieren, unsere Selbstheilungskräfte aktivieren und unser spirituelles Wachstum fördern. Daher ist Spiritualität von Bedeutung, da sie uns hilft, über die rein körperliche Ebene hinauszugehen und eine tiefere Verbindung zu uns selbst, zu anderen und zur Welt herzustellen. Sie ermöglicht es uns, unsere spirituellen Potenziale zu entfalten, unsere innere Weisheit zu erkennen und ein erfüllteres und bedeutungsvolleres Leben zu führen. Die Arbeit mit den Chakren und den Klängen kann uns dabei unterstützen, diesen Weg der spirituellen Entwicklung zu gehen und unsere Yogapraxis auf einer ganzheitlichen Ebene zu vertiefen.

Keimsilbe: Jedes Chakra kann über eine sogenannte Keimsilbe, *Bija Mantra* genannt, angeregt werden. Diese Keimsilbe ist der Klang, mit dessen Schwingung das jeweilige Chakra angeregt wird. Zum Beispiel LAM für das Wurzelchakra. Im spirituellen Sinne kann der Klang dazu dienen, das Bewusstsein zu erweitern, das Ego zu transzendieren, die Verbindung zur eigenen spirituellen Natur zu stärken und uns mit der größeren Wirklichkeit zu verbinden. Der Klang und die Schwingungen sind ein integraler Bestandteil der spirituellen Praxis, einschließlich des Yoga. Die Keimsilben werden verwendet, um die Chakren zu aktivieren, die Energie zum Fließen zu bringen und das Bewusstsein zu erweitern.

Träger der Keimsilbe: Von den hinduistischen Göttern heißt es, dass sie von jeweils einem Tier getragen werden. Dieses sogenannte Reittier dient auch als Träger einer jeden Keimsilbe. Die Tiere repräsentieren spezifische Eigenschaften der Chakren und gewinnen allem voran dann Bedeutung, wenn man sich näher mit der Chakrensymbolik beschäftigt. Diese ist für die Chakren-Yin-Yoga-Praxis nicht weiter von Bedeutung, aber der Vollständigkeit halber liste ich die Tiere auf, falls du andernorts damit in Berührung kommst und hier nachschlagen möchtest, für welches Chakra beziehungsweise welche Keimsilbe ein bestimmtes Tier steht.

Feinstoffliches Element: Dieses Element steht für die Möglichkeit der Zuordnung zu einer zwischenmenschlichen Reaktion in Verbindung mit einem Chakra. Basierend auf der Vorstellung, dass jedes Chakra verschiedene Ebenen des menschlichen Seins und Ausdrucks beeinflusst, steht dieses feinstoffliche Element mit dem physischen Sinn in Verbindung. Beispielsweise wird das Sakralchakra mit dem Sinn des Geschmacks und der zwischenmenschlichen Reaktion der Anziehungskraft assoziiert. Dies liegt daran, dass das Sakralchakra mit den Emotionen, der Sinnlichkeit, der Kreativität und den Beziehungen in Verbindung gebracht wird. Geschmack und Anziehung sind Aspekte, die in diesen Bereichen des menschlichen Lebens eine Rolle spielen.

Aufgabe: Die Aufgabe eines Chakras beschreibt unser Potenzial in Bezug auf unsere zwischenmenschlichen Beziehungen, das durch die Aktivierung dieses bestimmten Energiezentrums entfaltet wird. Wenn wir uns auf die spirituelle Aufgabe eines Chakras konzentrieren und daran arbeiten, können wir bestimmte Fähigkeiten entwickeln und stärken, die uns helfen, besser mit anderen Menschen in Verbindung zu treten. Nehmen wir zum Beispiel das Sakralchakra und seine Aufgabe, Empathie zu erlangen. Indem wir uns auf die Aktivierung und Stärkung dieses Chakras konzentrieren, können wir die Fähigkeit entwickeln, uns in die Emotionen und Bedürfnisse anderer Menschen einzufühlen. Wir lernen, uns auf einer tieferen Ebene mit ihnen zu verbinden und sie besser zu verstehen. Dies ermöglicht uns, liebevoller und einfühlsamer auf ihre Bedürfnisse einzugehen und unterstützend zu sein.

Jedes Chakra hat eine spezifische Aufgabe in Bezug auf unsere zwischenmenschlichen Beziehungen und kann uns helfen, bestimmte Fähigkeiten zu entwickeln, wie zum Beispiel Kommunikation, Mitgefühl, Harmonie oder spirituelles Einsichtsvermögen. Indem wir uns bewusst mit den Aufgaben der Chakren befassen und daran arbeiten, können wir unsere zwischenmenschlichen Beziehungen verbessern und uns selbst in einer liebevolleren und mitfühlenderen Weise in der Welt ausdrücken.

Um die Chakren zu beeinflussen, eignen sich bestimmte Übungen, die das jeweilige Chakra stimulieren. Yin Yoga eignet sich besonders gut, um die Chakren anzusprechen, weil es eine sanfte und meditative Praxis ist, die darauf abzielt, tiefe Entspannung und Dehnung im Körper zu ermöglichen. Durch die Kombination von Yin-Yoga-Praktiken mit einer bewussten Ausrichtung auf die Chakren können wir die Energiezentren im Körper gezielt ansprechen und ausgleichen.

Die eigenen Chakren einschätzen - der Test

Mithilfe des folgenden Tests kannst du überprüfen, welche Chakren bei dir gerade besonders aktiv, ausgeglichen oder blockiert sind. Der Test liefert dir eine Momentaufnahme deiner Chakren. Es empfiehlt sich, diesen Test immer wieder zu machen, zum Beispiel alle vier bis fünf Wochen, um zu prüfen, ob sich etwas verändert.

Achte beim Beantworten der Fragen darauf, dass du aus deiner aktuellen Situation heraus entscheidest, so, wie dein Leben gerade verläuft. Wenn bei einer Frage die Antwort mal Ja, mal Nein lauten würde, dann antworte passend zu deiner aktuellen Lebenssituation. Genauso ist es mit den Chakren: Sie sind in manchen Lebenssituationen mal mehr, mal weniger aktiv. Kopiere dir diesen Test und die Auswertungsgrafik am besten mehrmals, sodass du ihn öfter neu ausfüllen kannst. Beantworte die Fragen spontan und mache ein Kreuz im jeweiligen Kästchen. Solltest du bei einer Frage dennoch zögern, nimm die Antwort, zu der du spontan tendierst. Wenn du eine Frage mit »garantiert, absolut ja« oder »garantiert, absolut nein« beantworten möchtest, kreise das Kreuz zusätzlich ein.

Der Chakrentest			
	Frage	Ja	Nein
1	Fühlst du dich gerade kreativ und inspiriert in deinem Leben?		
2	Widmest du dich gerne der Meditation?		
3	Träumst du oft und kannst du dich an deine Träume gut erinnern?		
4	Bist du zufrieden mit deiner Fähigkeit, deine Gedanken und Gefühle auszudrücken?		
5	Fühlst du dich mit deiner Familie stark verbunden?		
6	Gelingt es dir, tiefe emotionale Verbindungen zu anderen aufzubauen?		
7	Fällt es dir leicht, Verantwortung zu übernehmen, und fühlst du dich dabei wohl und sicher?		
8	Kannst du deine Gefühle konstruktiv kanalisieren und Grenzen setzen?		
9	Bist du in der Lage, dich selbstbewusst und kraftvoll auszudrücken und deine Überzeugungen durchzusetzen?		
10	Bist du zufrieden mit deiner Fähigkeit, Liebe zu empfangen und zu geben?		
11	Hast du eine lebendige Vorstellungskraft und kannst du bildhaft denken?		
12	Bist du offen für deine spirituelle Entwicklung?		

Der Chakrentest			
	Frage	Ja	Nein
13	Bist du zufrieden mit deiner beruflichen Situation?		
14	Gelingt es dir, gesunde Beziehungen aufzubauen und aufrechtzuerhalten?		
15	Bist du zufrieden mit deiner Fähigkeit, komplexe Probleme zu lösen und Entscheidungen zu treffen?		
16	Kannst du gut mit anderen mitfühlen?		
17	Bist du in der Lage, deine Meinung auszudrücken und sie zu verteidigen?		
18	Bist du mit deinem Körper zufrieden und fühlst dich in ihm wohl?		
19	Hast du das Gefühl, deinen Platz in dieser Welt gefunden zu haben, und fühlst dich mit ihr verbunden?		
20	Gefällt dir deine eigene Stimme und ihre Klangfarbe?		
21	Gehst du liebevoll mit dir und deinen Bedürfnissen um?		
22	Fühlst du dich meist sicher und geborgen?		
23	Verfolgst du deine Wünsche und Ziele mit Selbstvertrauen?		
24	Fällt es dir leicht, dich ablenkungsfrei auf eine Sache zu konzentrieren und deine Konzentration gut aufrechtzuerhalten?		

Der Chakrentest			
	Frage	**Ja**	**Nein**
25	Fühlst du dich in der Lage, klar und präzise zu denken und zu kommunizieren?		
26	Genießt du dein Leben und vertraust dich dem Fluss des Lebens an?		
27	Bist du in der Lage, gut mit Stress und Herausforderungen umzugehen?		
28	Empfindest du das Leben als sinnhaft und beglückend?		
29	Kannst du Ziele ausdauernd und mit Durchhaltevermögen verfolgen?		
30	Bist du oft dankbar für all die Kleinigkeiten, die dir Freude bereiten?		
31	Fällt es dir leicht, Freude zu empfinden oder dich auch schon im Vorhinein auf etwas zu freuen?		
32	Nimmst du dich selbst als Teil einer allumfassenden Einheit wahr?		
33	Würdest du dich selbst als fantasievoll bezeichnen?		
34	Gelingt es dir, Wut oder Zorn im Zaum zu halten und dich selbst zu beherrschen?		
35	Fällt es dir leicht, vor einer Gruppe zu sprechen?		

Auswertung

Die Fragen sind von 1 bis 35 durchnummeriert. Suche in der Auswertungsgrafik auf der gegenüberliegenden Seite die Nummern der Fragen. Bei allen Fragen, die du mit »Ja« angekreuzt hast, malst du die Felder in der Grafik aus, die mit diesen Fragenummern gekennzeichnet sind. Zum Ausmalen kannst du gerne einfach mit einem Bleistift oder Kugelschreiber schraffieren. Es geht hier nur um eine Kennzeichnung und nicht um eine wunderschöne Genauigkeit. Wenn du bei den Fragen einige mit »garantiert, absolut ja« oder »garantiert, absolut nein« beantwortet hast, dann zeichne in der Grafik um die Fragenummer einen Kreis oder hebe sie anderweitig hervor. Die so gekennzeichneten Felder zeigen also auf einen Blick, wie es um deine Chakren steht:

- Die ausgemalten Flächen in der Grafik zeigen dir deine aktuell gut ausbalancierten, ausgeglichenen Chakren.
- Flächen, die ausgemalt sind und zusätzlich einen Kreis um die Fragenummer haben oder anders hervorgehoben sind, zeigen deine Chakren, die aktuell ganz besonders aktiv sind.
- Die nicht ausgemalten Flächen zeigen inaktive, also schwach energetisierte Chakren.
- Die nicht ausgemalten Flächen mit einer Hervorhebung, also zum Beispiel mit einer eingekreisten Fragenummer, zeigen deine aktuellen Blockaden.

Muladhara
Wurzelchakra
1. Chakra

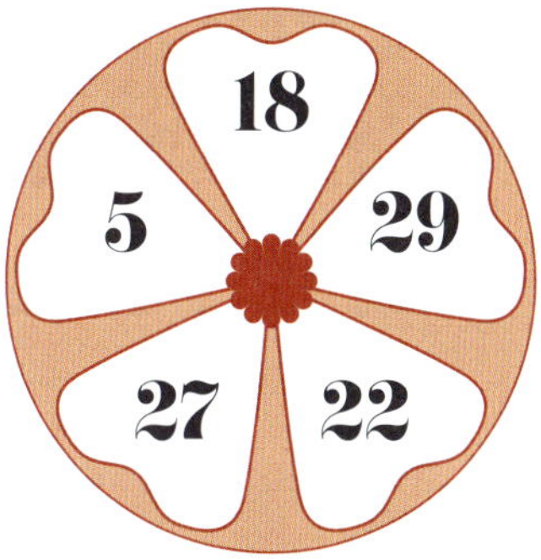

Svadhisthana
Sakralchakra
2. Chakra

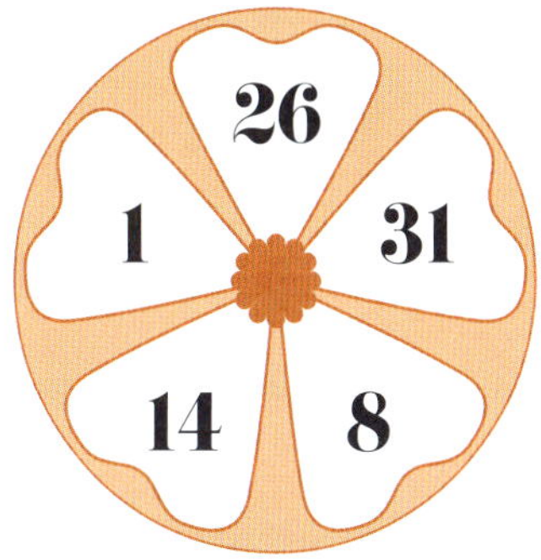

Manipura
Nabelchakra
3. Chakra

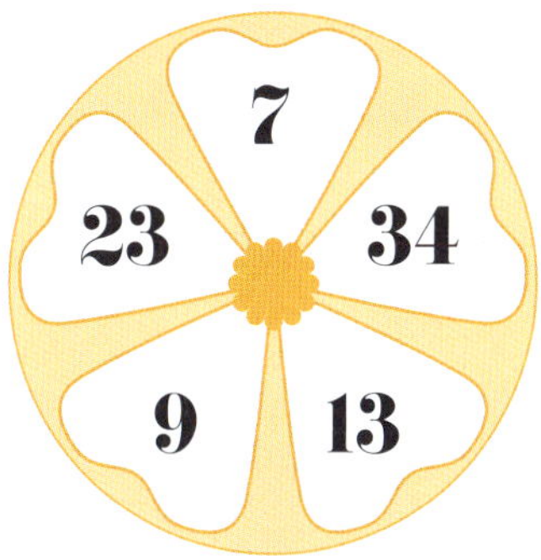

Anahata
Herzchakra
4. Chakra

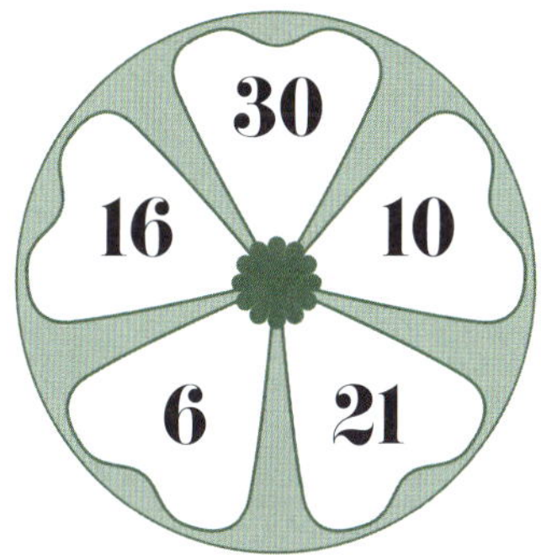

Vishuddha
Halschakra
5. Chakra

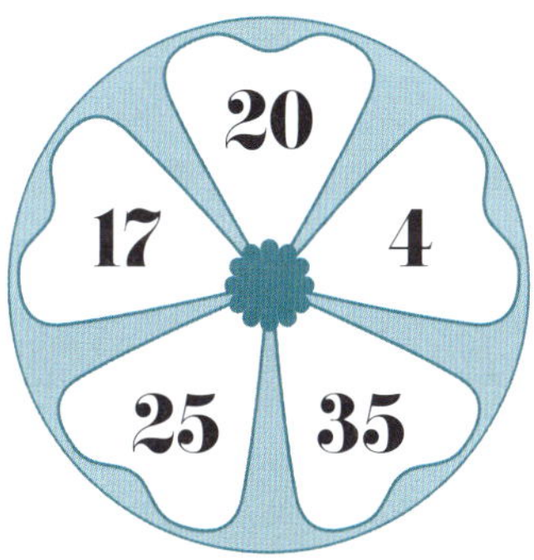

Ajna
Stirnchakra
6. Chakra

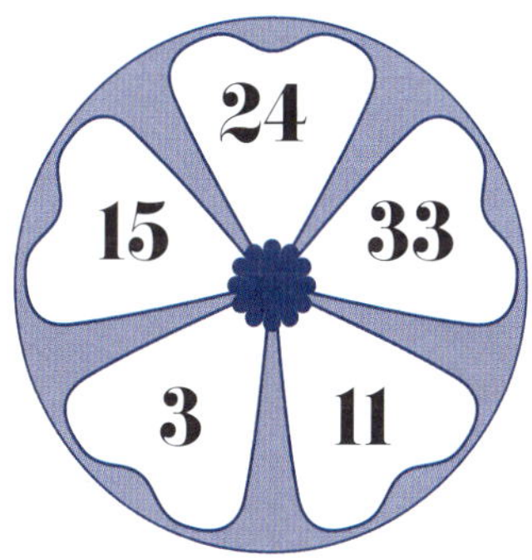

Sahasrara
Kronenchakra
7. Chakra

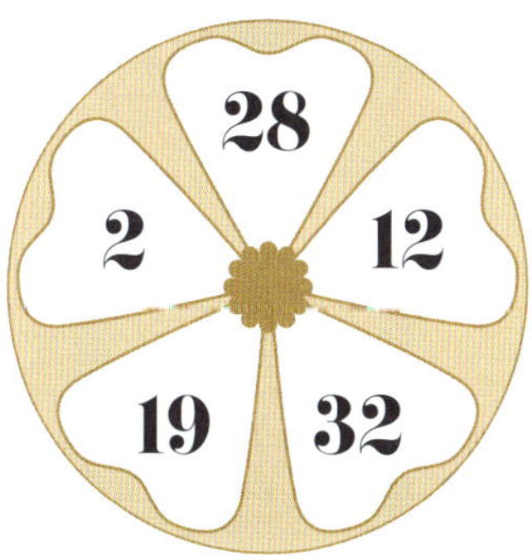

Eine grandiose Verbindung: Aktivierung der Chakren mit heilvoller Yin-Yoga-Praxis

Energie, Prana, Kundalini durchziehen, beleben, regulieren, heilen unseren Körper. Ein harmonisches, gut ausbalanciertes freies Fließen oder Pulsieren wirken sich besonders förderlich auf unsere Gesundheit aus. Manchmal kann dieses Fließen an einigen Stellen ins Stocken geraten und blockieren. Dies zeigt sich in Unwohlsein bis hin zu Krankheiten. Energie folgt der Achtsamkeit. Je nachdem, wie und wohin wir unsere Achtsamkeit ausrichten, welchen Themen wir uns zuwenden, kann das förderlich oder blockierend auf den Energiefluss wirken. Oft sind wir zerstreut und binden unsere Achtsamkeit an weniger gesundheitsfördernde Themen und Inhalte. Meist ist unsere gesamte Aufmerksamkeit sogar nach draußen gerichtet, zu unserer Umwelt, Mitwelt, mit Social Media, Fernsehen und dergleichen beschäftigt, und wir verlieren dadurch immer mehr den Zugang zu uns selbst. Wie oft nimmst du dir Zeit, dich zu fragen, wie es dir gerade geht? Zeit, ein paar Minuten lang nach innen zu gehen, in dich hineinzuhören und in eine bewusste, feinfühlige Kommunikation mit dir und deinem Körper zu treten? Wenn wir durch die Yin-Yoga-Körperpraxis die Achtsamkeit auf bestimmte Chakren richten, also in uns hinein richten, aktivieren wir auf diese Weise die Energiezirkulation im jeweiligen Energiezentrum. Wir aktivieren dadurch unsere Kundalini, die Selbstheilungskraft. Die gut aktivierte, balancierte Energie in den jeweiligen Chakren führt zu einem ausgewogenen physischen und psychischen Gesundheitszustand. Über welches Chakra wir welchen gewünschten Effekt erzielen, erfährst du bei den detaillierten Beschreibungen über die einzelnen Energiezentren ab Seite 71.

Wie die Yin-Yoga-Praxis die Chakren aktiviert

Warum gerade Yin Yoga sehr wirkungsvoll ist, um die Chakren zu aktivieren, hängt damit zusammen, dass wir uns viel Zeit nehmen. Die Verweildauer in einer Asana von rund drei bis fünf Minuten erlaubt es, die Aufmerksamkeit länger zu einem bestimmten Fokuspunkt auszurichten. Da die Energie der Achtsamkeit folgt und wir beim Yin Yoga die Aufmerksamkeit lange auf einen bestimmten Bereich hinlenken und halten, aktivieren wir in besonderem Maße und sehr effektiv die Chakren. So kann die Energie erfolgversprechender in Bereichen aktiviert werden, die der Heilung oder besonderen Zuwendung bedürfen. Das gilt besonders auch dann, wenn du mit dieser Praxis beginnst und noch ungeübt im Bereich der Energielenkung bist. Wenn du die Wirkungen und Zuordnungen der einzelnen Chakren noch besser kennenlernst, wird das Erlebnis dieser Praxis intensiver und effektiver.

Ein fließender Bewegungsablauf von einer Asana zur nächsten wie bei einer klassischen Hatha-Yoga- oder Vinyasa-Yoga-Einheit unterstützt eine gleichmäßige Energieverteilung. Das lange Halten in einer Asana im Yin Yoga hilft, die Konzentration zu schulen und einen bestimmten Bereich, ein fokussiertes Chakra zu aktivieren. Die Wirkung kann sich weit in die Tiefe entfalten. Zudem wirkt die körperliche Entspannung und das Loslassen der Oberflächenmuskulatur intensivierend auf die reine Energiewahrnehmung. Um mit den eigenen Energien bewusst und eindringlich in eine Tiefenwahrnehmung zu kommen, ist es ratsam, mit viel Ruhe, Langsamkeit und mit einem konzentrierten Fokus auf den anzuregenden Bereich ausgerichtet zu bleiben und den Geist auf die Bewegung der Energie hin zu sensibilisieren und zu halten. Yin Yoga ist also ein ideales Instrument, das all diese Bedingungen für die in die Tiefe gehende Wirkung erfüllt.

Der Yin-Yoga-Stil und seine Besonderheiten

Yin Yoga ist ein besonders ruhiger Yogastil. Yin und Yang umschreiben die Polaritäten, die sich überall in der Welt finden. In der chinesischen Mythologie werden damit die Prinzipien beschrieben, die einander entgegengesetzt sind und sich polar gegenüberstehen. Yin symbolisiert kurz gesagt das Weibliche, Ruhige (Ida), und Yang das Männliche, Aktive (Pingala).

Yin Yoga wurde um das Jahr 1980 von Paulie Zink entwickelt und später von Paul und Suzee Grilley unterrichtet. Yin Yoga erlangte rasch weltweite Bekanntheit. Heute wird Yin

Yoga in vielen Yogastudios angeboten. Der klassische Hatha Yoga, der die Basis eines jeden modernen Yogastils bildet, ist im Vergleich zu Yin Yoga dem Yang zuzuordnen, auch wenn die Verweildauer in einigen Positionen manchmal durchaus dem Yin Yoga ähnlich ist.

Yin Yoga ist demgegenüber der bewusst ruhige Gegenpart zum Yang-betonten Hatha Yoga. Zugleich ist das sanfter erscheinende Yin Yoga nicht minder effektiv. Es gibt keine schnellen oder kraftvollen Bewegungen wie in Yang-orientierten Yogastilen. Yin Yoga unterstützt in einzigartiger Weise das Lösen von tief sitzenden Verspannungen und Blockaden. Zudem fördert es Entspannung und das Kennenlernen des eigenen Körpers und der Gefühle. Außerdem fühlt sich die Yin-Yoga-Praxis einfach gut an.

Wie Yin Yoga mental und körperlich wirkt

Durch die ruhigen Bewegungen kommt bei dieser Form des Yogaübens auch der Geist zur Ruhe und wir gelangen in eine tiefe Achtsamkeit mit unserem Körper, unseren Gefühlen und Gedanken. Dadurch wird ein Prozess des Aufwachens oder Ankommens in Gang gesetzt. In diesem Prozess lernen wir unsere »wahre Natur« kennen und können eine ursprüngliche Freude in uns entdecken. Achtsames und kontinuierliches Üben von Yin Yoga bringt uns diesem Prozess näher. Die Verbindung von Körper und Geist ist in der Yin-Yoga-Praxis ganz deutlich zu spüren.

Beim langen Halten der Positionen werden bewusst alle körperlichen Anspannungen gelöst, alle geistigen Erwartungshaltungen an uns selbst losgelassen. Ein Annehmen, ein »So-sein-Können«, wie wir uns gerade an diesem Tag, in dieser Stunde fühlen, wird bewusst zugelassen, gefördert und wahrgenommen. Das kann anfangs befremdlich wirken, weil wir es gewohnt sind, mit unseren Sinnen und unserer Wahrnehmung nach außen gerichtet zu sein. So richten wir unsere Aufmerksamkeit meist auf andere Menschen, Social-Media-Instrumente und unsere Umwelt. Das Nach-innen-Gehen, die Wahrnehmung ruhig in sich hinein zu richten und sich von äußeren Ablenkungen für die Dauer des Praktizierens zu verabschieden, wird mit jedem Üben einfacher und selbstverständlicher. So gewinnen wir nach und nach Zugang zu unserem eigentlichen wahren Selbst und zu angenehmer Gelassenheit. Wir finden Gewissheit darüber, wer wir sind und woher wir unsere Energie schöpfen und wie wir sie aufladen können. Haben wir diese Gelassenheit einmal entdeckt, begleitet sie uns im Alltag und erleichtert uns den Umgang mit Situationen, die uns früher vielleicht unüberwindbar erschienen sind.

Yin Yoga ist meditativ und eignet sich wunderbar als Vorbereitung für eine Meditation und zur Aktivierung der Chakren. Mehr dazu folgt ab Kapitel 3 ab Seite 71. Vorab aber noch ein paar Worte zur Ausführung deiner Yin-Yoga-Praxis, worauf du achten solltest, und zur Verwendung von Hilfsmitteln.

Aktivierung der Chakren mit Yin Yoga - die Praxis

Das Üben von Yin Yoga ist nicht nur körperlich, sondern auch geistig und emotional heilsam. Eine regelmäßige Yogapraxis unterstützt uns dabei, Stress abzubauen, unsere innere Balance wiederherzustellen und unsere Selbstwahrnehmung zu vertiefen. Yin Yoga hilft uns, uns selbst zu begegnen, uns anzunehmen, mitfühlend mit uns selbst zu sein und unsere Chakren in Balance zu bringen.

Während wir uns auf die Yin-Yoga-Praxis einlassen, ist es wichtig, dass wir geduldig und liebevoll mit uns selbst umgehen. Jeder Körper ist einzigartig, und es gibt keine richtige oder falsche Art, eine Yin-Position einzunehmen. Wir sollten immer auf unsere eigenen Grenzen achten und die Positionen an unsere individuellen Bedürfnisse anpassen.

Wie du Yin Yoga richtig übst

Im Yin Yoga wird auf den individuellen Körperbau Rücksicht genommen. Es geht bei den Positionen nicht um eine äußere Ästhetik, es gibt kein Richtig oder Falsch. Yin Yoga ist eine funktionell orientierte Praxis. Du kannst jede Asana an deine ganz individuellen körperlichen Bedürfnisse anpassen, damit du den größtmöglichen Genuss aus der Praxis für dich ziehst.

Vor der Yin-Yoga-Praxis ist kein Aufwärmen der Muskeln erforderlich. Im Gegenteil. Die Tiefenwirkung ist umso größer, je weniger die Muskeln aufgewärmt sind. Mit Yin Yoga werden die tieferen Muskelschichten im Körper erreicht. Solange die Oberflächenmuskulatur »nicht aufgewärmt« ist, kommt der Impuls der Dehnung rascher in der tief liegenden Muskulatur an. Die Dehnung wird passiv durch die Schwerkraft des Körpers und einen tiefen, entspannten Atemfluss herbeigeführt.

Beim Yin Yoga werden die Asanas, wie die Yogahaltungen genannt werden, zumeist im Sitzen oder Liegen eingenommen. Alle Bewegungen im Yin Yoga werden ganz bewusst langsam ausgeführt. Es wird mit entspannter Muskulatur geübt. Dabei liegt der Fokus durchgängig beim Loslassen und Entspannen. Jede Position wird mit einer inneren Haltung der Achtsamkeit eingenommen. Das Hineinspüren in den Körper ist eines der Hauptaugenmerke dieser Übungspraxis.

Wichtig beim Yin Yoga ist auch das Wirkenlassen der Dehnung mit einer Intensität, die noch Entspannung zulässt. Vielleicht bist auch du so aufgewachsen und erzogen worden, Leistung zu bringen. Beim Yin Yoga lade ich dich ein, ganz bewusst von diesem Leistungsdruck abzulassen und den Ehrgeiz während der Praxis sozusagen im Nebenzimmer warten zu lassen.

Einnehmen der Asana

Es kann ruhig einige Zeit dauern, bis du in einer Yogahaltung angekommen bist. Mache dich langsam mit der Position vertraut und achte auf deine Körperempfindungen. Verwende Hilfsmittel, die dich dabei unterstützen, die für dich geeignete Intensität der Dehnung zu finden. Das kleine Zauberwort beim Bewegen im Yin Yoga lautet »Schneckentempo«! Lasse dir Zeit und taste dich langsam an die Asana heran. Finde deine individuell geeignete Dehnungsintensität. Hier kannst du mit einer gedanklichen Skala arbeiten, die dir Richtwerte für die je eigene Intensität an die Hand gibt: Die wahrgenommene Dehnungsintensität auf einer Skala von 1 bis 10 sollte bei ungefähr 5 bis 6 liegen. Dabei ist 1 der Bereich, bei dem keine Dehnung wahrgenommen wird, und 10 der Bereich, bei dem es sehr unangenehm wird. Finde am besten

den für dich mittleren Bereich, dann erzielst du maximale Effektivität bei der Übung. Ein zu ehrgeiziges Hineinpressen oder -ziehen in eine Dehnung ist kontraproduktiv. Jeglicher Ehrgeiz ist beim Dehnen im Yin Yoga fehl am Platz. Das angesprochene Bindegewebe verkrampft dabei rasch, anstatt sich zu lösen und zu dehnen. Wir wollen einen Dehnimpuls, aber einen, durch den es zu einer Lösung von Verspannungen oder Fehlhaltungsmustern kommen kann. Das kann nur ein Impuls sein, der noch als angenehm empfunden wird.
Um die für dich passende Intensität zu finden, beobachte dich selbst: Wenn du in der eingenommenen Asana deinen Kiefer und deine Gesichtsmuskulatur noch locker halten und dir selbst innerlich zulächeln kannst, während du einen angenehmen Dehnimpuls spürst, dann bist du richtig. Sobald sich der Kiefer verspannt, du die Stirn runzelst und die Zähne fest aufeinanderbeißt, reduziere bitte die Intensität. Denn dann bist du über der empfohlenen 6 auf der Dehnintensitätsskala. Wenn du keinen Dehnimpuls mehr wahrnimmst, intensiviere ein wenig. Taste dich dabei langsam und schrittweise vor. Im Praxisteil bei den Sequenzen gebe ich dir Hinweise, wie du eine Dehnung reduzieren oder intensivieren kannst. Finde deinen für dich passenden Dehnimpuls.

Der Atem und die Haltedauer in der Asana

In der Asana angekommen, wird die Muskulatur bewusst entspannt, sodass die Schwerkraft den Dehnimpuls bewirken kann. Lasse in jedem Fall den Atem sanft weiterfließen. Das bewirkt neben der Dehnung, dass du innerlich ruhig wirst. Bitte vermeide es, den Atem aufgrund des Dehnimpulses anzuhalten. Richte deine gesamte Aufmerksamkeit nach innen. Atme tief, ruhig und fließend. Ein Atemmuster von etwa vier Sekunden einatmen und genauso lang oder länger ausatmen hat sich als förderlich erwiesen. Beim Ausatmen empfehle ich dir, über den Mund auszuatmen. Atme über die Nase langsam bis vier zählend ein und über den Mund – gern seufzend oder stöhnend – ebenso langsam bis vier zählend wieder aus. Du kannst gern auch Pausen zwischen der Ein- und Ausatmung machen – in einer Pausenlänge, die für dich angenehm ist.

Halte jede Asana für drei bis fünf Minuten. Wenn du fortgeschritten bist, kannst du die Positionen auch für zehn Minuten oder länger halten. Wenn sich nach einiger Zeit die Empfindung der Intensität der Dehnung verringert, kannst du bei Bedarf langsam tiefer gehen oder Hilfsmittel verändern. Die Position in der Asana muss nicht dauerhaft unbewegt und völlig statisch bleiben. Wenn es dir angenehm erscheint, dich hier und da einmal ein wenig zu bewegen, zu wippen, zu federn oder dich zu lockern, mache das bitte und lasse dich danach wieder in eine angenehm statische Haltung sinken.

Manchmal kommt es aufgrund von gewollten Verschiebungen der Schulterblätter oder Drehungen der Wirbelsäule während des Haltens in der Asana dazu, dass es an irgendeiner Körperstelle zu kribbeln beginnt, dass also zum Beispiel die Finger oder Zehen »einschlafen«. Lockere in einem solchen Fall die betreffende Stelle langsam mit sanften Bewegungen und warte bitte nicht so lange in einer statischen Haltung, bis sich ein völliges Taubheitsgefühl einstellt. Sanfte Bewegungen, die es dir ermöglichen, die Asana angenehmer und entspannter zu halten, sind immer erlaubt und gut. Zwänge dich nicht in eine Asana hinein und halte sie verbissen statisch bis zum Ende der vorgegebenen Verweilphase – das ist unnötig.

Wenn du magst, versuche immer wieder, während du die Position hältst, dir innerlich zuzulächeln, dir ein Lächeln zu schenken. Die Bewegung der Gesichtsmuskulatur durch dein Lächeln bewirkt einen Impuls über dein Nervensystem, das der restlichen Muskulatur in deinem Körper signalisiert, dass alles in Ordnung ist, es dir gut geht und sie sich somit entspannen darf. Ein seufzendes oder stöhnendes Ausatmen ist ein ebensolcher Impuls. Du kannst dir das so vorstellen, wie wenn du nach einem langen, anstrengenden Arbeitstag nach Hause kommst und dich auf die Couch niedersinken lässt und dabei tief und entspannt, seufzend oder stöhnend durch den Mund ausatmest. Nutze diese Atemtechnik zum Loslassen und Lösen von Verspannungen beim Yin Yoga.

Auflösen der Asana

Versuche, genauso ruhig und bewusst wieder aus der Position herauszukommen, wie du sie eingenommen hast. Löse die Haltung mit einer ruhigen, tiefen Einatmung bewusst und langsam, gleichsam im Zeitlupentempo, auf. Nimm dir dafür bitte ausreichend Zeit. Es kann sein, dass sich der Körper an einigen Stellen nach der lang gehaltenen Position ein wenig zerbrechlich oder gläsern anfühlt. Bewege dich ganz bewusst langsam. Du wirst feststellen, dass beim nun folgenden Auslockern genau das Gegenteil mit deinem Körper passiert: Er fühlt sich elastischer, gelöster, entspannter an und das zuvor vielleicht gläserne Gefühl löst sich und wandelt sich in ein vollkommenes Wohlgefühl. Manchmal dauert es ein paar Atemzüge lang, bis sich dieses wunderbare Gefühl einstellt. Nimm dir daher unbedingt Zeit zum Nachspüren, bevor du die nächste Asana einnimmst. Vertraue deinem Körper und schenke dir weiterhin ein Lächeln, wenn du magst.

Wenn du die Asana aufgelöst hast, mache ein paar Ausgleichsbewegungen. Durch das Lockern mobilisierst du sanft die in der Asana beanspruchten Körperteile und die Gelenke. Hierzu empfehle ich dir, auf die Impulse deines Körpers zu achten. Mache sanft lockernde Bewegungen, die sich dein Körper nach der lang gehaltenen Asana gerade wünscht, und gib den Impulsen, die von deinem Körper kommen, nach. Es kann auch sein, dass dein Körper sich gar nicht lockernd bewegen möchte, sondern einfach nur ruhen mag. Lasse auch das zu. Du musst dich nicht bewegen. Achte auf die Impulse, die von innen kommen, und bleibe aufmerksam mit deinem Körper und deinen Emotionen verbunden. Je öfter du Yin Yoga praktizierst, umso klarer und feiner wird deine Kommunikation mit deinem Körper und das feinfühlige Erkennen der Impulse, die er aussendet.

Deine Übungseinheit gestalten

In den Kapiteln 3 bis 9 ab Seite 71 findest du für jedes Chakra zwischen acht und zehn Yin-Yoga-Asanas. Es ist nicht notwendig, alle Positionen in einer Einheit zu praktizieren. Wähle drei bis sechs Asanas aus, die du an dem Tag, an dem du praktizierst, als angenehm für dich findest. Es geht nicht darum, stundenlang zu praktizieren und sich jedes Mal viel Zeit dafür zu nehmen. Manchmal ist vielleicht sogar nur eine Asana passend. Du hast freie Wahl und kannst die Asanas so aussuchen und variieren, dass es zeitlich, körperlich und abhängig von deiner Tagesverfassung für dich passt. Denke daran: Qualität geht vor Quantität. Nicht die Anzahl der Asanas, die du ausführst, ist wichtig, sondern die Zeit und der Fokus, mit denen du jede einzelne übst. Vielleicht möchtest du an einem Tag eine Asana für 10 bis 15 Minuten halten und an einem anderen Tag vier bis sechs Asanas für je drei Minuten. Gestalte die Praxis deinen jeweiligen Bedürfnissen entsprechend.

Für eine sichere Yogapraxis – und wer beim Üben etwas vorsichtiger sein sollte

Diese Yogapraxis hat einen extrem positiven Einfluss auf unsere Gesundheit und unser Wohlbefinden. Sie eignet sich für Menschen jedes Alters. Wie bei jeder körperlichen Praxis gibt es einige Einschränkungen und Kontraindikationen, die auch bei der Yin-Yoga-Praxis berücksichtigt werden sollten.

- **Verletzungen und Schmerzen:** Personen mit aktuellen Verletzungen oder akuten Schmerzen sollten vorsichtig sein und möglicherweise auf Yin Yoga verzichten. Die langsame und tiefe Dehnung kann den Schmerz verstärken oder die Heilung behindern.
- **Schwangerschaft:** Auch während der Schwangerschaft ist Vorsicht geboten, da Yin Yoga bestimmte Positionen beinhaltet, die den Bauchraum stark dehnen können. Schwangere Frauen sollten daher eine angepasste Praxis wählen, die sicher und unterstützend ist. Bitte besprich unbedingt alle Übungen mit deiner behandelnden Ärztin, deinem Arzt, deiner Hebamme oder Schwangerenyogalehrerin, bevor du selbstständig mit der Praxis beginnst, und kläre, welche Übungen du ausführen darfst und welche ausgelassen werden sollten.
- **Gelenkprobleme:** Menschen mit schweren Gelenkproblemen oder Verletzungen sollten Yin Yoga ebenfalls mit Vorsicht praktizieren und möglicherweise bestimmte Positionen anpassen oder meiden, um zusätzliche Belastung oder Schmerzen zu vermeiden. Auch in diesem Fall sollte zuvor mit dem behandelnden Arzt Rücksprache gehalten und die geübten Positionen sollten gegebenenfalls individuell ausgewählt werden.

- **Osteoporose:** Ebenso sollten Personen mit Osteoporose oder anderen Knochenkrankheiten vorsichtig sein, da zu starke Dehnung oder Druck auf die Knochen zu Verletzungen führen können. Wichtig ist hier, den Dehnungsgrad (wie auf den Seiten 58 und 59 beschrieben) niemals zu übersteigen.
- **Nervenverletzungen:** Für Menschen mit Nervenkompressionen oder Bandscheibenvorfällen gilt es ebenso, vorsichtig zu sein und möglicherweise Positionen zu meiden, die Druck auf die betroffenen Bereiche ausüben könnten.

Es ist immer ratsam, vor Beginn einer Yogapraxis mit einem qualifizierten Lehrer oder medizinischem Fachpersonal zu sprechen, insbesondere wenn bestimmte gesundheitliche Bedingungen oder Einschränkungen vorliegen. Ein erfahrener Lehrer kann individuelle Anpassungen und Alternativen empfehlen, um eine sichere und effektive Praxis zu gewährleisten.

Unterstützende Tools für deine Praxis

Yin Yoga wird, wenn möglich und wenn vorhanden, mit Hilfsmitteln praktiziert. So kommen zum Beispiel Decken, Blöcke, Polster, Gurte oder auch Faszienrollen und -bälle zum Einsatz. Durch diese Hilfsmittel kann die Intensität der Position individuell angepasst werden. Du wirst in den Kapiteln 3 bis 9 bei der Ausführung der Asanas diesbezüglich immer Instruktionen erhalten. Bitte sei dabei gern auch selbst kreativ und passe deine Hilfsmittel so an, dass die Haltung deinem Körper guttut. Ich lade dich ein, die Instruktionen als Vorschläge zu sehen. Lasse dich davon gern inspirieren und verwende die genannten Hilfsmittel so, wie sie für dich gut passen und dich in deiner Asana unterstützen. Das kann auch anders sein als von mir beschrieben. Verwende auch gern die genannten Alternativen. Lasse hier deiner Kreativität freien Lauf. Du brauchst dir nicht alles, was ich hier auf den Fotos verwende, sofort zu kaufen. Vor allem bei diversen Gelenkproblemen ist es wichtig, dich mit den Hilfsmitteln so zu unterstützen, dass es zu keinem Stechen oder unangeneh-

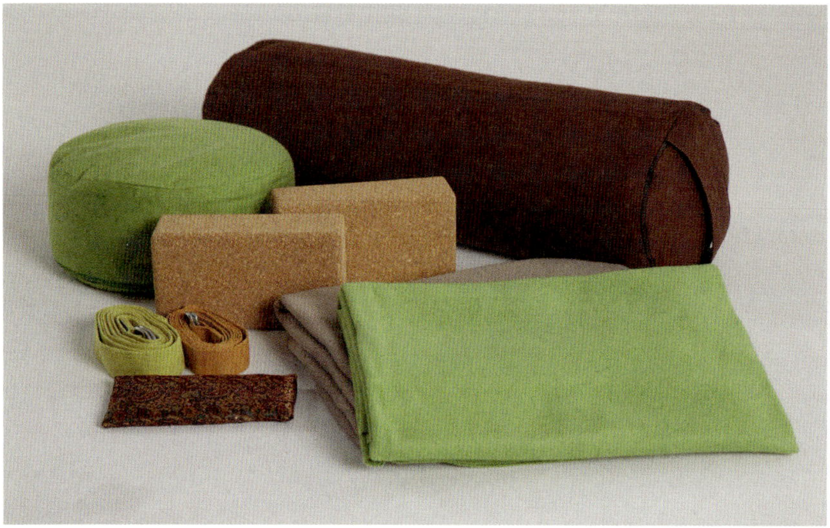

Kissen, Blöcke, Decke, Gurt und Entspannungsmaske für die Augen – eine kleine Grundausstattung ist in jedem Fall hilfreich für deine Yin-Yoga-Praxis.

men Zwicken in der gehaltenen Position kommt. Passe sie daher so an, dass sich jede Position für dich gut anfühlt und du vor allem schmerzfrei darin verweilen kannst.

- **Yogamatte:** Die Unterlage oder Matte, auf der du praktizierst, darf weich sein. Rutschfestigkeit der Matte ist beim Yin Yoga nicht notwendig. So kannst du auch ohne Matte auf einem weichen Teppich praktizieren.
- **Yogablock:** Ein rechteckiger, fester Block aus Schaumstoff, Holz oder Kork kann in zahlreichen Übungen unterstützend eingesetzt werden. Der Yogablock hilft dabei, die Flexibilität individuell zu fördern, eine korrekte Ausrichtung einzunehmen und Stabilität zu gewährleisten. Ebenso ist es völlig in Ordnung, bei den Hilfsmitteln kreativ zu sein und einen Yogablock beispielsweise durch ein dickes Buch zu ersetzen.
- **Meditationskissen:** Ein spezielles Sitzkissen eignet sich gut für die Meditation oder zur Unterstützung bei Yin-Yoga-Asanas. Es zeichnet sich durch seine feste und dennoch bequeme Beschaffenheit aus. Durch die Verwendung eines Meditationskissens können zum Beispiel Hüften und Becken angehoben werden. Es kann auch unter den Rücken gelegt werden, um so eine passive Rückbeuge zu ermöglichen. Alternativ zu einem Meditationskissen kann auch eine Yin-Yoga-Kissenrolle oder ein großes Polster verwendet werden.

- **Yogagurt:** Hierbei handelt es sich um einen langen, strapazierfähigen Gurt aus Baumwolle oder einem ähnlichen Material mit einem Verschluss am Ende. Der Yogagurt wird dazu genutzt, um die Reichweite, Flexibilität und Ausrichtung des Körpers während der Yogaübungen zu verbessern oder um die Hände oder Füße zu erreichen beziehungsweise zu verlängern, um eine sanfte und anstrengungslose Dehnung zu ermöglichen. Indem man den Gurt um den Fuß, das Bein oder die Hand legt und dann sanft daran zieht, kann man die Reichweite der Bewegung vergrößern und eine tiefere Dehnung erzielen. Der Yogagurt ermöglicht es, die Yogapraxis individuell den eigenen Bedürfnissen und Fähigkeiten anzupassen. Mithilfe des Yogagurts können Anfänger ihre Flexibilität und Stabilität verbessern, während Fortgeschrittene ihre Übungen vertiefen und erweitern können. Anstelle eines Yogagurtes kannst du einen Schal, ein Tuch oder einen Gürtel verwenden.
- **Raumtemperatur und Kleidung:** Achte auf eine angenehm warme Raumtemperatur, sodass sich dein Gewebe gut entspannen kann. Nicht einengende oder einschneidende Kleidung ist ebenfalls vorteilhaft und fördert den freien Energiefluss.

Die Arbeit mit den Chakren und Yin Yoga wirken sich gleichermaßen wohltuend auf unsere körperliche und mentale Gesundheit aus. Erfahre die wohltuende Wirkung in den Asanas der angesprochenen Chakren, bleibe fokussiert und genieße deine Yogapraxis. Tauche nun mit mir in die wohltuende Welt des Yin Yoga ein. Ich lade dich ein, dich für die Stille und die Tiefe, die diese Praxis uns schenkt und uns daran erinnert, dass wahre Kraft auch im Loslassen und im Sein liegt, zu öffnen.

Meditationen und ihre Wirkung auf die Chakren

Unterstützend zur Praxis mit den Yin-Yoga-Asanas findest du Meditationen, die ich für dich aufgenommen habe. Diese sind am Ende jeder Sequenz mit einem QR-Code abrufbar und dienen dir als Schlussentspannung nach der Yin-Yoga-Asana-Praxis. Diese geführten, circa zwölf Minuten langen Entspannungsmeditationen haben eine wohltuende, sanft stimulierende Wirkung auf das jeweilige Chakra. Während dieser Meditationen wird der Fokus gezielt auf die betreffenden Energiezentren des Körpers, also die Chakren, gelenkt. Durch Achtsamkeit und sanfte Fokussierung werden die Chakren in einen harmonischen und ausgeglichenen Zustand gebracht. Dies geschieht durch Farbvisualisierungen, Atemübungen und positive Affirmationen, die mit jedem Chakra in Verbindung stehen. Indem du angeleitet wirst, dich bewusst auf das entsprechende Chakra zu konzentrieren, und seine spezifischen Qualitäten kurz angesprochen werden, kannst du ein tieferes Verständnis für deinen eigenen Energiekörper entwickeln. Dies führt zu einem Gefühl der Entspannung, Ausgeglichenheit und inneren Ruhe. Gleichzeitig können sich auch emotionale Blockaden lösen und ein gesteigertes Bewusstsein für das eigene Wohlbefinden entstehen.

Die regelmäßige Praxis von geführten kurzen Entspannungsmeditationen, die auf die Chakren ausgerichtet sind, trägt dazu bei, das Energiesystem zusätzlich zur Yin-Yoga-Praxis zu stärken und ein harmonisches Gleichgewicht in Körper, Geist und Seele zu fördern. Es ist eine Möglichkeit, sich selbst besser kennenzulernen, tiefere innere Ruhe zu erfahren und eine Verbindung zur eigenen spirituellen Dimension herzustellen.

Während die kurzen Entspannungsmeditationen am Ende jeder Chakrasequenz sanft das jeweils in der Praxis aktivierte Chakra harmonisieren, hat die Yoga-Nidra-Tiefenentspannungsmeditation dagegen eine Länge von circa einer Stunde. Du findest eine Beschreibung und die Bedeutung dieser Meditation auf den Seiten 68 und 69 inklusive QR-Code für die Audioversion. Diese Yoga-Nidra-Tiefenentspannung wirkt ausgleichend und aktivierend auf alle sieben Chakren. Auch hier geschieht die positive Wirkung durch Farbvisualisierungen, Atemtechniken und positive Affirmationen, die mit jedem Chakra in Verbindung stehen. Während dieser geführten Yoga-Nidra-Anleitung werden die Chakren nacheinander angesprochen und mit positiver Energie aufgeladen. Durch diese gezielte Arbeit mit den Chakren wird angestrebt, Blockaden zu lösen, die Energie zum Fließen zu bringen und das gesamte Energiesystem des Körpers zu harmonisieren. Yoga Nidra ist eine spezielle Form der geführten Meditation und wird auch Bodyscan genannt.

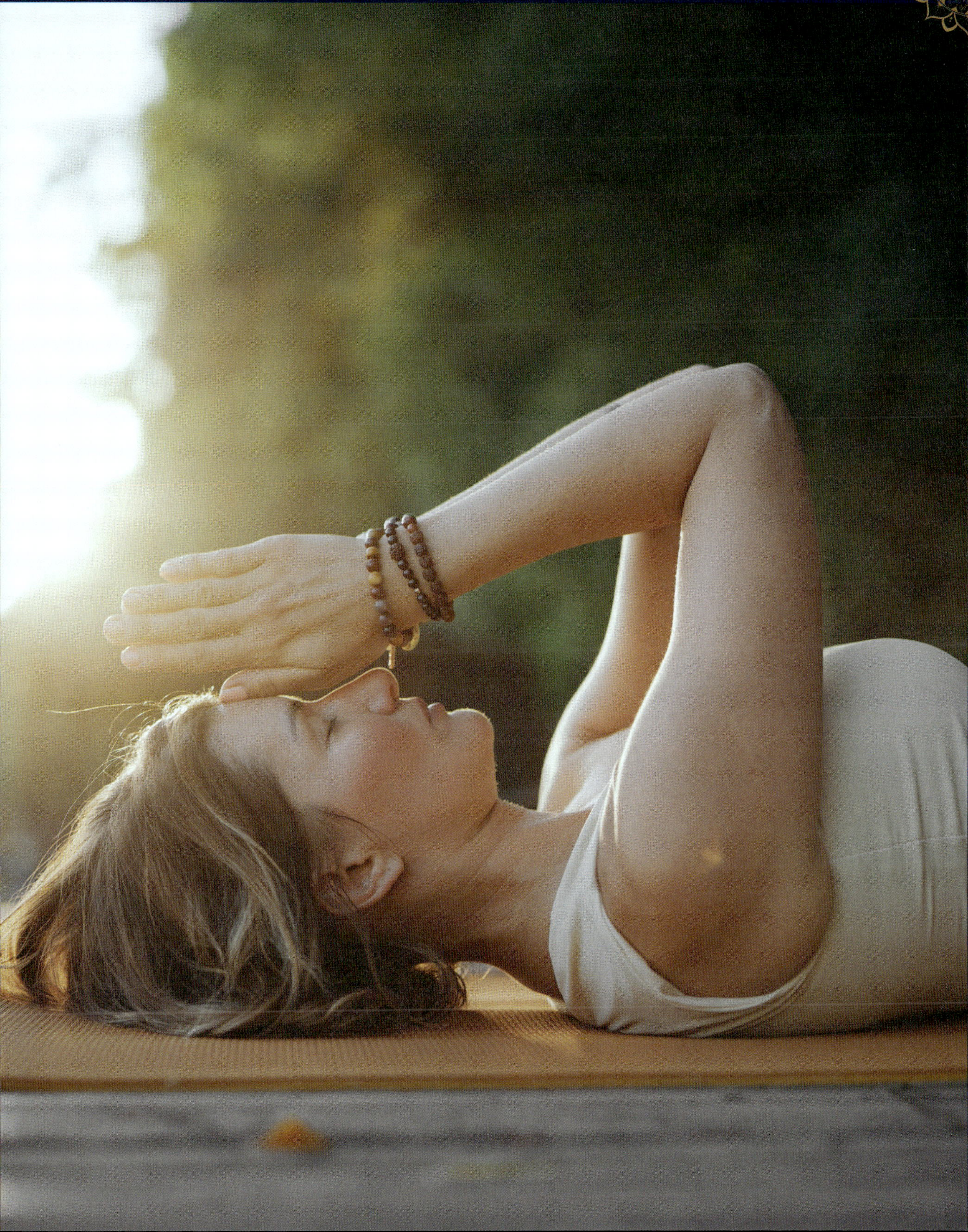

Geführte Tiefenmeditation zur Aktivierung aller sieben Chakren – Yoga Nidra

Dauer: 60 Minuten

In dieser von mir für dich gesprochenen Meditation nehme ich dich mit auf eine Reise durch alle sieben Chakren. Die Meditationsform wird Yoga Nidra genannt, eine tranceartige Tiefenentspannung. Es ist eine Methode, die zu körperlicher, geistiger und emotionaler Entspannung führt. Während dieser tiefen Regeneration bleibt man bei vollem Bewusstsein.

Yoga Nidra bietet die wunderbare Möglichkeit, tief in unbewusste Schichten einzudringen und mentale Spannungen aufzulösen, wodurch sich in deinem ganzen Wesen Harmonie einstellt. Diese Meditationsart wird auch als »der Schlaf des Yogis« bezeichnet: Der Körper schläft, während der Geist wach ist. Dies spiegelt auch die Bedeutung des Ausdrucks *Yoga Nidra* wider. *Yoga* bedeutet »Verbindung« oder »zusammenfügen«, *Nidra* wird mit »Schlaf« übersetzt. Yoga Nidra wird auch als ein dynamischer Schlaf beschrieben, um physische, mentale und emotionale Entspannung zu erlangen. Yoga Nidra ist jedoch keine Hypnose.

Die Meditation ermöglicht es dir, dich vollkommen fallen zu lassen und mit einer Reise durch alle deine Chakren zu fließen, um diese zu visualisieren und zu aktivieren. Sie dauert etwa eine Stunde. Nimm dir ausreichend Zeit und sorge dafür, dass du ungestört bleibst.

Die Vorbereitung

Nimm die Shavasana-Position ein (Ausführung Seite 86/87), unterstütze den Körper mit Hilfsmitteln, vielleicht mit einer Decke unter dem Kreuzbein, einer Polsterrolle unter den Knien oder einer leicht erhöhten Auflage für den Nacken und einem flachen Kopfpolster oder einer

Decke unter dem Hinterkopf. Wenn du magst, lege dir gern ein Augenkissen, ein Tuch, einen Schal oder Ähnliches auf die Augen. Richte dich so ein, dass du bequem liegst und in dieser Position 60 Minuten ruhen kannst. Ich empfehle dir, dich je nach Jahreszeit mit einer dünnen oder warmen Decke zuzudecken, da der unbewegte Körper rasch auskühlen kann.

Diese Meditation beginnt mit einer kurzen Anleitung für eine entspannte Körperhaltung. Es folgt eine Einladung, sich ein *Sankalpa* dreimal im Geiste selbst zu sagen und es dann wieder loszulassen.

Was ist das Sankalpa?

Ein Entschluss, ein Vorsatz, eine Suggestion, die man sich selbst erwählt und formuliert, bevor man in die Praxis geht, wird Sankalpa genannt. Dieser Vorsatz ist positiv, kurz, präzise, eindeutig, in der Gegenwart und in der Ich-Form formuliert. Sankalpa ist eine klare, glaubwürdige Aussage, die man in seinem eigenen Leben verstärken oder damit sogar mögliche persönliche Schwächen in Stärken umwandeln kann. Das Sankalpa ist wie ein Samen – ein Wunsch, eine Affirmation, ein Vorsatz –, der ins Unterbewusste gelegt wird, um sich von dort aus zu entwickeln und zu entfalten und schließlich zu verwirklichen.

Du kannst dir zum Beispiel sagen: »Ich aktiviere das volle Potenzial meiner Selbstheilungskräfte.« Oder: »Ich nehme mich selbst, so wie ich bin, liebevoll an.« Formuliere dein ganz persönliches, eigenes Sankalpa. Es wird empfohlen, so lange dasselbe Sankalpa zu verwenden, bis es sich erfüllt hat.

Nach der Entspannungsanleitung und der Aufforderung zum inneren Wiederholen des Sankalpas startet die eigentliche Yoga-Nidra-Praxis mit einem Kreisen nach einem bestimmten System durch unterschiedliche Körperteile, die der Reihe nach genannt werden. Dabei wandern wir recht zügig durch den Körper, um damit ein ausgedehntes Nachdenken über den jeweiligen Körperteil zu unterbinden. Die Wahrnehmung soll fließen und das Denken darf pausieren. Durch diese Übung entspannt sich der gesamte Körper, inklusive Nervensystem, und auch der Geist kommt vollständig zur Ruhe – du bleibst jedoch wach.

Das Angenehmste bei Yoga Nidra – wie eigentlich bei fast allen Meditationsarten – ist der Schwebezustand zwischen Schlafen und Wachsein. Gerade bei Yoga Nidra schlafen jedoch viele ein, da, im Gegensatz zu vielen anderen Meditationen, diese Übung im Liegen praktiziert wird. Der eigene Wille, während der Übung wach zu bleiben, ist hier also ausschlaggebend für den maximalen Genuss und die maximale Wirkung. Solltest du jedoch einschlafen, werden meine Worte sanft weiter auf dein Unterbewusstsein wirken und du wirst erholt und erfrischt aufwachen. Wiederhole die Meditation, sooft es dir guttut.

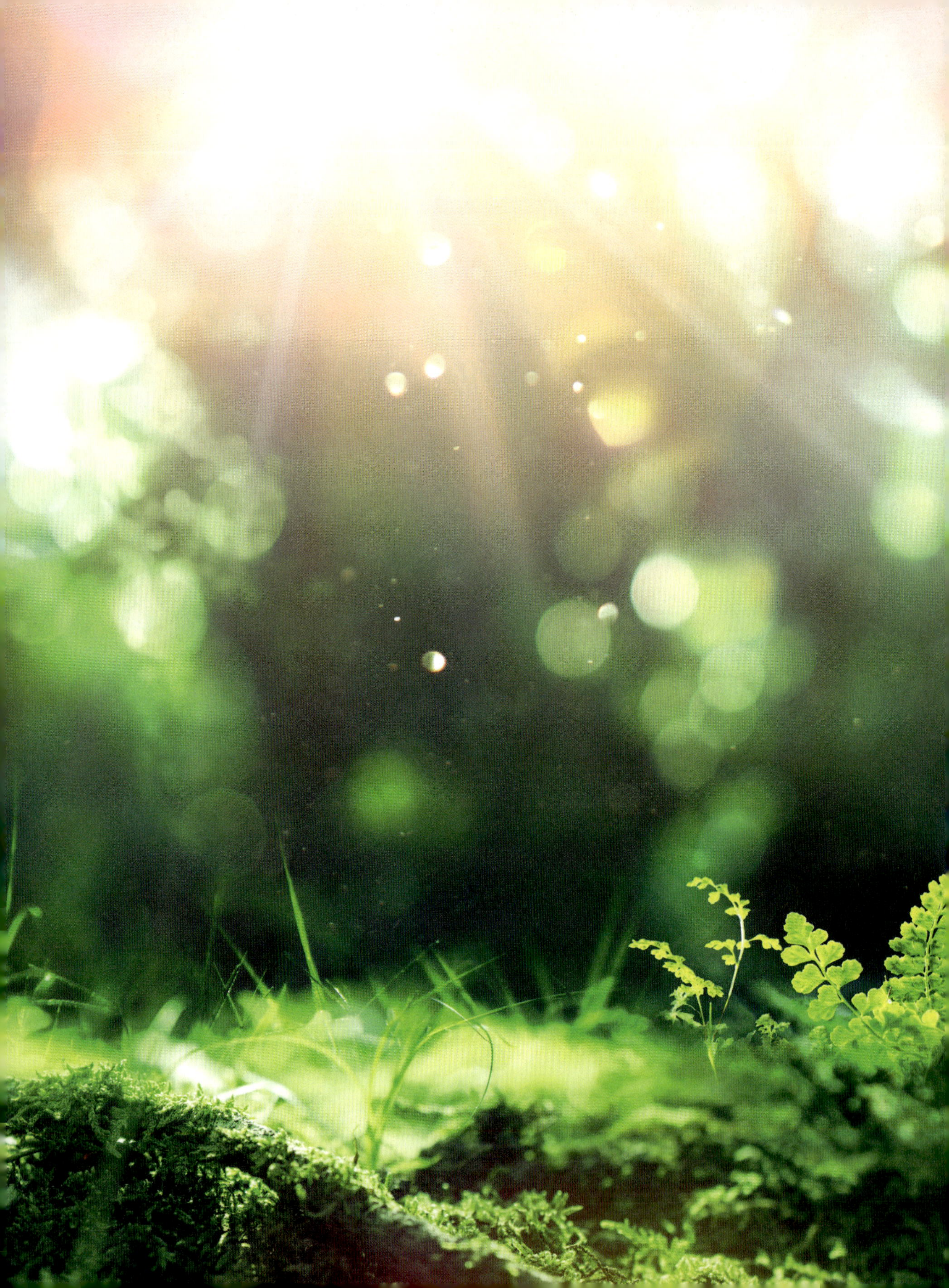

Kapitel 3

Muladhara-Chakra – das Wurzelchakra

Lebenswille, Sicherheit, Vertrauen – Basisqualitäten des Lebens

Das erste Chakra wird auch Basischakra genannt, da es an der Basis der Wirbelsäule verortet ist, in der Steißbeinregion um den Beckenboden. Die Energie dieses Chakras strahlt aus der Beckenregion in die Beine und bis zu den Füßen aus. Je nachdem, ob wir sitzen oder stehen, bilden entweder die Füße oder das Gesäß unsere Basis, mit der wir uns erden beziehungsweise verwurzeln. Erde ist auch das Element, das diesem Chakra zugeordnet ist. Der Sanskritname setzt sich aus *mul*, was mit »Basis« übersetzt wird, und *adhara*, was mit »Unterstützung«, »Stütze«, »Halt« übersetzt wird, zusammen. Der Name charakterisiert die Eigenschaften und den Wirkungsbereich der Muladhara-Energie. Das Wurzelchakra bildet die Basis und fungiert als Stütze unserer Energie. Es hält sie in uns aufrecht und sorgt dafür, dass die Energie in unserem Körper im Fluss bleibt. Hier geht es um Lebensthemen, welche die Basis fürs Überleben bilden. Dies sind Themen, die den Bereichen der Sicherheit und des Überlebens oder dem Streben nach Leben und Überleben zugeordnet sind. Hierzu gehören auch der Umgang mit Geld, das Bedürfnis, ein sicheres Zuhause zu schaffen sowie ausreichend Nahrung und Kleidung zum Überleben zu haben. Wenn wir in diesen Bereichen Mangel erleiden, wird dies zu Blockaden im ersten Chakra führen, und das wiederum zeigt sich oftmals in Gefühlen wie Angst und Unsicherheit. Wenn wir in diesen grundlegenden Bedürfnissen Stabilität erleben, werden wir uns sicher und geborgen fühlen und Vertrauen ins Leben und in unsere Entwicklung haben.

Hier im Wurzelchakra entspringen die drei Hauptnadis: Ida (weiblicher Energiekanal), Pingala (männlicher Energiekanal) und Sushumna (Zentralenergiekanal), durch die die Lebensenergie (Prana, Kundalini) fließt.

Die Kundalini, die Selbstheilungskraft, die symbolisch als Schlange dargestellt wird, liegt hier in ihrem Nest und schläft im Wurzelchakra. Ursprünglich war die Kundalini im zweiten Chakra verortet, ist dann aber ins Basischakra abgesunken – Genaueres dazu findest du auf Seite 98. Die Kundalini ist Prana, das nicht von außen zugeführt werden muss. Es ist eine im Menschen liegende Lebensenergie, reines Bewusstsein und frei von jeglicher Individualität. Sie »schlummert« im Wurzelchakra und wartet hier auf ihre Aktivierung. Wenn sie erwacht, beginnt sie durch die Chakren über die drei Hauptnadis nach oben aufzusteigen und erweckt unser volles energetisches Potenzial, das sowohl auf körperlicher als auch auf mentaler und spiritueller Ebene für unser Wohlbefinden und unsere Gesundheit förderlich und wichtig ist. Ich bezeichne sie gern als unsere Kraft oder Potenzialität zur Selbstheilung.

Die Vorstellung, dass sie schläft, bedeutet, dass wir nicht aus unserem vollen Potenzial schöpfen. Teile der Kundalini sind, wie bereits im ersten Kapitel dargelegt, immer und in allen Zellen aktiv, so zum Beispiel beim Sprechen im Hals, beim Schreiben oder Denken im Kopf, beim Gehen oder Wandern in den Beinen. Kundalini als energetisches Potenzial ist immer wirksam. Doch die volle Intensität und bewusste Wahrnehmung und Kraft können wir am besten über die Arbeit mit den Chakren entfalten. Indem wir zum Beispiel die Granthis (Knoten) und Lebensthemen reflektieren, die den Chakren zugeordnet sind, uns über unser Tun und Sein bewusster werden, werden wir freier, um unser volles energetisches Potenzial zu verstehen, wahrzunehmen und zu leben.

Der erste von insgesamt drei Granthis entlang aller sieben Chakren befindet sich hier im Muladhara-Chakra. Er wird der Knoten Brahmas genannt, nach Brahma, dem Erschaffer. Dieser Knoten, diese Blockade muss aufgelöst werden, um mit der Erweckung der Kundalini zu beginnen und sie anzuregen. Dieser Granthi gilt als Schleier oder Illusion, durch den wir die Welt als Gefängnis und Qual wahrnehmen. Erst wenn wir über die Themen dieses Chakras hinauskommen und unser Überleben gesichert ist, können wir bewusst, vertrauensvoll und sicher in unsere Zukunft hineinleben. Dann ist dieser Knoten gelöst und unsere energetische Kraft zur Aktivierung unseres vollen menschlichen Potenzials – körperlich, mental und spirituell – beginnt sich zu entfalten.

Die Grundbedürfnisse müssen in unserem Leben sichergestellt sein. Erst dann werden wir überhaupt daran interessiert sein, uns persönlich und spirituell zu entwickeln. Hier ist mit »Grundbedürfnissen« ein Mindestmaß an Sicherheit unseres Körpers, etwa Nahrung, und unseres Überlebens – wie etwa Schutz, auch im materiellen Sinne – gemeint. Für diese Basis steht unser erstes Chakra, das Muladhara-Chakra. Bei einem täglichen Kampf ums Überleben wird das persönliche Interesse an einer individuellen Entwicklung der feinstofflichen Dimensionen (des Bewusstseins) eher gering bleiben.

Allgemeine Zuordnungen	
Hauptaspekte	Diese Aspekte beziehen sich auf den physischen Körper, die materielle Welt, das (Über-)Leben, Ausdauer und Durchhaltevermögen sowie auf die Familie.
Lebensthemen	Hier geht es um Fragen zur physischen Gesundheit, zur Karriere, zu Finanzen (finanzielle Sicherheit), zu Würde und zu dem Recht, zu leben und sich zu entwickeln, Überleben und Sicherheit zu schaffen.
Farbe	Rot
Grobstoffliches Element	Erde. Sie symbolisiert Stabilität, Festigkeit und Verwurzelung und damit die Qualitäten des Wurzelchakras.
Bewegung der Lebenskraft	Apana Vayu (nach unten strebend)
Mondphase	Vollmond
Symbol 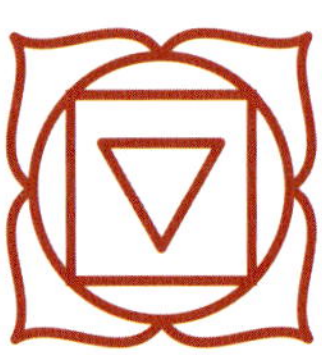	Vier rote Lotusblütenblätter, in denen ein Quadrat mit einem nach unten zeigenden Dreieck liegt. Die vier Blütenblätter stehen für die Hauptelemente der materiellen Welt: Erde, Wasser, Feuer und Luft. Sie symbolisieren die Stabilität und Verankerung des Chakras in der physischen Realität. Das Quadrat ist eine stabile und feste Form, die als Symbol für Beständigkeit steht. Es repräsentiert eine solide Basis und Struktur und wird mit der physischen Welt und mit materiellen Dingen in Verbindung gebracht. Es repräsentiert die materiellen Aspekte des Lebens und die Begrenzungen der physischen Existenz. Das nach unten zeigende Dreieck repräsentiert die Verbindung zur Erde, zur physischen Realität. Es steht für Erdung, Stabilität und die Wurzeln des menschlichen Seins.
Lingum/Granthi	Knoten Brahmas, Illusion oder Schleier, durch den die Welt als Gefängnis oder Qual wahrgenommen wird.

Körperregion und physische Funktionen	
Lage im physischen Körper	Steißbeinregion, Basis der Wirbelsäule, zwischen Anus und Genitalien, Hüft-, Leistenregion
Sinnesorgan und Sinn	Nase, Geruchssinn im Sinne der Herstellung einer Verbindung zur physischen Welt und zu den Instinkten
Aktionsorgan	Füße
Zugeordnete Körpersubstanz	»Festigkeit«, dies betrifft die Knochen, Zähne, Nägel und das Skelettsystem im Allgemeinen.
Zugehörige Organe und Drüsen	Nebennieren (Stressregulatoren)
Physische Funktionen	▶ Unterstützt die materielle, physische Stabilität und damit die Skelettknochen. ▶ Unterstützt die Gesunderhaltung von Gelenken (insbesondere Hüfte), Knochen (insbesondere Wirbel, Steißbein), Muskeln, Ausscheidungssystem (insbesondere Dickdarm, Anus) und die Beine (untere Extremitäten). ▶ Unterstützt die Nebennieren in ihrer Funktion der Regulierung des Salz-Wasser-Haushaltes des Körpers, Blutdrucks, Blutzuckers.

Zugehörige Organe und Drüsen

Die Nebennieren sind kleine endokrine Drüsen, die für die Produktion und Freisetzung von Hormonen verantwortlich sind. Sie bestehen aus zwei Teilen: Das Nebennierenmark produziert Stresshormone wie Adrenalin und Noradrenalin, die eine wichtige Rolle bei der Regulation des Blutdrucks spielen. Die Nebennierenrinde produziert Hormone wie Cortisol und Aldosteron, die den Stoffwechsel und den Elektrolythaushalt beeinflussen.

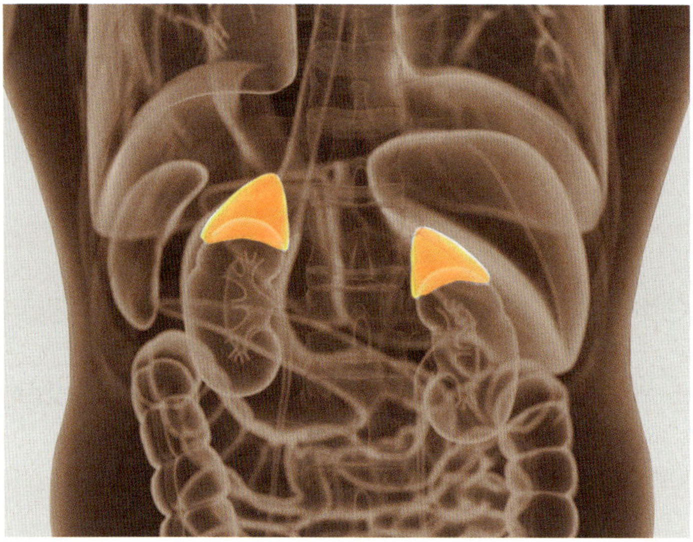

Die Nebennieren befinden sich oberhalb der Nieren und sind endokrine Drüsen. Das endokrine System gibt Hormone direkt ins Blut ab.

Die Bedeutung des endokrinen Systems

Da bei allen Chakren endokrine Drüsen zugeordnet sind, möchte ich dir hier eine kurze Erklärung zu deren Bezeichnung und Funktion mitgeben. Das Wort »endokrin« stammt aus dem Griechischen und bedeutet »in sich hinein sekretieren«. Das endokrine System besteht aus verschiedenen endokrinen Drüsen im Körper, die Hormone produzieren und in den Blutkreislauf abgeben. Zu den Hauptdrüsen des endokrinen Systems gehören die Zirbeldrüse (Kronenchakra), die Hypophyse (Stirnchakra), die Schilddrüse und die Nebenschilddrüsen (Halschakra), die Thymusdrüse (Herzchakra), die Bauchspeicheldrüse (Nabelchakra), die Eierstöcke und die Hoden (Sakralchakra) und auch die Nebennieren (Wurzelchakra).

Hormone sind chemische Botenstoffe, die in den endokrinen Drüsen produziert werden und durch den Blutkreislauf zu ihren Zielorganen oder Geweben transportiert werden. Dort binden sie an spezifische Rezeptoren und beeinflussen verschiedene physiologische Prozesse und Funktionen im Körper, wie Stoffwechsel, Wachstum, Fortpflanzung, Stimmung, Stressreaktionen, Schlaf-wach-Rhythmus und viele andere. Das endokrine System arbeitet eng mit anderen Systemen des Körpers, wie dem Nervensystem, zusammen, um die Körperfunktionen zu regulieren und das allgemeine Gleichgewicht des Körpers, auch Homöostase genannt, aufrechtzuerhalten.

Der Begriff Psychosomatik bezieht sich auf die Wechselwirkungen zwischen dem psychischen Zustand einer Person und ihrem körperlichen Wohlbefinden. Psychische Faktoren wie Stress, Emotionen, Gedanken und Glaubenssätze können Auswirkungen auf den Körper haben und sich in körperlichen Symptomen oder Erkrankungen manifestieren. Das endokrine System kann an diesen Wechselwirkungen beteiligt sein, da psychische Zustände Einfluss auf die Hormonproduktion und -regulation haben können. Anhaltender Stress kann beispielsweise die Freisetzung von Stresshormonen wie Cortisol erhöhen, was wiederum verschiedene körperliche Reaktionen und Symptome auslösen kann.

Psychologische und mentale Funktionen	
Hauptaspekte	Hier geht es um Erdung, Stabilität, Sicherheit und das Überleben. Dies betrifft unser Gefühl der Verwurzelung, unsere Verbindung zur physischen Welt und unsere Fähigkeit, mit Herausforderungen und Veränderungen umzugehen.
Merkmale	Geduld, Lebenswille und Selbsterhaltungstrieb, aber auch Geborgenheit, Vertrauen und Sicherheit geben und erhalten.

Hinsichtlich der psychologischen Ebene steuert das Muladhara-Chakra unseren mentalen Weg, also wie wir leben: nämlich ob wir das Leben als wertvoll und lebenswert erachten oder als Qual und Last. Wenn wir es eher aus der letzteren Perspektive sehen und erleben, ist es sehr sinnvoll, mit dem ersten Chakra zu arbeiten, um uns selbst dabei zu unterstützen, diese mentalen Blockaden zu lösen und so zu einem vertrauensvolleren Blick in eine lebenswerte Zukunft zu gelangen.

Wer sich im Leben unsicher fühlt oder gar mit lebensbedrohlichen Situationen konfrontiert sieht – das können finanzielle oder körperliche Probleme sein –, wird häufig von einem niedrigen Selbstwertgefühl begleitet. Auch Ungeduld und ein schwacher Lebenswille können damit einhergehen. Menschen, die sich in ihrem Leben in solchen Situationen befinden, laufen oft wie in einem Hamsterrad unaufhörlich dem Wunsch nach, Stabilität zu finden. Sie suchen Halt, Lob und Anerkennung für ihr redliches Tun und Sichbemühen. Sie sind in ihrem Bestreben danach unglaublich ausdauernd und halten sich strikt an Regeln und Ordnung. Ein rastloser Kampf um Anerkennung führt sehr häufig zu Emotionen wie Wut, Angst zu versagen und Gier nach immer neuer Anerkennung, Stabilität und Sicherheit. Kaum hat man ein bisschen Stabilität erreicht, fürchtet man schon wieder den Verlust oder dass es nicht genügt. Diese Menschen fühlen sich vom Leben oft im Stich gelassen und gequält, haben Angst vor der Zukunft und können schwer Vertrauen fassen, sich dem Leben anvertrauen, um so auch mal loszulassen. Wer immer in Sorge und Angst lebt, ist gefesselt im ersten Granthi.

Das Thema Vertrauen beziehungsweise Misstrauen spielt häufig auch in Beziehungen und Partnerschaften eine Rolle. Auch hier suchen diese Menschen Halt und eine Stütze und sind sehr fordernd darin und ausdauernd. Das führt häufig dazu, dass die Partner überfordert werden und sich eventuell zurückziehen. Es entsteht ein Teufelskreis: Jene Menschen fühlen sich verlassen und noch mehr in der mentalen Einstellung und Sichtweise bestärkt, dass das Leben eine Qual ist und es nicht gut mit ihnen meint. Ein immer tief greifenderes Gefühl von Selbstzweifel und Angst macht sich breit.

Wer sich bewusst dem Muladhara-Chakra zuwendet, schafft Balance und Harmonie in diesem Energiezentrum, wird nach und nach mehr Vertrauen in sich selbst finden und Ruhe und Stabilität entwickeln, aus der heraus das Leben von einer neuen, gestärkten Basis und Perspektive betrachtet und empfunden werden kann. Mit Geduld ist es möglich, die Energie der Ausdauer dieses Chakras zu nutzen, um sich im Leben zu stabilisieren und Vertrauen in das Leben zu gewinnen. So schaffen wir eine Balance in diesem Energiezentrum und legen die Basis für ein harmonisches, ausgeglichenes erstes Chakra.

Die entscheidende Entwicklungsphase vom 1. bis zum 8. Lebensjahr

In der Zeit zwischen dem ersten und dem achten Lebensjahr spielen Sicherheit, Vertrauen und Stabilität eine große Rolle. Für ein Baby und ein Kleinkind ist es wichtig, Geborgenheit vermittelt zu bekommen, sich im Schutz der Eltern und Familie angenommen und in Sicherheit zu fühlen. So kann sich darauf aufbauend im weiteren Lebensverlauf Vertrauen entwickeln.

Wenn in dieser Lebensphase die Geborgenheit verloren geht – beispielsweise durch Trennung der Eltern, Verlust von Angehörigen, Verlust des Zuhauses, auch durch Krieg und Flucht, wenn Menschen aus ihrer Heimat entwurzelt werden oder wenn Kinder in eine gewalttätige Familie hineingeboren werden und keine angemessene Fürsorge erhalten, hungern oder misshandelt werden –, wird es einem Menschen schwerfallen, im künftigen Leben vertrauensvoll und positiv in die Zukunft zu blicken. Er wird es schwerer haben, sich irgendwo geborgen, angenommen und sicher zu fühlen. Das kann in späteren Beziehungen zu Vertrauensproblemen führen und dem Gefühl der Unsicherheit. Es kann sein, dass so jemand energetisch selbst finanzielle Unsicherheiten anzieht und sich nur schwer aus diesem Kreislauf befreien kann. Ein schwach entwickeltes Wurzelchakra zeigt sich im späteren Leben oft in Gefühlen von Verzweiflung, Wut, Aggressionen, Angst und Traurigkeit und führt häufig in diverse Suchtverhalten bis hin zu einer Abneigung dem gesamten Leben gegenüber. Dies kann bis zu suizidärem Verhalten führen und im schlimmsten Fall zu dem Wunsch, auch andere mit in den Tod zu ziehen.

Wer in dieser Lebensphase mit den genannten Problemen zu kämpfen hatte, sollte immer wieder mit dem Wurzelchakra, das genau diese Grundbedürfnisse stillende, Vertrauen schaffende Aspekte im Leben fördert und unterstützt, arbeiten. Das Wunderbare dabei ist, dass durch diese Arbeit auch Heilung dieser »alten« Wunden möglich ist. Stabilität, Urvertrauen, finanzielle Sicherheit und Freude am Leben können sich dabei entfalten.

Ich stelle mir hier auch oft die Frage, wie es all den Flüchtlingskindern in ihrem späteren Leben ergehen mag und wie sinnvoll und wunderbar es wäre, wenn es hier seitens der Regierungen international die Möglichkeit gäbe, mit Chakrenarbeit unterstützend helfen zu dürfen.

Spirituelle Funktion	
Keimsilbe	LAM
Feinstoffliches Element	Anziehung, Geruch
Träger der Keimsilbe LAM	Elefant – dieser hat die Fähigkeit, die Lebenskraft zu lenken und Ziele zu erreichen, er steht für Beständigkeit sowie Überfluss und Weisheit.
Aufgabe	Physische Empathie, das heißt das Einfühlungsvermögen in den physischen Körper eines anderen

Über das spirituelle Verständnis der Qualitäten und Aufgaben unseres Wurzelchakras ist es uns möglich, ein starkes Fundament für unser spirituelles Wachstum zu schaffen. Es ermöglicht uns, uns sicher und verwurzelt zu fühlen, damit wir auf den höheren Ebenen des Bewusstseins wachsen können.

Kennzeichen für ein ausgeglichenes erstes Chakra

Ob das erste Chakra gut aktiviert und ausgeglichen ist, kannst du anhand einer Vielzahl von Verhaltensweisen und Eigenschaften erkennen. Zu ihnen gehören:

- Ur-/Grundvertrauen in das Leben und Zuversicht
- Fähigkeit zur Selbstkontrolle
- Fähigkeit, in sich selbst Halt und Geborgenheit zu finden und zu fühlen
- Ausdauer und Durchhaltevermögen
- Fähigkeit, sich gut absichern zu können, auch finanziell
- Bodenständigkeit und verantwortungsvolles Handeln
- Naturverbundenheit
- Stärke sowohl im körperlichen als auch im mentalen Sinne
- Gelassenheit, ein gewisses Maß an Ruhe und Stabilität, gut geerdet sein
- Zufriedenheit und Großzügigkeit, vor allem im materiellen Sinne
- Fähigkeit, sich selbst und anderen zu vertrauen
- Fähigkeit, sich vertrauensvoll im Fluss des Lebens wohlzufühlen
- Physische Gesundheit in den nachfolgend beschriebenen Körperregionen

Zugeordnete Beschwerden (Blockaden, Disbalancen)

Es gibt sowohl auf körperlicher also auch auf mentaler Ebene Anzeichen, die dir zeigen, ob dein Wurzelchakra Blockaden aufweist und es somit für dich gesundheitsfördernd und wohltuend ist, mit diesem Chakra zu arbeiten.

Auf körperlicher Ebene

Probleme oder Beschwerden in den folgenden Bereichen:

- Knochen(substanz) und Muskeln, zum Beispiel Osteoporose (Knochenschwund) oder Fibromyalgie (Muskel-Faser-Schmerz)
- Erkrankungen und Probleme mit den Füßen, zum Beispiel Fußpilz, Hühneraugen, Überlastungen oder Knöchelverstauchungen
- Beine, zum Beispiel Krampfadern oder Venenleiden
- Erkrankungen und Probleme mit den Knien, zum Beispiel Bänderrisse, Überlastung oder Meniskusverletzungen
- Erkrankungen an den Hüften, zum Beispiel Knorpelschäden, Hüftarthrose, Hüftgelenksentzündungen oder Bursitis (Schleimbeutelentzündung)
- Schmerzen am Gesäß, zum Beispiel eingeklemmter oder gereizter Ischiasnerv oder Steißbeinschmerzen durch Verletzungen, Entzündungen oder Überlastung
- Schmerzen im unteren Rücken
- Darmerkrankungen
- Verstopfung oder Durchfall
- Hautprobleme
- Arthritis
- Potenziell lebensbedrohliche Krankheiten

Auf psychischer Ebene

Probleme oder Beschwerden in den folgenden Bereichen:

- Chronische Müdigkeit
- Stressbedingte Erkrankungen, zum Beispiel das Burn-out-Syndrom oder posttraumatische Belastungsstörungen
- Allergien
- Essstörungen
- Eifersucht und Misstrauen
- Depression in Zusammenhang mit einem Gefühl eines Sich-nicht-geborgen-Fühlens
- Angst in Zusammenhang mit Lebens- oder Überlebensangst und/oder finanziellen Sorgen
- Pessimismus, zum Beispiel in existenziellen Bereichen, indem man sein eigenes, persönliches Glück und dessen Erfüllung als nur sehr schwer bis sogar überhaupt nicht zu erreichen sieht, oder die Neigung zu Worst-Case-Szenarien
- Übermäßiges Besorgtsein und in allem Schwierigkeiten erkennen/befürchten
- Übererregungszustände
- Rast- und Ruhelosigkeit
- Albträume, in denen es ums Überleben und verlorene Sicherheiten geht
- Wut
- Traurigkeit
- Verzweiflung
- Mangelndes Durchhaltevermögen und Ausdauer
- Neigung zum Anhäufen von Geld und Besitz, materielle Verlustangst
- Unfähigkeit, mit materiellen Gütern zu haushalten

Sequenz 1: **Vertrauen und Stabilität**

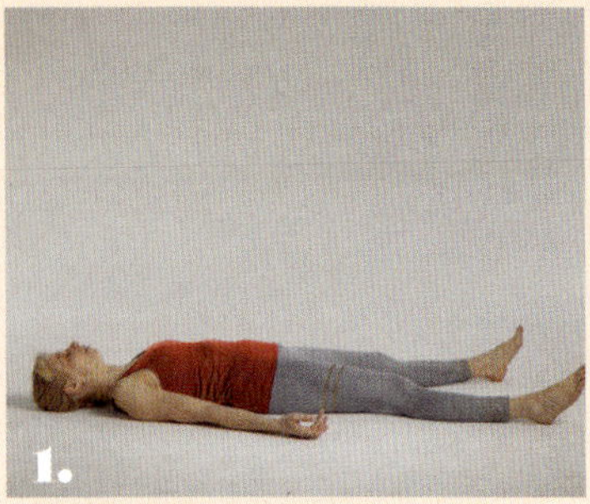
1.

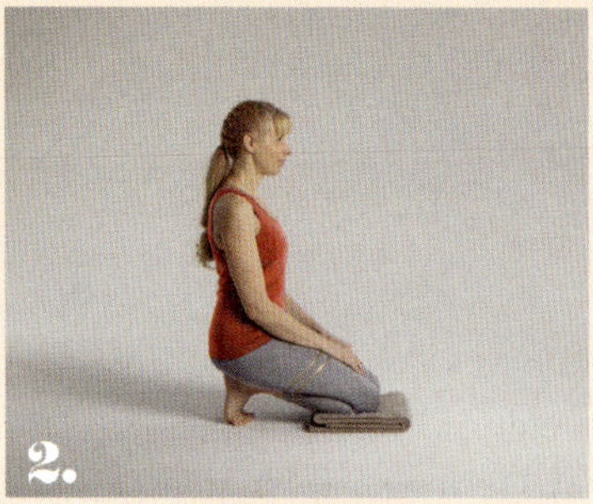
2.

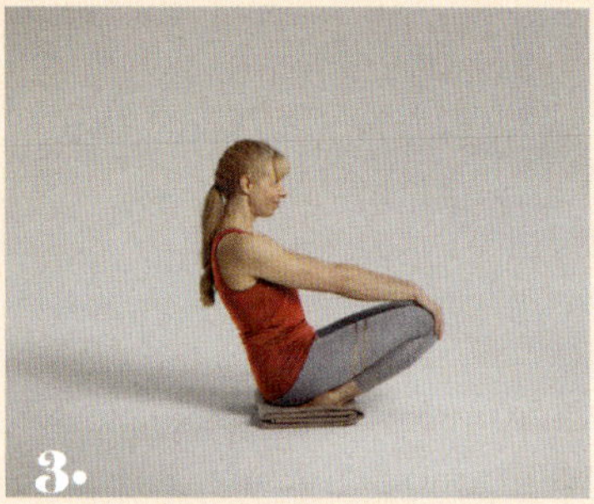
3.

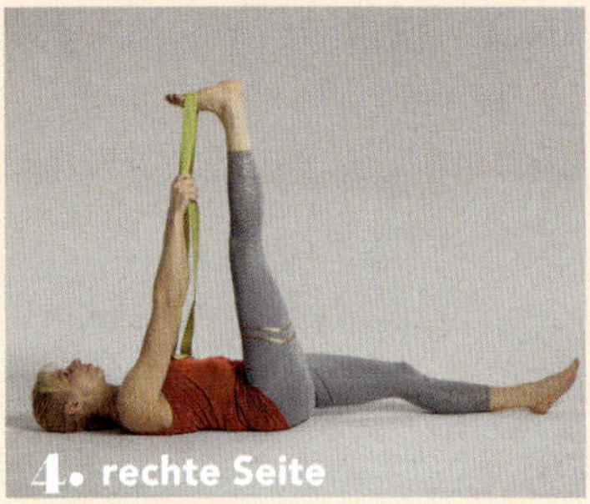
4. rechte Seite

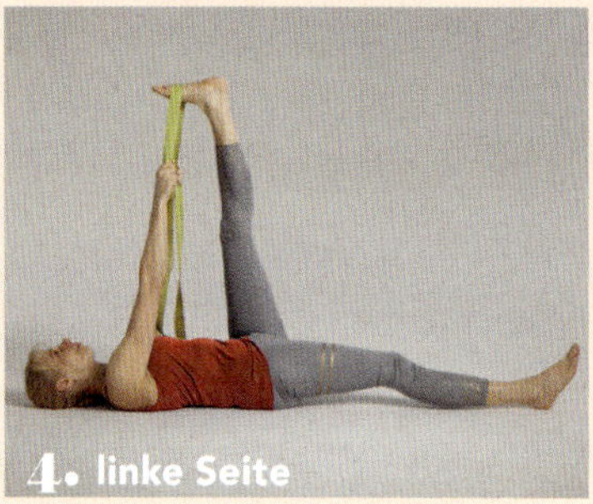
4. linke Seite

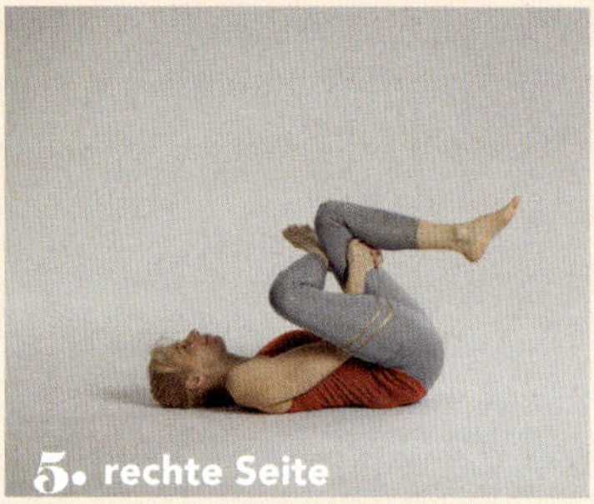
5. rechte Seite

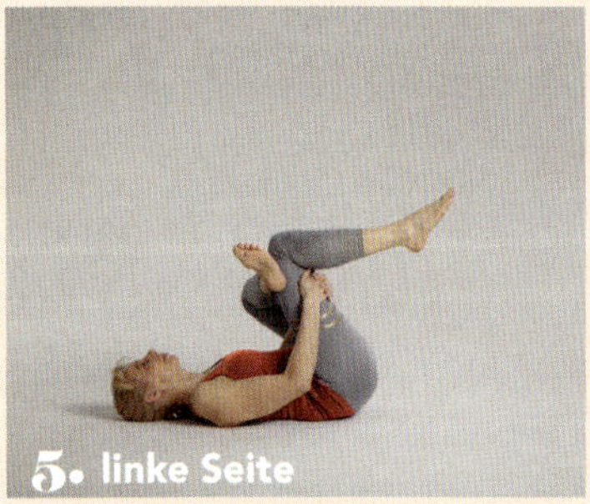
5. linke Seite

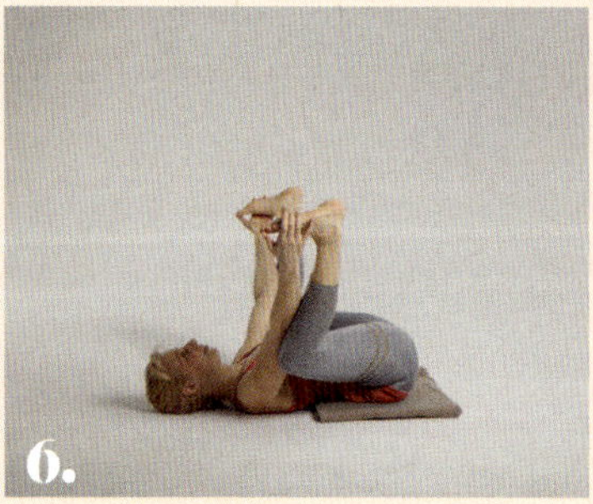
6.

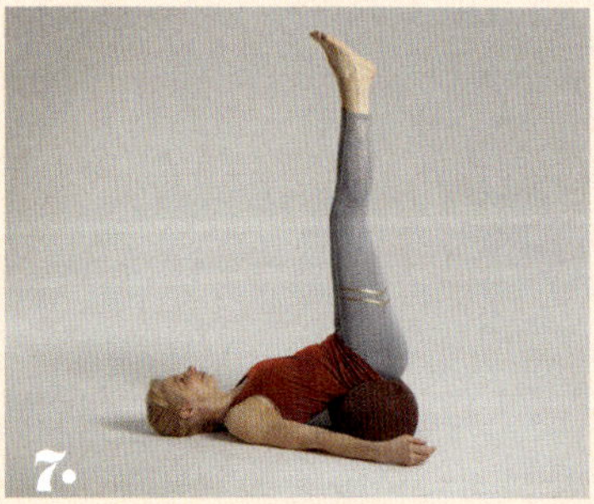
7.

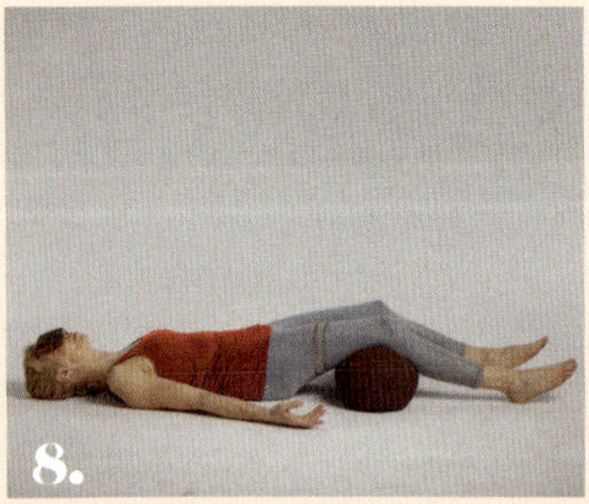
8.

1. Shavasana **2.** Fußsohlendehnung **3.** Fußristdehnung **4.** Beinstreckung **5.** Nadelöhr **6.** Glückliches Kind **7.** Halber Schulterstand **8.** Shavasana

Fokus für das Wurzelchakra während der Praxis

- Beanspruchte Körperregionen sind das Becken sowie die Beine und Füße.
- Richte dich geistig auf bewusstes Entspannen aller wahrnehmbaren Muskelanspannungen im ganzen Körper aus.
- Wenn alle Muskeln entspannt sind, richte den Fokus in das Becken, also immer wieder zum Muladhara-Chakra, und zum Atem.

Hinweis: Während der Praxis versuche immer wieder, mit tiefen, ruhigen Atemzügen Ruhe in dir weit werden zu lassen und deinem Körper zu vertrauen. Beobachte auch immer wieder, wie »es dich atmet« und du auf diese Aktivität deines Körpers vertrauen kannst. Dein Atem fließt ganz ohne dein Zutun.

Tipp: Mache eine Audioaufnahme, bei der du dir selbst einmal die folgende Anfangsentspannungsanleitung vorliest. Beende die Aufzeichnung mit einem Klang, zum Beispiel mit einem von dir gechanteten Om oder mit dem sanften Anschlagen einer Klangschale. Spiele die Aufnahme ab, bevor du mit der Yin-Yoga-Asana-Praxis beginnst. Dies ist deine Anfangsentspannung. So kannst du dich von deiner eigenen Anleitung führen lassen und dich ganz von deinen Worten getragen fühlen.

1. Shavasana – Anfangsentspannung zur Wahrnehmungslenkung und Energieaktivierung im Wurzelchakra

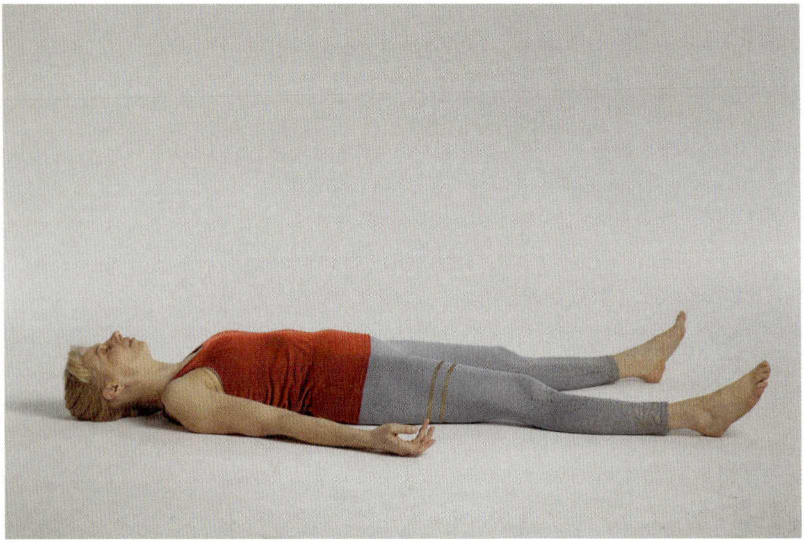

Lege dich auf den Rücken, platziere die Hände neben deinem Körper und drehe die Handflächen nach oben.

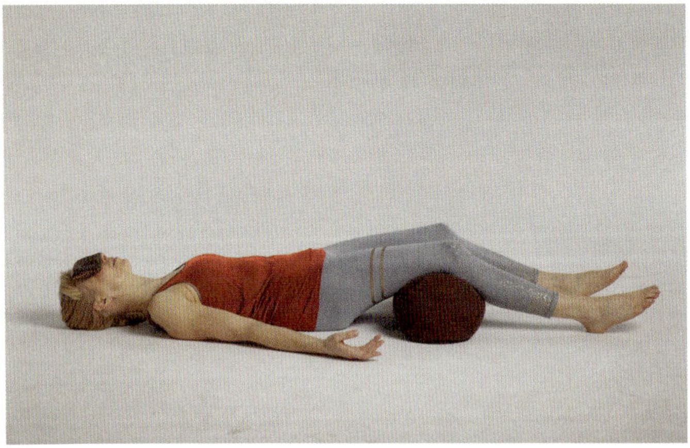

Alternative

Wenn du magst, lege dir ein Augenkissen auf die geschlossenen Augen und eventuell ein Kissen unter die Knie.

- Nimm die Shavasana-Position ein. Beginne damit, deinen natürlich fließenden Atem zu beobachten. Sieh einfach nur dabei zu, wie es dich atmet, ohne einzugreifen. Nimm dabei wahr, wie du vollkommen darauf vertrauen kannst, dass dein Atem fließt, ganz ohne etwas dafür tun zu müssen, wie dein Körper für dich atmet.
- Wenn du merkst, wie dein ganzes System langsam zur Ruhe kommt, legst du die Hände auf dein Schambein. Atme einige Male (mindestens 10 Atemzüge, gern länger) bewusst und langsam zu deinem Wurzelchakra ein und aus. Mit der Einatmung stelle dir vor, wie sich dieses Energiezentrum ausdehnt und angenehm weit wird (sanft, nicht übertrieben). Mit der Ausatmung stelle dir vor, wie alle Blockaden aus diesem Bereich sich lösen dürfen. Vertraue auf deine Vorstellungskraft und deine Wahrnehmung, du darfst es einfach zulassen und loslassen.
- Nach einigen Atemzügen stelle dir vor, wie du einatmend reine, frische Energie (Prana) in deine Hände einatmest und diese ausatmend in dein Muladhara-Chakra fließen lässt. Bleibe bei dieser Atmung für etwa 10 bis 20 Atemzüge.
- Dann lege die Hände links und rechts neben deinem Körper auf dem Boden ab, die Handflächen sind nach oben gedreht, und lasse diese Energiewahrnehmung noch einige Momente lang auf dich wirken, bevor du mit der Praxis beginnst.
- Ziehe dann zuerst langsam ein Knie nach dem anderen zu deiner Brust heran und massiere mit ein paar tiefen Atemzügen deinen Rücken am Boden rollend. Dabei kannst du die Knie kreisen oder einfach nur zur Brust herangezogen halten. Wenn sich dein Rücken gut anfühlt, rollst du dich auf oder kommst über die Seitenlage zum Sitzen hoch.

2. Fußsohlendehnung

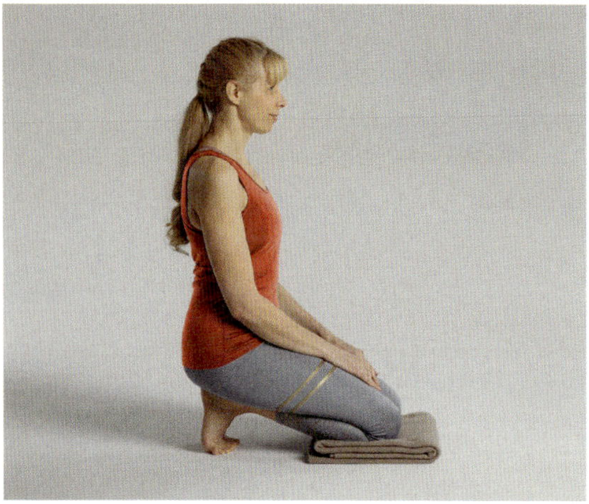

Komme auf die Knie und lege dir eine Decke unter. Stelle die Zehen auf und setze dich auf die Fersen. Bleibe im ganzen Körper entspannt. Die Zehen sind die ganze Zeit über aufgestellt. Lasse es zu, dass dein Gesäß immer schwerer wird. Verweile 3 bis 5 Minuten in dieser Position.

Alternativen

a. Bei Knieproblemen setze dich auf ein Kissen oder einen Block. Stütze dich gern mit den Händen am Boden ab.
b. Du kannst die Position auch im Stehen einnehmen. Wechsle nach der halben Zeit den Fuß.
c. Lege dir einen Block unter deine Knie, um die Intensität ein wenig zu reduzieren.

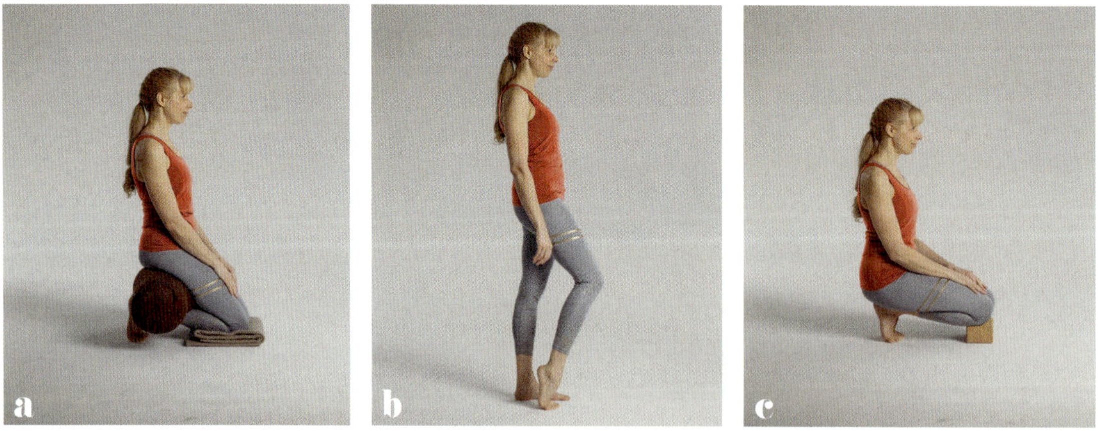

3. Fußristdehnung

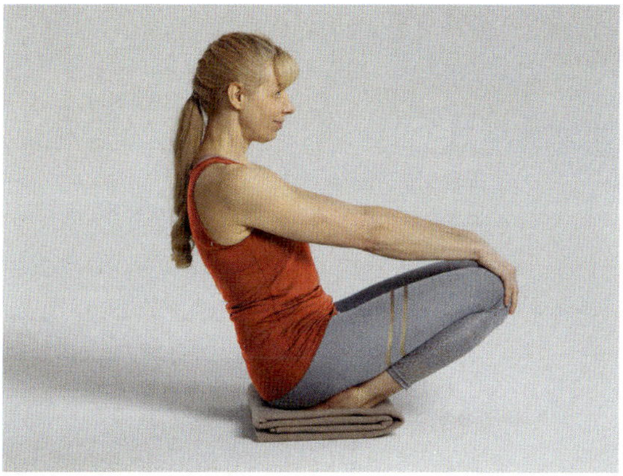

Komme auf die Knie. Lege die Fußriste auf eine Decke. Setze dich auf die Fersen. Greife mit den Händen die Knie und hebe sie vom Boden ab. Bleibe im ganzen Körper entspannt. Lasse es zu, dass dein Gesäß immer schwerer wird. Verweile 3 bis 5 Minuten in dieser Position.

Alternativen

a. Lege dir alternativ einen Block unter die Knie und lege die Arme entspannt auf den Oberschenkeln ab.

b. Du kannst auch nur einen Fußrist dehnen und nach der halben Zeit die Seite wechseln.

c. Bei Knieproblemen führe die Position im Stehen aus und wechsle nach der halben Zeit den Fuß.

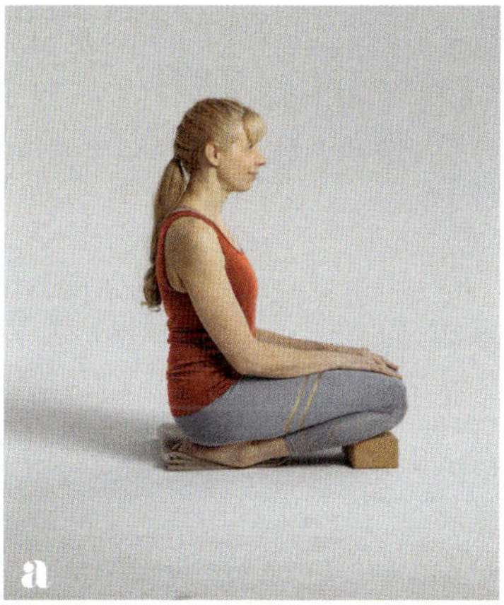
a

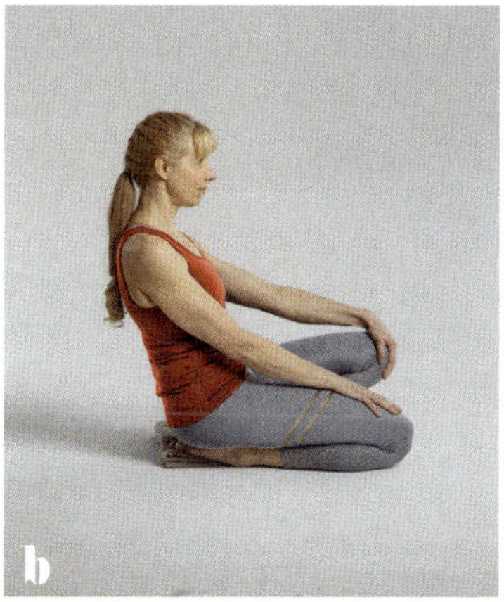
b

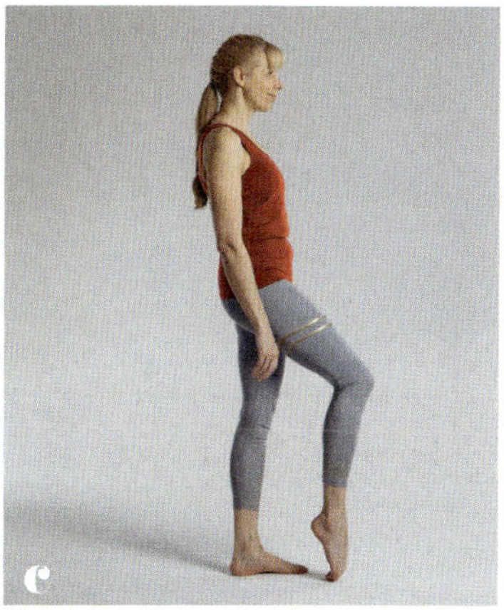
c

4. Beinstreckung

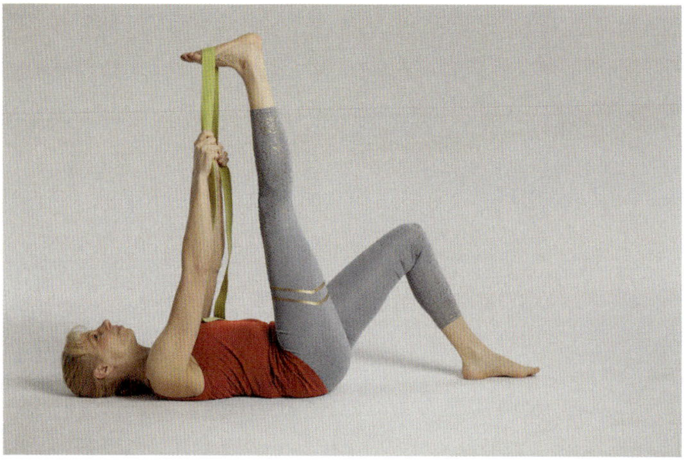

- Lege dich auf den Rücken. Stelle das linke Bein vor deinem Gesäß auf. Lege dir den Gurt über deinen rechten Fußballen und strecke das rechte Bein nach oben aus.
- Lasse das linke Bein am Boden aufgestellt.
- Lasse beide Beine bis über das Gesäß und in den Rücken hinauf vollkommen entspannt.
- Kopf, Schultern, Oberkörper und Gesäß bleiben am Boden und sind ebenfalls entspannt. Halte das rechte Bein über die Schwerkraft deiner Arme in der Dehnung, ohne die Arme anzuspannen.
- Verweile 3 bis 5 Minuten in dieser Position und wechsle dann die Seite.

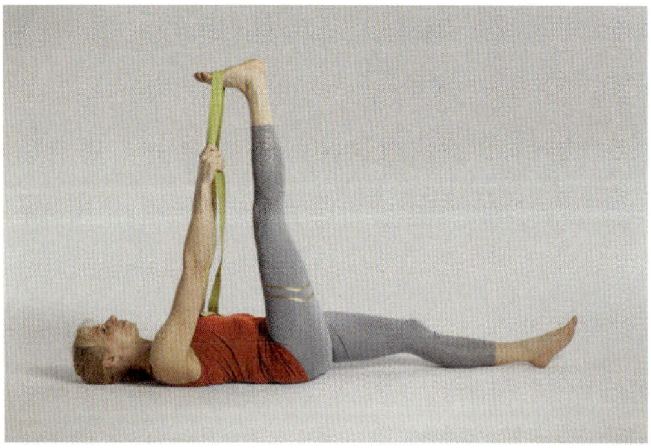

Alternative

Zum Intensivieren der Dehnung kannst du das linke Bein am Boden ausstrecken.

5. Nadelöhr

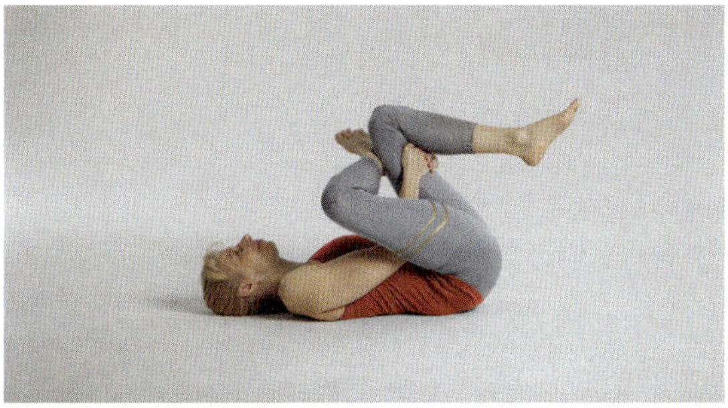

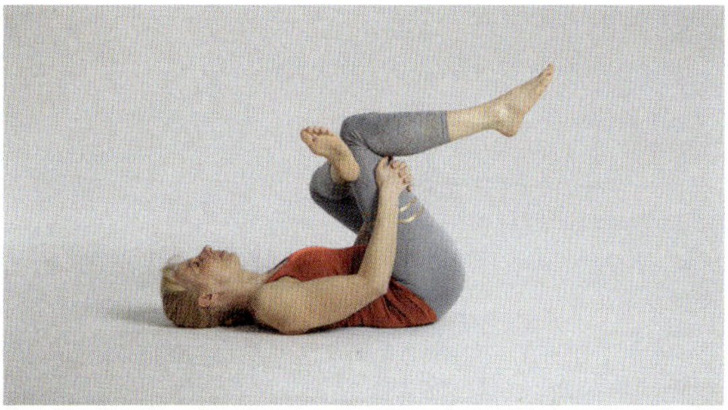

- Lege dich auf den Rücken. Stelle das linke Bein vor deinem Gesäß auf. Lege den Knöchel des rechten Fußes oberhalb des linken Knies auf den Oberschenkel.
- Greife den linken Oberschenkel und ziehe ihn so weit zur Brust heran, bis du eine angenehme Dehnung in deiner rechten Gesäßhälfte und rechten Oberschenkelaußenseite wahrnimmst.
- Lasse beide Beine bis über das Gesäß und in den Rücken hinauf vollkommen entspannt.
- Kopf, Schultern und Oberkörper bleiben am Boden und sind ebenfalls entspannt. Halte die rechte Gesäßhälfte und den Oberschenkel über die Schwerkraft deiner Arme in der Dehnung, ohne deine Arme anzuspannen.
- Verweile 3 bis 5 Minuten in dieser Position und wechsle dann die Seite.

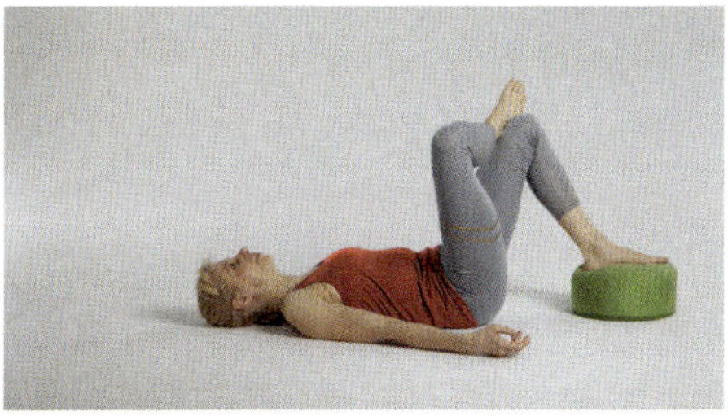

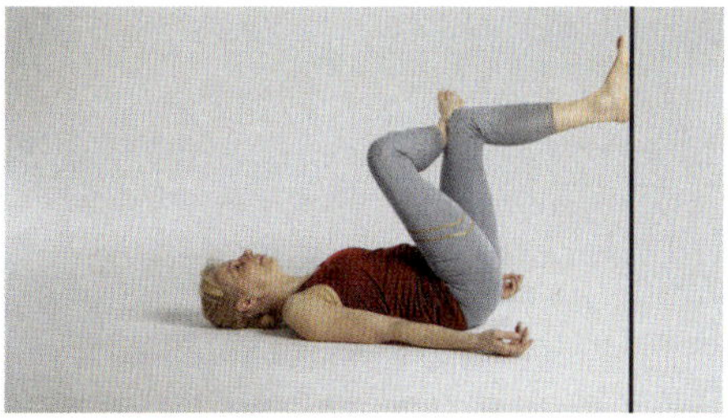

Alternativen

Um die Dehnung zu reduzieren, lege ein Kissen oder einen Block unter deinen linken Fuß oder stelle den linken Fuß an eine Wand.

6. Glückliches Kind

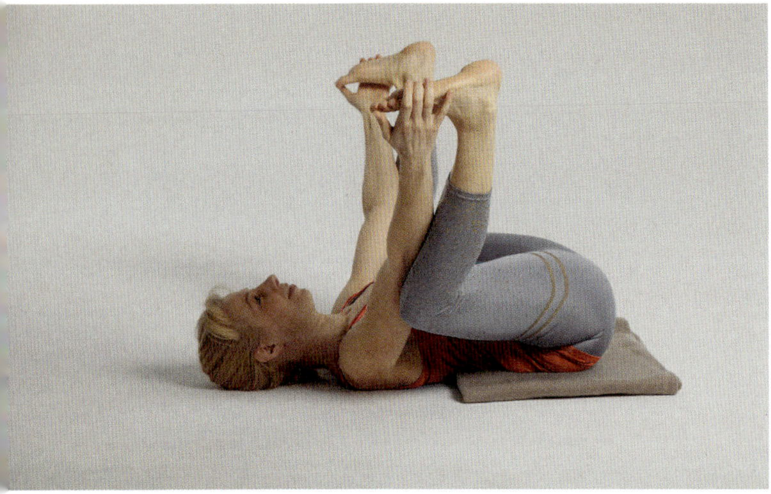

- Lege dich auf den Rücken. Platziere eventuell eine Decke unter dem unteren Rücken. Ziehe beide Knie zur Brust heran. Öffne die Beine so weit, dass deine Knie links und rechts neben deiner Brust Richtung Boden sinken können.
- Greife über die Oberschenkelinnenseiten zu deinen Füßen. Die Fußsohlen zeigen nach oben und die Füße bleiben senkrecht über deinen Knien.
- Lasse Hüften, Beine und Gesäß sowie den Rücken vollkommen entspannt. Die Knie dürfen schwer nach unten Richtung Boden sinken. Halte die Füße die ganze Zeit über deinen Knien ausgerichtet.
- Kopf, Schultern und Oberkörper bleiben am Boden und sind ebenfalls entspannt. Lasse die Schwerkraft wirken und lasse es zu, dass sich deine Hüften, Beininnenseiten und Leisten öffnen, ohne die Arme anzuspannen.
- Verweile 3 bis 5 Minuten in dieser Position.

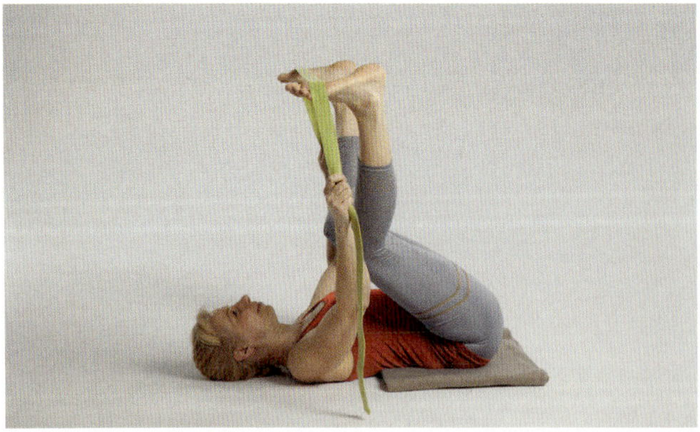

Alternative

Lege einen Gurt über deine Fußsohlen, statt die Füße mit den Händen zu greifen.

7. Halber Schulterstand

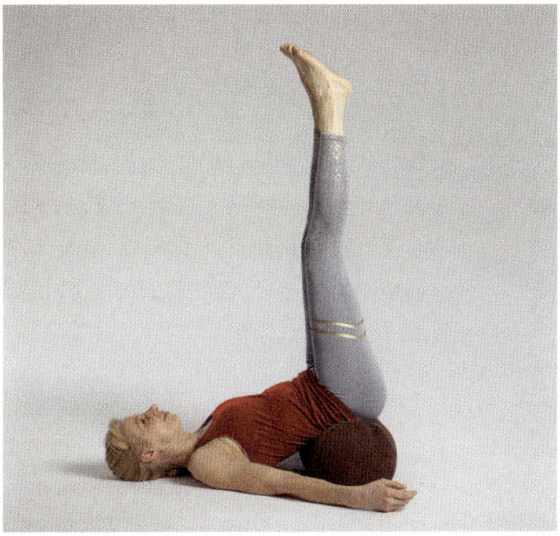

- Lege dich auf den Rücken. Stelle beide Beine vor deinem Gesäß auf. Hebe dein Gesäß hoch und lege dir ein Kissen oder einen Block unter dein Gesäß.
- Strecke beide Beine geschlossen nach oben aus.
- Lasse Kopf, Arme, Oberkörper und Gesäß vollkommen entspannt und halte auch beide Beine und Füße entspannt.
- Verweile 3 bis 5 Minuten in dieser Position.

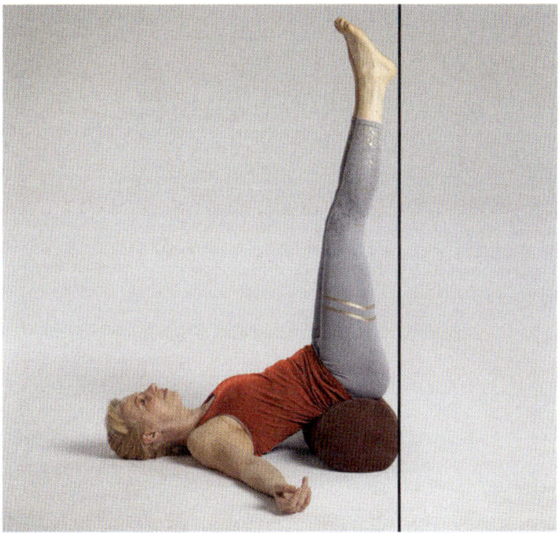

Alternative

Lehne die Beine nach oben ausgestreckt gegen eine Wand.

8. Shavasana

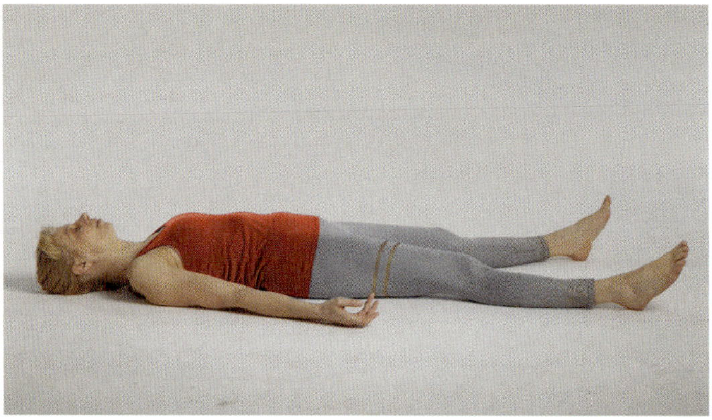

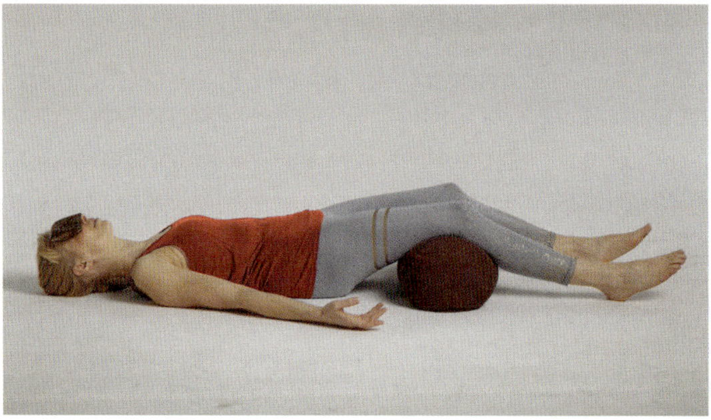

Beende die Sequenz wieder entspannt in der Rückenlage. Strecke entweder die Beine auf dem Boden aus oder lege dir die Rolle unter die Knie. Verweile hier in Stille für etwa 10 Minuten oder wähle die nachfolgende Audiodatei.

Meditation zum Wurzelchakra

Hier leitet dich meine Stimme durch deine Endentspannung zur sanften Vertiefung der Achtsamkeit auf das Wurzelchakra. Diese geführte, kurze Entspannungsmeditation hat eine wohltuende, sanft stimulierende Wirkung auf dein Wurzelchakra. Während dieser Meditation wird der Fokus gezielt auf die Körperregion rund um dein Steißbein, zum Muladhara-Chakra, gelenkt. Dadurch wird dieses Chakra in einen harmonischen und ausgeglichenen Zustand gebracht. Dies geschieht durch Farbvisualisierungen, Atemlenkung und positive Affirmationen, die mit diesem Chakra in Verbindung stehen. Indem du angeleitet wirst, dich bewusst auf dein Basischakra zu konzentrieren, und seine spezifischen Qualitäten von mir kurz angesprochen werden, kannst du ein tieferes Verständnis für deinen eigenen Energiekörper entwickeln. Es führt zu einem Gefühl der Entspannung, Ausgeglichenheit und inneren Ruhe. Gleichzeitig können sich auch emotionale Blockaden lösen und ein gesteigertes Bewusstsein für das eigene Wohlbefinden entstehen.

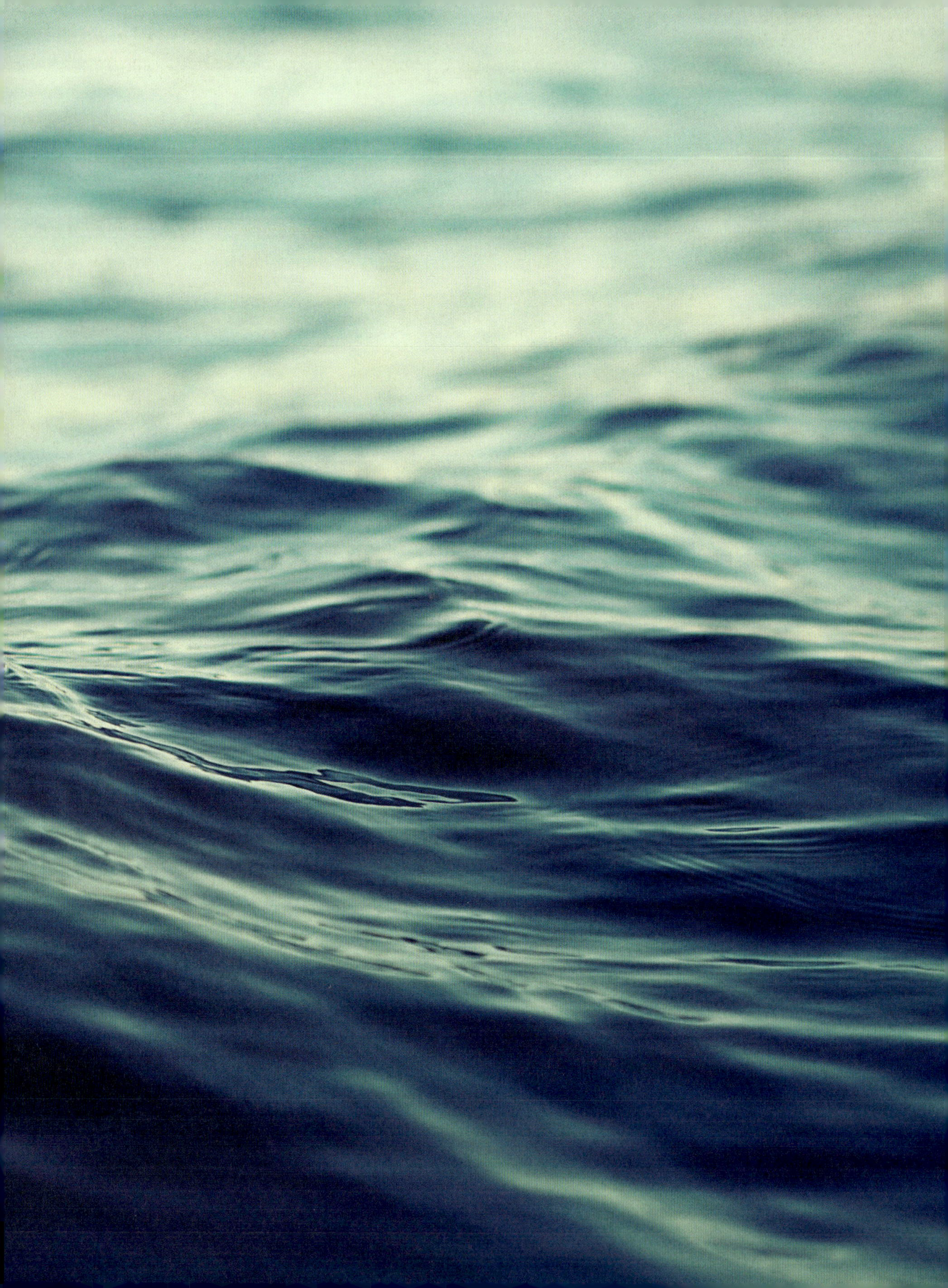

Kapitel 4

Svadhisthana-Chakra – das Sakralchakra

Emotionen, Vitalität, Genuss – die kreative Seite des Lebens

Das zweite Chakra liegt ein wenig oberhalb des ersten Chakras, am unteren Ende der Wirbelsäule im Bereich des Kreuzbeins, dem Sakrum, das hier namensgebend ist. Der Sanskritname Svadhisthana-Chakra setzt sich aus *sva*, was mit »Selbst« übersetzt wird, und *adhistahana*, was »Wohnsitz«, »Residenz« bedeutet, zusammen. Hier ist mit »Selbst« *(sva)* die Kundalini gemeint. Ursprünglich galt das zweite Chakra als der Wohnort der Kundalini – der Ort der Lebensfreude –, bis sie schlaftrunken und überberauscht von der Welt zum ersten Chakra absank. Das Sanskritwort *svādu* bedeutet »wohlschmeckend« oder »schmackhaft«, und dieses Wort weist ebenfalls zum Svadhisthana-Chakra, da es auch als unser »Genusszentrum« bezeichnet wird. Die Zunge und der Geschmackssinn werden von der Energie dieses Chakras innerviert, also angeregt.

Das Element, das dem Svadhisthana-Chakra zugeordnet ist, ist das Wasser. Alles Leben auf der Erde entspringt dem Wasser, und so wurde der ursprüngliche Sitz der Kundalini in diesem Zentrum verortet. Menschen reifen im Fruchtwasser heran. Das Wasser steht außerdem für das Unbewusste, Verborgene, Träume und Sehnsüchte. Dieses Unbewusste, dieses verhüllte, verschleierte Bewusstsein, klärt sich auf, sobald die Kundalini aktiviert wird, die ursprünglich in diesem Zentrum verortet wurde. Wir sehen immer klarer und tiefer, je höher sie steigt. Wir bringen durch die Yogapraxis, die Reflexion, die Arbeit mit unseren Chakren diese tief verborgenen und oftmals verdrängten Erfahrungen an die Oberfläche, in unser Wachbewusstsein, und können sie so verarbeiten und loslassen. Das fühlt sich befreiend an und reinigt unseren Geist, der im Sanskrit *Chitta* genannt wird.

Auch in diesem zweiten Chakra haben die Nahrung und der Lebenswille einen wichtigen Stellenwert. Anders als im ersten Chakra geht es hier jedoch nicht um die Grundbedürfnisse, sondern darüber hinaus um den Genuss am Essen und Leben. Sexualität und Fortpflanzung, das Erschaffen, unter anderem von neuem Leben, sind ebenfalls in diesem Chakra verortet. Ebenso geht es um Kreativität im Sinne von lernen und verstehen, wie wir unser Leben genießen können und das dazu Nötige zu erschaffen vermögen. Die Energien des Svadhisthana-Chakras wirken vitalisierend und unterstützen uns darin, uns ein Leben zu schaffen, das Genuss bringt und das gefühlvoll gelebt werden kann. Das zweite Chakra wird deswegen auch als Vitalitätszentrum bezeichnet, als Leben schaffend, lebendig und reich an Gefühlen. Die Energien in diesem Zentrum sind besonders stark und leidenschaftlich. Sie sollten bewusst gemacht, behutsam ausgelebt und nicht unterdrückt werden. Wir sollten verantwortungsvoll mit dieser kraftvollen Energie aus dem zweiten Chakra umgehen. Wenn diese Energie im Übermaß vorhanden ist oder sie unterdrückt wird, kann das Aggressivität hervorrufen und zerstörerisch wirken. Dies zeigt sich beispielsweise in maßlosem Essen, übersteigerter Sexualität oder Konsumsucht.

Im Svadhisthana-Chakra geht es um Lustgewinn und Freude. Wenn die grundlegenden, existenziellen Bedürfnisse, die im Muladhara-Chakra verortet sind, gestillt sind, können Freude und Genuss entstehen. Das Leben sollte jedoch nicht ausschließlich zur reinen Sinnesbefriedigung dienen.

Allgemeine Zuordnungen	
Hauptaspekte	Diese Aspekte beziehen sich auf die animalische Natur, die Fortpflanzung, die Lust sowie die Vitalität.
Lebensthemen	Hier geht es um Themen wie Emotionen, Sexualität, Begierde und die Fähigkeit, Freude und Genuss im Leben zu empfinden. Es betrifft auch die Schöpfungsfreude und kreatives Erschaffen.
Farbe	Orange
Grobstoffliches Element	Wasser. Es steht für Fließen, symbolisiert emotionales Gleichgewicht und damit die Qualitäten des Sakralchakras.
Bewegung der Lebenskraft	Apana Vayu (nach unten strebend)
Mondphase	zunehmender Mond

Allgemeine Zuordnungen	
Symbol 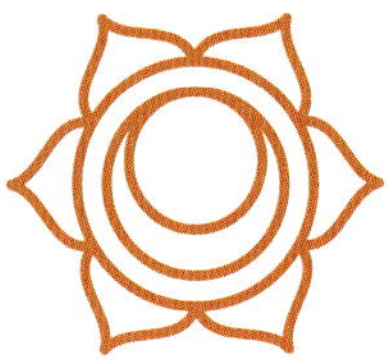	Sechs orange Lotusblütenblätter, in denen, in einen Kreis gebettet, eine Mondsichel liegt. Die sechs Blütenblätter repräsentieren bestimmte Qualitäten, die im Sakralchakra zum Ausdruck kommen, wie Leidenschaft, Lust, Freude, Emotion, Hingabe an den Genuss und Transformation. Die Mondsichel in der Mitte des Symbols repräsentiert das Element Wasser. Zudem steht der Mond auch symbolisch für Weiblichkeit, Intuition und die zyklische Natur des Lebens. Diese Mondsichel erinnert uns daran, dass das Sakralchakra mit den emotionalen Aspekten des Selbst verbunden ist und die Fähigkeit zur Intuition und zur Erforschung unserer inneren Welten enthält. Es soll so die tiefe Verbindung zwischen unseren emotionalen und kreativen Energien gezeigt werden. Es erinnert uns daran, dass das Sakralchakra der Sitz unserer Lebensfreude, unserer sexuellen Energie, unserer Kreativität und unserer emotionalen Ausdruckskraft ist. Es lädt uns ein, unsere kreativen Kräfte zu entfesseln, unsere Emotionen zu erforschen und in Einklang mit unserer Sinnlichkeit und Leidenschaft zu leben. Der Kreis, in dem die Mondsichel liegt, repräsentiert Vollständigkeit, Einheit, Ganzheit und den ewigen Kreislauf des Lebens, die Verbindung aller Dinge und den Fluss der Lebensenergie. Der Kreis steht auch für Kontinuität, Harmonie und den Ausgleich der Energien im Sakralchakra, ist Symbol des energetischen Gleichgewichts und der Einheit von Körper, Geist und Seele. Darüber hinaus repräsentiert er hier auch den Raum für Entfaltung, Veränderung und Transformation. Er ermutigt uns dazu, uns mit unseren Emotionen zu verbinden und sie zu erforschen. Der Kreis erinnert uns ebenso daran, dass das Sakralchakra ein Ort der ständigen Entwicklung und Entfaltung ist, in dem wir uns mit unserer inneren Essenz verbinden und unsere einzigartige Schönheit und Kreativität entfalten können.

Körperregion und physische Funktionen	
Lage im physischen Körper	Kreuzbeinregion, Unterbauch zwischen Nabel und Geschlechtsorganen
Sinnesorgan und Sinn	Zunge, Geschmackssinn – im Sinne dessen, dass über unseren Geschmack eine Verbindung zu unseren emotionalen und kreativen Erfahrungen hergestellt werden kann.
Aktionsorgan	Hände
Zugeordnete Körpersubstanz	»Fließen«, dies betrifft das Fett auf physischer Ebene und steht symbolisch für Nahrung und Stoffwechsel.
Zugehörige Organe und Drüsen	Geschlechtsorgane und Keimdrüsen; beim Mann Hoden und Prostata; bei der Frau Gebärmutter und Eierstöcke; außerdem Blase und Nieren
Physische Funktionen	▶ Unterstützt die Regulation des Wasserhaushalts im Körper. ▶ Unterstützt die Regulation von Druck und Fluss aller Körperflüssigkeiten: Blut, Lymphe, Harn, Samenflüssigkeit. ▶ Unterstützt den Körper beim Entgiften. ▶ Unterstützt eine ausgewogene Sexualhormonproduktion (Testosteron, Östrogen, Progesteron). ▶ Fördert die gesamtkörperliche Gesundheit und Vitalität.

Zugehörige Organe und Drüsen

Die vom Sakralchakra beeinflussten Organe sind Blase, Nieren und die Geschlechtsorgane, der Penis beim Mann und die Gebärmutter bei der Frau und deren Keimdrüsen (endokrine Drüsen). Die männlichen Keimdrüsen sind die Hoden – sie produzieren Spermien und Testosteron – und die Prostata, die eine Geschlechtsdrüse ist. Sie produziert eine Flüssigkeit, die das Sperma ergänzt und zur Aufrechterhaltung der Spermienaktivität beiträgt. Die weiblichen Keimdrüsen sind die Eierstöcke, die für die Produktion von Eizellen, Östrogen und Progesteron verantwortlich sind.

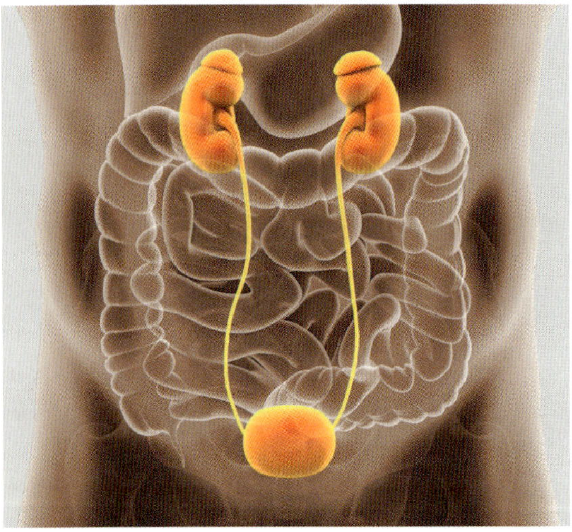

Blase und Nieren sind in dieser Körperregion verortet.

Abbildung unten links: So liegen die weiblichen Keimdrüsen (Eierstöcke) und das Geschlechtsorgan (Gebärmutter) im Körper.

Abbildung unten rechts: Das ist die Lage des männlichen Gschlechtsorgans (Penis) und der Keimdrüsen: Hoden und akzessorische Geschlechtsdrüse, die Prostata.

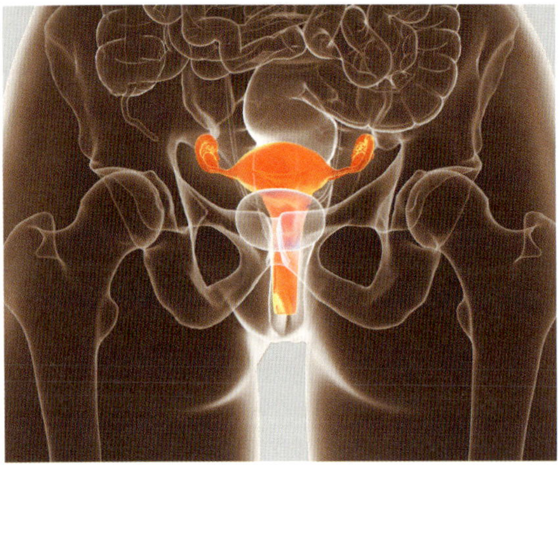

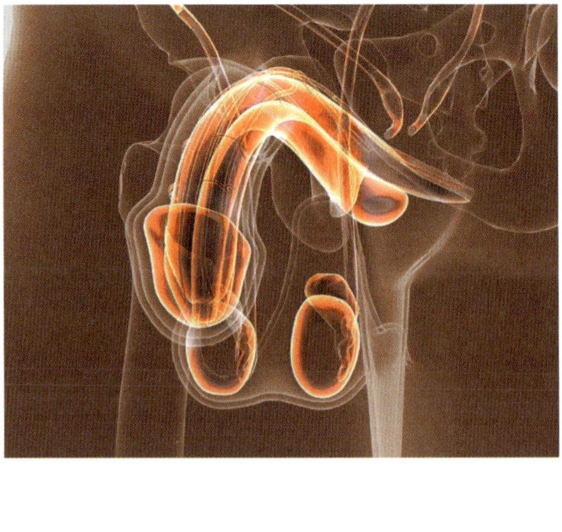

Psychologische und mentale Funktionen	
Hauptaspekte	Hier geht es um zwischenmenschliche Beziehungen und den Ausdruck von Gefühlen, Sinnlichkeit oder auch um das Bewahren eines emotionalen Gleichgewichts. Es betrifft unsere Fähigkeit, Freude, Leidenschaft und kreative Ausdrucksformen zu erleben und unsere emotionalen Beziehungen zu pflegen.
Merkmale	Lust am Leben, Genuss der Süße (des Lebens), Anziehungskraft, es geht darum, die sexuelle Sinnlichkeit zu genießen, und um die Freude, sich dem eigenen Unterbewusstsein zuzuwenden.

Das Svadhisthana-Chakra fördert die Kreativität und steht in Verbindung mit den Gefühlen. Sich spüren zu können und sich sinnlich und emotional ausdrücken zu können, sich dem Fluss des Lebens hinzugeben, mitzuschwimmen, sich treiben lassen zu können und das Leben zu genießen, ohne in Gier, Sucht und reine Sinnbefriedigung abzutauchen, sind die Themen dieses Energiezentrums. Gelingt es, diesen Themen Raum zu geben und sie zu bewältigen, wird der Mensch im zweiten Chakra reifen.

Auf der psychologischen Ebene spielt der Umgang mit den Gefühlen eine bedeutende Rolle. Manchmal ist es schwierig, die eigenen »E-Motionen« (E = Energie, Motion = Bewegung, also Energien in Bewegung) auszubalancieren. Emotionen entstehen auf der Grundlage von Gedanken. Diese entstehen auf der Basis von Sinneswahrnehmungen, den Wahrnehmungen, die wir von außen in uns aufnehmen. Diese Wahrnehmungen, die über die Sinnesorgane in uns ankommen, regen zum Nachdenken an.

Wie jeder Einzelne mit diesen Gedanken umgeht, also wie der Intellekt die Gedanken sortiert und mit zum Beispiel bereits gemachten Erfahrungen oder Erwartungen, Hoffnungen verknüpft, ist sehr individuell und hängt mit den Vorprägungen zusammen, die eine Person mitbringt, das heißt mit der Erziehung und dem sozialen Umfeld. In jedem Fall lösen die Gedanken Emotionen, Gefühle aus. Gedanken bringen auf diese Weise Energien in Bewegung.

Es ist wichtig, sich bewusst zu machen, dass wir immer denken und ständig Sinneswahrnehmungen ausgesetzt sind, unaufhörlich. Um aus dem reinen Reiz-Reaktions-Verhalten herauszukommen und Gefühle besser zu verstehen, ist es wichtig, zu lernen, die Gedanken und die von außen kommenden Reize sowie die automatisierten Reaktionen darauf zu beobachten. Es kann hilfreich sein, zu verstehen, dass Gefühle, genau wie der Fluss des Lebens, kommen, einen Moment da sind und wieder vergehen oder sich verändern und zu neuen Eindrücken, neuen Gedanken, neuen, veränderten Gefühlen führen. Ein Gefühl (E-Motion) ist eher flüchtig und oft nur für etwa eine bis fünf Minuten oder noch kürzer vorhanden. Danach verändert sich das Gefühl aufgrund neu eingehender Reize und daraus entstehender Gedanken. Sie sind also einem ständigen Wechsel unterzogen, sind immer im Fluss. Das kann verwirrend erscheinen, trägt aber das Potenzial in sich, leichter mit einem Gefühl umgehen zu lernen, wenn einen eines – positiv oder negativ – zu überwältigen scheint. Einen kurzen Moment lang eine Pause zu machen, um zu beobachten, was gerade vor sich geht, und zu beobachten, wie sich das Beobachtete anfühlt und wie es sich verändert, kann sehr hilfreich sein.

Oft neigen wir dazu, Gefühle größer zu machen, als sie sind, oder sie zu unterdrücken, was sie letztlich ebenfalls größer macht. Wenn Gefühle ins Unterbewusstsein verdrängt werden, können sie von dort aus irgendwann sehr kraftvoll und intensiv unerwartet wieder auftauchen. Das passiert, weil die entstandenen Gefühle entweder so schön sind und wir mehr davon haben und sie intensiver erleben wollen oder weil sie uns beängstigen und wir uns so darin vergraben und hineinverstricken, um sie zu verstehen, und sie damit ebenso groß machen. Oder wir verdrängen sie, weil wir es gerade nicht schaffen, uns überhaupt damit auseinanderzusetzen. Je mehr wir einem Gefühl nachhängen oder es intensivieren, indem wir darüber nachgrübeln und vielleicht mehr hineininterpretieren, als tatsächlich zutreffend ist, umso mehr Kraft geben wir dieser Energie und umso stärker bringen wir sie in Bewegung. Ich habe bereits darauf hingewiesen, wie kraftvoll diese Vitalenergie unseres Svadhisthana-Chakras ist. Es kann daher leicht dazu kommen, dass wir damit etwas auslösen, das uns dann sprichwörtlich über den Kopf wächst und womit wir nicht mehr umgehen können. Vielleicht werden wir sogar davon überwältigt.

Wenn wir aber bewusst mit diesen Energien umgehen lernen, dürfen wir ihr immenses Potenzial der Entfaltungsmöglichkeiten, der Kreativität und Lebensfreude genießen und können sie für ein gutes, gelingendes, lustvolles Leben nutzen. Dazu ist es wichtig, diesen Erlebnisdrang und unsere Begierden in Balance zu halten. Und es hilft in jedem Fall, für ein ausbalanciertes zweites Chakra zu sorgen und sich immer mal wieder bewusst dem Svadhisthana-Chakra zuzuwenden, zum Beispiel mit den in diesem Buch gezeigten Yin-Yoga-Übungen.

Die Entwicklungsphase vom 8. bis zum 14. Lebensjahr

Spätestens im Alter zwischen 8 und 14 Jahren lernen Kinder, dass es unterschiedliche Geschlechter gibt. Sie nehmen wahr, dass Jungs und Mädchen anders aussehen. In dieser Zeit ist es wichtig, die Sinnlichkeit und Emotionalität der Kinder zu fördern, sich mit ihnen über ihre Gefühle auszutauschen und ihnen beizubringen, dass jeder andere Bedürfnisse und Gefühle hat und wie man damit umgehen kann. Es ist wichtig, Kindern zu ermöglichen, sich über ihre eigenen körperlichen, sexuellen Bedürfnisse auszutauschen, darüber zu sprechen und sich zu zeigen. Es ist auch gut, wenn Eltern in dieser Zeit darauf achten, dass sich Freundschaften entwickeln und gepflegt werden. Sie sollten ihren Kindern beistehen und ihnen helfen, sich nach einem Streit wieder zu versöhnen und miteinander über die jeweiligen Beweggründe für die Auseinandersetzung zu sprechen, sodass sich die emotionale Empathie entwickeln kann. Wenn in dieser Lebensphase keine Freundschaften erblühen, weil das Leben zum Beispiel in den Großstädten immer mehr zu Vereinsamung und Rückzug führt, wird ein solcher Mensch sich im späteren Erwachsenenalter damit schwertun, sich in andere hineinzufühlen, und möglicherweise Probleme bekommen, sich in Gesellschaft – privat oder im Kollegenkreis – wohlzufühlen. Es kann zu Bindungsproblemen oder Gefühlskälte kommen, die Person fühlt sich isoliert und allein. Auch der Zugang zur eigenen Sexualität ist in dieser jungen Lebensphase wichtig. Eine gesellschaftlich geprägte Verklemmtheit nötigt Kinder beispielsweise dazu, sich zu schämen, wenn sie unbekleidet spielen. Das führt in diesem Chakra häufig zu Blockaden, was später zu einer Überkompensation des Geschlechtstriebes – das heißt, der Drang nach Sexualität ist übergroß und wird übertrieben stark ausgelebt – oder zu einer völligen Scham vor Nacktheit führen kann. Unfruchtbarkeit, sexuelle Dysfunktionen oder gewalttätige sexuelle Übergriffe sowie Neid auf diejenigen, die mit ihrem Körper und ihrer Sexualität im Einklang sind, können die Folge sein, sowie grundsätzliche Schwierigkeiten im Umgang mit Zärtlichkeiten.

Wer sich darin selbst wiedererkennt, für den ist es gut, die Vergangenheit immer so anzunehmen, wie sie nun einmal war. Wir haben die Möglichkeit, für das jetzige Leben und die Zukunft zu arbeiten und unser Sakralchakra zu aktivieren, das sich in seiner Entwicklungsphase vielleicht nicht vollkommen öffnen konnte. Dies ist jederzeit auch im Nachhinein möglich – das ist das wunderbare Geschenk der Arbeit mit unserer Chakrenenergie.

Spirituelle Funktion	
Keimsilbe	VAM
Feinstoffliches Element	Anziehung, Geschmack
Träger der Keimsilbe VAM	Krokodil – es steht für das Unsichtbare, unsere Sehnsüchte, das unter dem Wasser verborgen Liegende.
Aufgaben	Emotionale Empathie, das heißt das Einfühlungsvermögen in Emotionen und Stimmungen eines anderen.

Über das spirituelle Verständnis der Qualitäten und Aufgaben unseres Sakralchakras ist es uns möglich, uns mit unserer Kreativität, unserer Emotionalität und unserer Sinnlichkeit zu verbinden. Es unterstützt uns dabei, unsere schöpferischen Energien zu entdecken und auszudrücken sowie unsere Emotionen zu erforschen und unsere sexuelle Energie auf einem gesunden und harmonischen Weg zu kanalisieren.

Kennzeichen für ein ausgeglichenes zweites Chakra

Eine Vielzahl von Verhaltensweisen und Eigenschaften lassen erkennen, ob das zweite Chakra gut aktiviert und ausgeglichen ist. Zu diesen Anzeichen gehören:

- Fähigkeit zur Wahrnehmung einer Freude, die von innen kommt
- Nahrung genussvoll zubereiten und aufnehmen, maßvoll, ohne Gier oder Hast
- Sexuelle Ausgeglichenheit
- Gefühl von Vitalität
- Begeisterungsfähigkeit
- Achtsamkeit und Behutsamkeit im Umgang mit anderen in der Sexualität
- Freude an kreativer Entfaltung und Neuschöpfung, Schaffenskraft
- Freude am Leben, Lebenslust
- Freude an der Kunst, Ästhetik und allgemein an allem Schönen
- Ausgeglichene Emotionalität
- Optimistische Lebenseinstellung
- Anziehende (attraktive bis sinnliche) Ausstrahlung
- Physische Gesundheit in den nachfolgend beschriebenen Körperregionen

Zugeordnete Beschwerden (Blockaden, Disbalancen)

Es gibt sowohl auf körperlicher als auch auf mentaler Ebene Anzeichen, die dir zeigen, ob dein Sakralchakra Blockaden aufweist und es somit für dich gesundheitsfördernd und wohltuend ist, mit diesem Chakra zu arbeiten:

Auf körperlicher Ebene

Probleme oder Beschwerden in den folgenden Bereichen:

- Erkrankungen der Geschlechtsorgane (Uterus, Vagina, Gebärmutterhals, Hoden und Penis)
- Eierstock- oder Eileiterentzündungen oder -zysten
- Prostataerkrankungen
- Hautprobleme im Bereich der Geschlechtsorgane
- Gestörter Lymphfluss – dies kann zum Beispiel zu Schwellungen in den betroffenen Bereichen, Schweregefühl und Spannungsgefühl in den Extremitäten, Hautveränderungen wie Verdickung oder Verhärtung der Haut oder Bewegungseinschränkungen führen
- Harnwegserkrankungen, Blasenschwäche
- Blinddarmentzündung
- Nierenerkrankungen wie zum Beispiel Nierensteine
- Schmerzen im unteren Rücken wie zum Beispiel durch Wirbelblockaden oder Wirbelgleiten, aber auch Muskelverspannungen durch Fehlhaltungen oder Überanstrengung
- Schmerzen in der Hüfte wie zum Beispiel durch Hüftdysplasie oder Entzündungen im Gelenk
- Menstruationsstörungen
- Potenzstörungen
- Unfruchtbarkeit
- Unerfüllter Kinderwunsch
- Wechseljahresbeschwerden
- Sexuelle Dysfunktionen

Auf psychischer Ebene

Probleme oder Beschwerden in den folgenden Bereichen:

- Suchtverhalten (Sexualität, Ernährung, Lustgewinn und dergleichen fördernd) wie zum Beispiel eine hypersexuelle Störung, Essstörungen wie Anorexie, Bulimie und Binge-Eating-Störung, Alkohol- und Drogensucht oder auch Kaufsucht
- Eifersucht (auf Beziehungsebene, also Angst davor, dass sich der Sexualpartner anderen zuwenden könnte)
- Bindungsprobleme
- Schwierigkeiten, das Leben zu genießen
- Probleme damit, Sinnlichkeit und Zärtlichkeit zuzulassen und anderen zu geben
- Probleme damit, Gefühle zu zeigen und zu äußern
- Gefühlskälte
- Traurigkeit als Mangel an der Fähigkeit, Freude zu empfinden
- Gier, Maßlosigkeit
- Antriebslosigkeit, Niedergeschlagenheit und Unlust bis hin zu Trägheit, seelische Kraftlosigkeit
- Mangelnde Motivation, etwas Neues zu beginnen
- Neid
- Scham
- Angst im Zusammenhang mit Ablehnung
- Depression in Zusammenhang mit Selbsthass oder der Ablehnung im Bereich Sexualität

Sequenz 2: **Genuss und Freude**

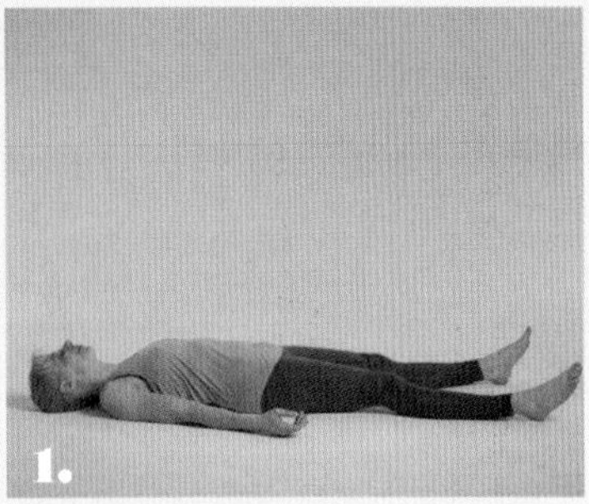
1.

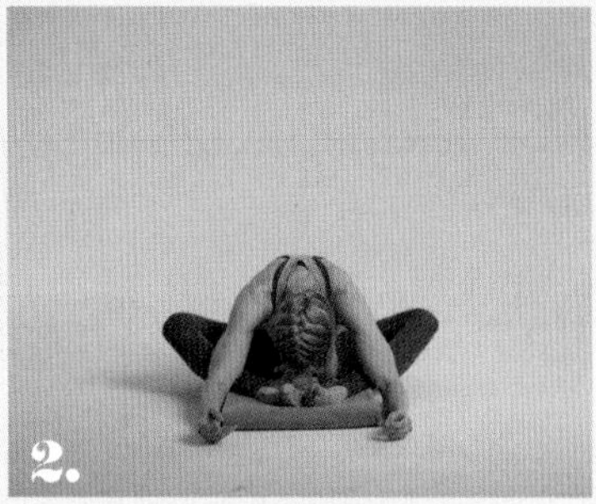
2.

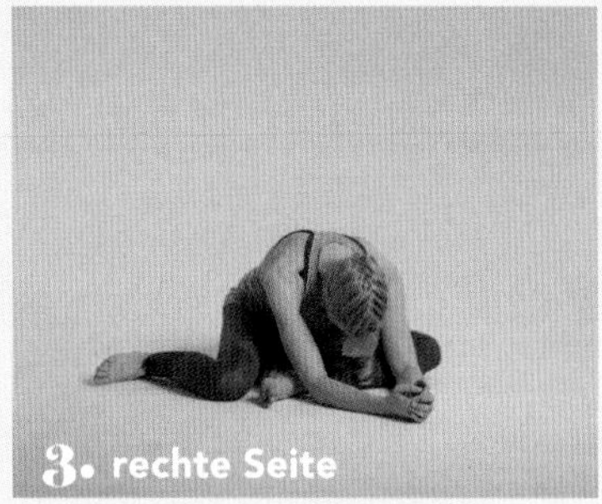
3. rechte Seite

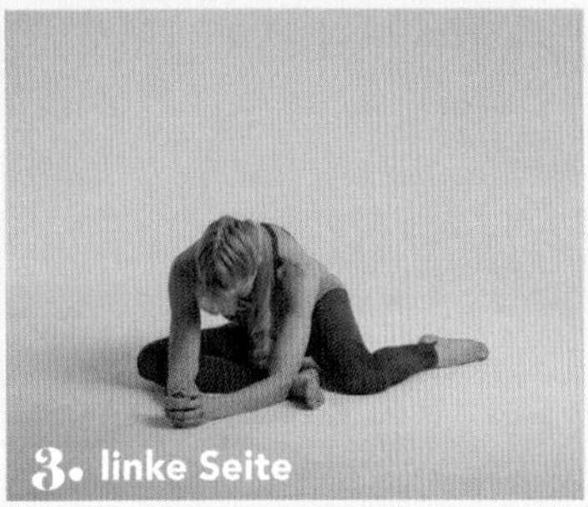
3. linke Seite

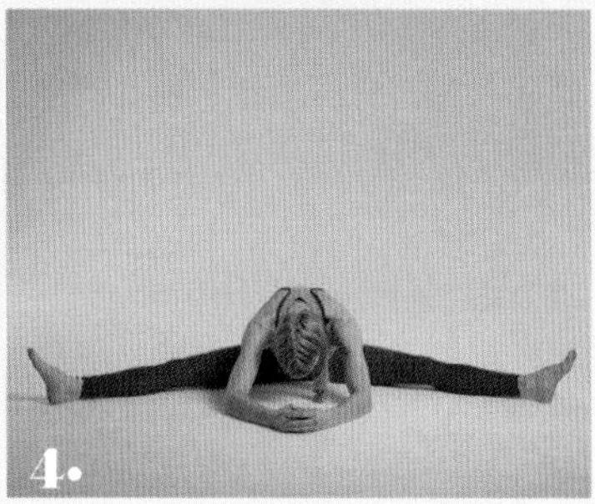
4.

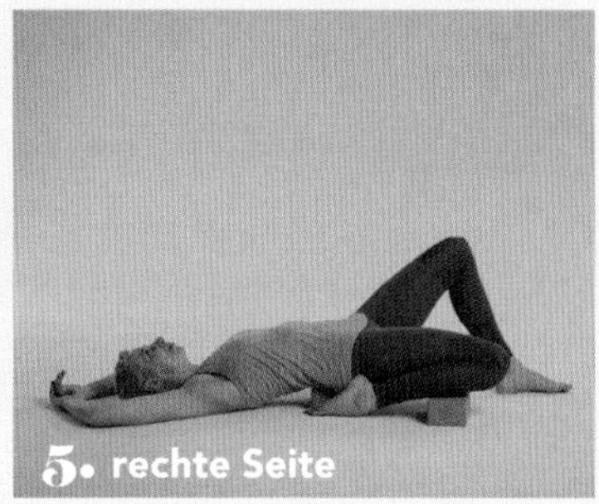
5. rechte Seite

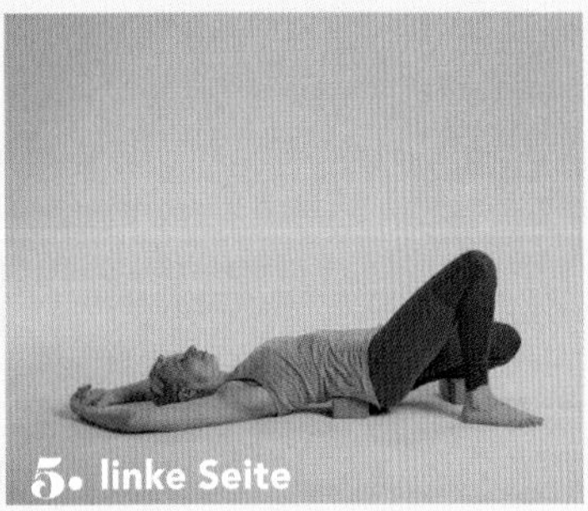
5. linke Seite

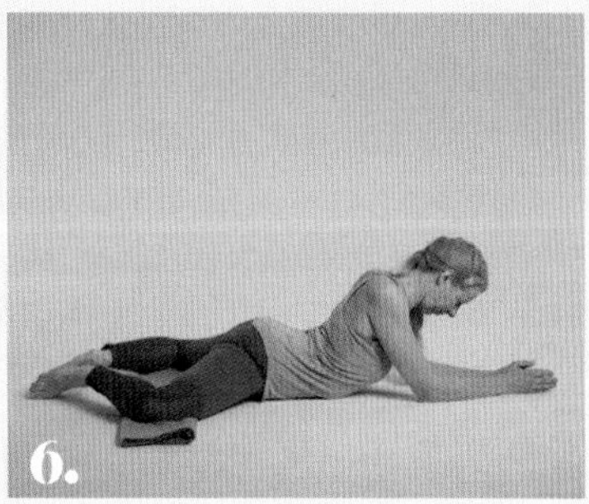
6.

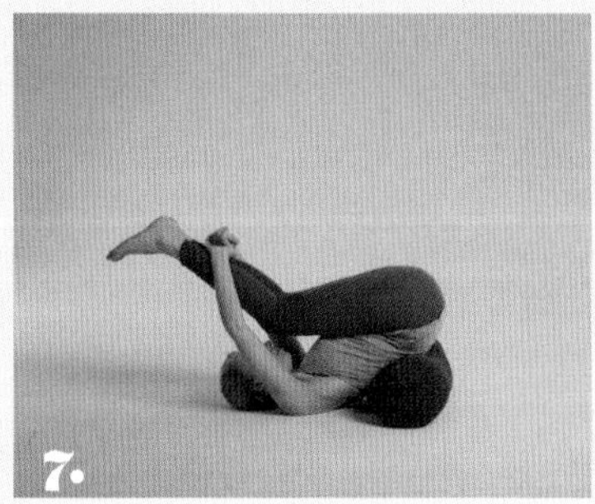
7.

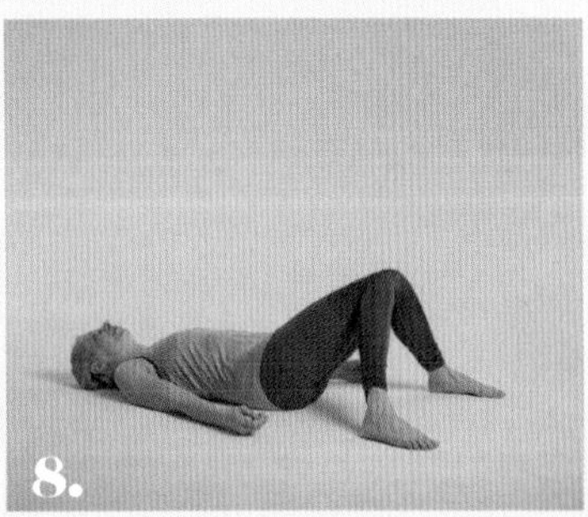
8.

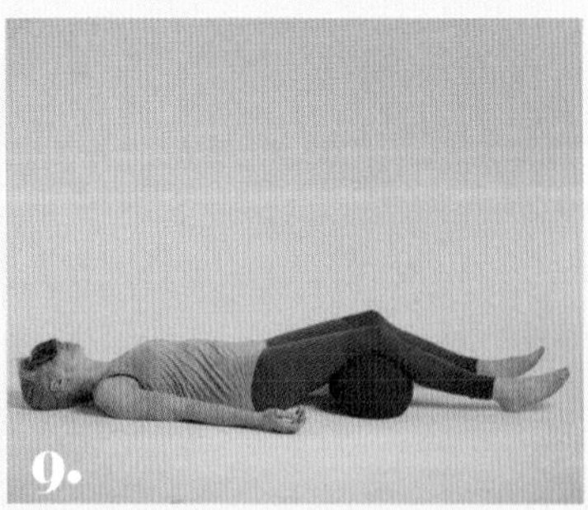
9.

Fokus für das Sakralchakra während der Praxis

- Die beanspruchte Körperregion ist der Unterbauch beziehungsweise der Bereich von Hüfte und Lende.
- Gedehnt und geöffnet wird mit Vor- und Rückbeugen.
- Richte deine Aufmerksamkeit auf ein bewusstes Entspannen aller wahrnehmbaren Muskelanspannungen im ganzen Körper.
- Wenn alle Muskeln entspannt sind, richte den Fokus immer wieder auf den Unterbauch zum Svadhisthana-Chakra und zum Atem.

Hinweis: Versuche während der Praxis immer wieder, die tiefen, ruhigen Atemzüge genüsslich in dir weit werden zu lassen und dir innerlich zuzulächeln. Beobachte, wie »es dich atmet«, und genieße diese natürliche Aktivität deines Körpers. Lasse den Atem fließen, ganz ohne dein Zutun.

Tipp: Mache eine Audioaufnahme, bei der du dir selbst einmal die folgende Anfangsentspannungsanleitung vorliest. Beende die Aufzeichnung mit einem Klang, zum Beispiel mit einem von dir gechanteten Om oder mit dem sanften Anschlagen einer Klangschale. Spiele die Aufnahme ab, bevor du mit der Yin-Yoga-Asana-Praxis beginnst. Dies ist deine Anfangsentspannung. So kannst du dich von deiner eigenen Anleitung führen lassen und dich ganz von deinen Worten getragen fühlen.

1. Shavasana **2.** Schmetterling-Vorbeuge **3.** Reh-Vorbeuge **4.** Libelle-Vorbeuge **5.** Schulterbrücke – halbe Sattelvariante **6.** Schmetterling in Bauchlage **7.** Schnecke **8.** Rückenlage mit aufgestellten Beinen **9.** Shavasana

1. Shavasana – Anfangsentspannung zur Wahrnehmungslenkung und Energieaktivierung im Sakralchakra

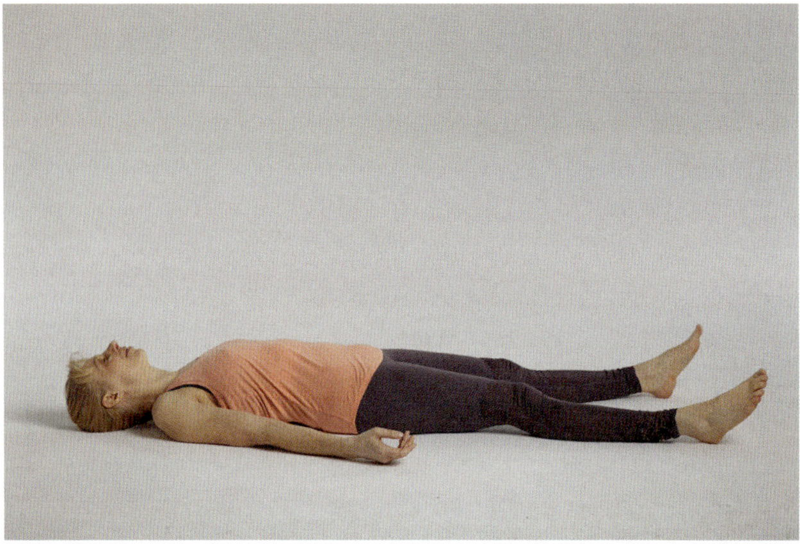

Lege dich auf den Rücken, platziere die Hände neben deinem Körper und drehe die Handflächen nach oben.

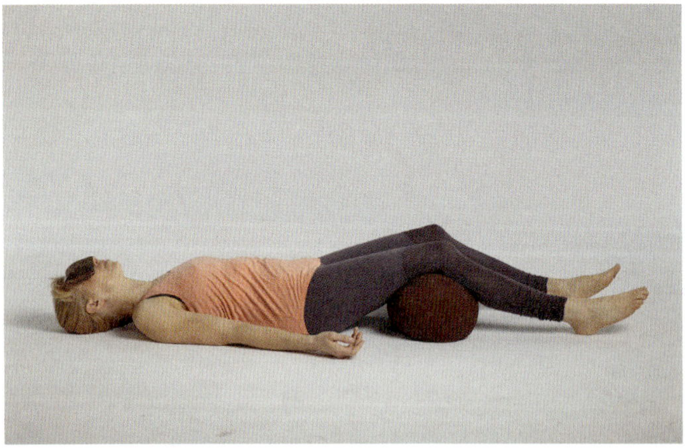

Alternative

Wenn du magst, lege dir ein Augenkissen auf die geschlossenen Augen und eventuell ein Kissen unter die Knie.

- Nimm die Shavasana-Position ein. Beginne damit, deinen natürlich fließenden Atem zu beobachten. Sieh einfach nur dabei zu, wie es dich atmet, ohne einzugreifen. Gib dich dabei dem Genuss hin, dass dein Atem fließt, ganz ohne etwas dafür tun zu müssen, wie dein Körper für dich atmet.
- Wenn du merkst, wie dein ganzes System langsam zur Ruhe kommt, legst du die Hände auf deinen Unterbauch (unterhalb deines Bauchnabels). Atme einige Male (mindestens 10 Atemzüge, gern länger) bewusst und langsam zu deinem Sakralchakra ein und aus. Mit der Einatmung stelle dir vor, wie sich dieses Energiezentrum ausdehnt und angenehm weit wird (sanft, nicht übertrieben). Mit der Ausatmung stelle dir vor, wie alle Blockaden aus diesem Bereich sich lösen dürfen. Genieße deine Wahrnehmung, du darfst es einfach zulassen und loslassen.
- Nach einigen Atemzügen stelle dir vor, wie du einatmend reine, frische Energie (Prana) in deine Hände einatmest und diese ausatmend in dein Svadhisthana-Chakra fließen lässt. Bleibe bei dieser Atmung für etwa 10 bis 20 Atemzüge. Dann lege die Hände links und rechts neben deinem Körper auf dem Boden ab, die Handflächen sind nach oben gedreht, und lasse diese Energiewahrnehmung noch einige Momente lang auf dich wirken, bevor du mit der Praxis beginnst.
- Ziehe dann zuerst langsam ein Knie nach dem anderen zu deiner Brust heran und massiere mit ein paar tiefen Atemzügen deinen Rücken am Boden rollend. Dabei kannst du die Knie kreisen oder einfach nur zur Brust herangezogen halten. Wenn sich dein Rücken gut anfühlt, rollst du dich auf oder kommst über die Seitenlage zum Sitzen hoch.

2. Schmetterling-Vorbeuge

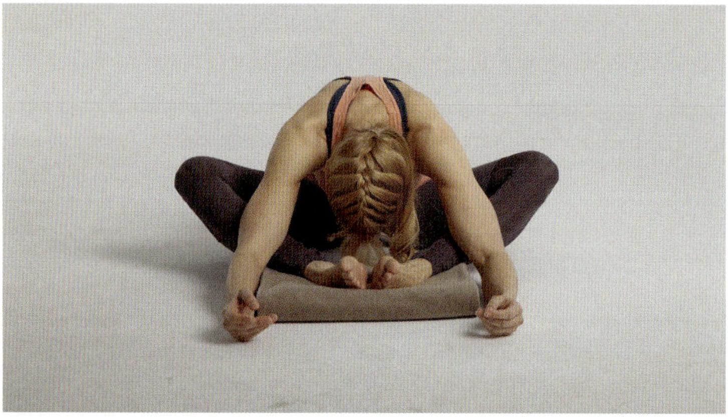

- Setze dich auf die Matte. Lege beide Fußsohlen aneinander und lasse deine Knie entspannt nach außen fallen.
- Lasse zwischen deinen Fersen und dem Becken etwa eine Unterschenkellänge Platz. Lege dir eventuell eine Decke unter die Knöchel.
- Lasse den Oberkörper mit rundem Rücken langsam nach vorn in Richtung Boden sinken.
- Lasse beide Beine bis über das Gesäß und in den Rücken hinauf vollkommen entspannt. Lasse es zu, dass sich über die Schwerkraft der Oberschenkel die Hüften sanft öffnen. Kopf, Schultern, Oberkörper und Arme bleiben ebenfalls entspannt.
- Verweile 3 bis 5 Minuten in dieser Position.

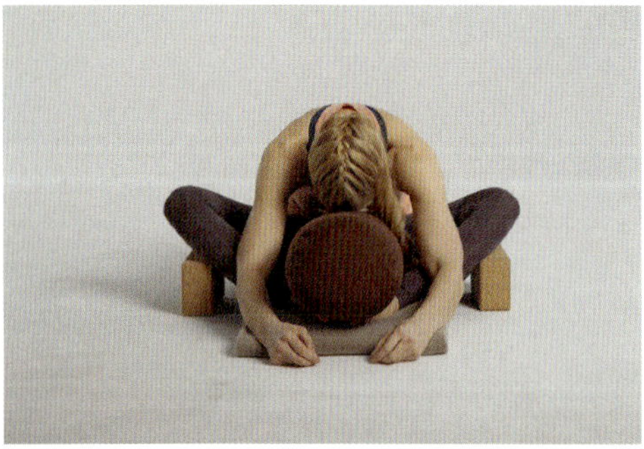

Alternative

Wenn du einen eventuell unangenehmen Zug in den Hüften und Leisten spürst, entlaste diesen Bereich, indem du dir Blöcke unter die Knie legst. Lege den Kopf gern auf einen Block oder ein Kissen ab, vor allem bei Schmerzen oder Problemen mit der Halswirbelsäule.

3. Reh-Vorbeuge

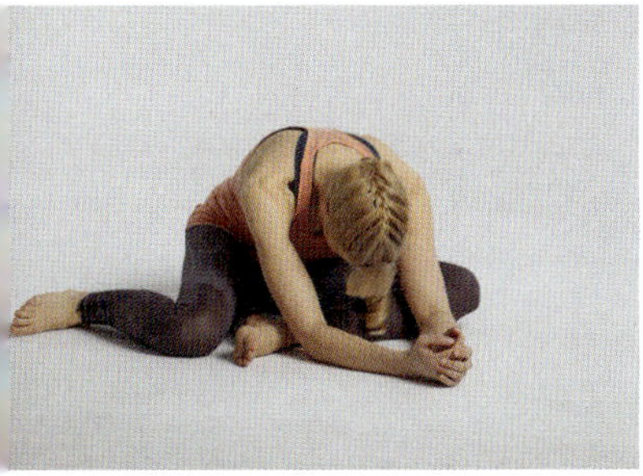

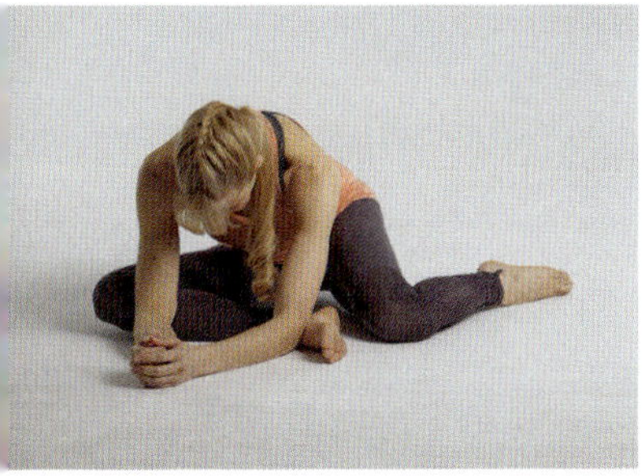

- Setze dich auf die Matte. Winkle das linke Bein vor dir an. Versuche, in etwa einen rechten Winkel zwischen Ober- und Unterschenkel zu halten. Es entsteht eine Außenrotation im linken Hüftgelenk.
- Lege dein rechtes Bein angewinkelt mit dem Fuß nach hinten, sodass das rechte Hüftgelenk nach innen rotiert. Variiere den Winkel zwischen Ober- und Unterschenkel beim rechten, nach hinten gerichteten Bein; achte dabei darauf, dass es für dein rechtes Knie angenehm ist. Je näher du hier die Ferse zum Gesäß ziehst, desto entspannter wird die Position für Hüfte und Knie. Wenn du den Winkel im Knie größer hältst und der Abstand der Ferse zum Gesäß größer ist, kannst du die Dehnung intensivieren.
- Lasse den Oberkörper mit rundem Rücken langsam nach vorn zu deinem linken Fuß sinken. Halte beide Sitzbeinhöcker möglichst am Boden.
- Lasse beide Beine bis über das Gesäß und in den Rücken hinauf vollkommen entspannt. Lasse es zu, dass sich die Hüften über die Schwerkraft deiner Gesäßhälften in den Boden sanft asymmetrisch – links nach außen und rechts nach innen – rotierend öffnen.
- Kopf, Schultern, Arme und Oberkörper bleiben ebenfalls entspannt.
- Verweile 3 bis 5 Minuten in dieser Position und wechsle dann die Seite.

Hinweis: Versuche, während der ganzen Übungszeit das Gesäß am Boden zu halten.

Alternative

Lege dir eine Decke unter das Gesäß und einen Block oder ein Kissen unter den Kopf, um den Nacken zu schonen.

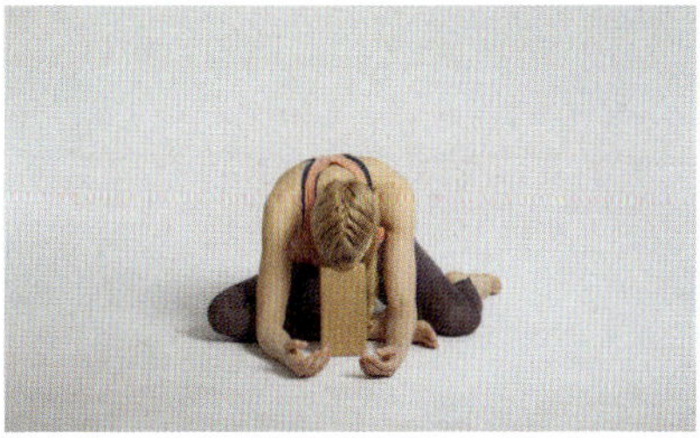

4. Libelle-Vorbeuge

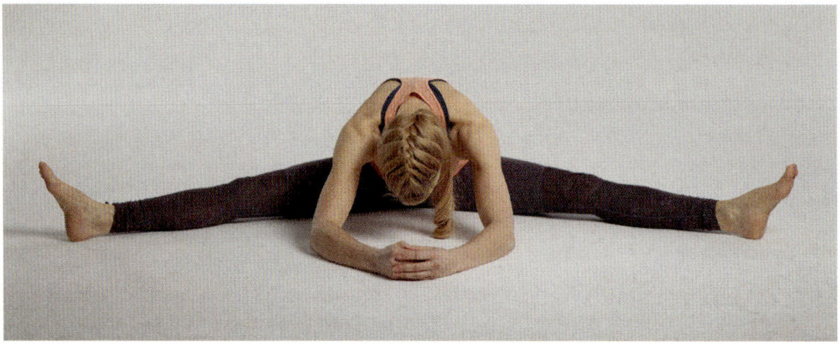

- Setze dich auf die Matte. Strecke die Beine in eine Grätsche.
- Lasse den Oberkörper mit rundem Rücken langsam nach vorn zwischen die Beine absinken. Lasse beide Beine, die Hüften und Leisten bis über das Gesäß und in den Rücken hinauf vollkommen entspannt.
- Kopf, Schultern und Oberkörper bleiben ebenfalls entspannt. Lasse die sanfte Öffnung und Dehnung in deinen Hüften und Beininnenseiten über die Schwerkraft des Oberkörpers, des Kopfes und der Arme zu.
- Verweile 3 bis 5 Minuten in dieser Position.

Alternative

Lege eine gefaltete Decke oder einen Block unter dein Gesäß, damit du leichter in die Vorbeuge sinken kannst. Dabei wird dein Becken automatisch ein wenig nach vorn gekippt. Lege den Kopf gern auf einen Block oder ein Kissen ab, vor allem bei Schmerzen oder Problemen mit der Halswirbelsäule.

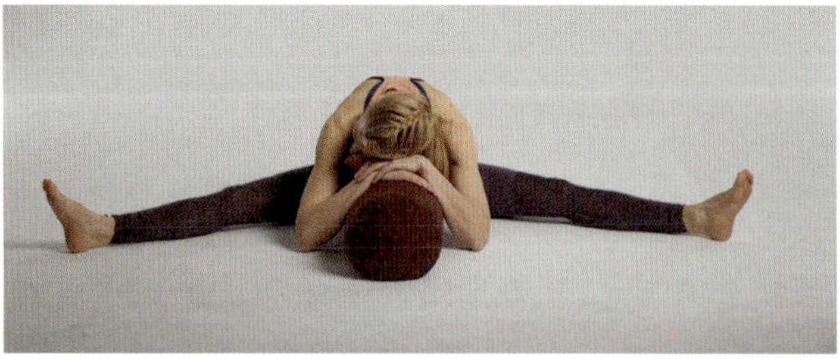

5. Schulterbrücke – halbe Sattelvariante

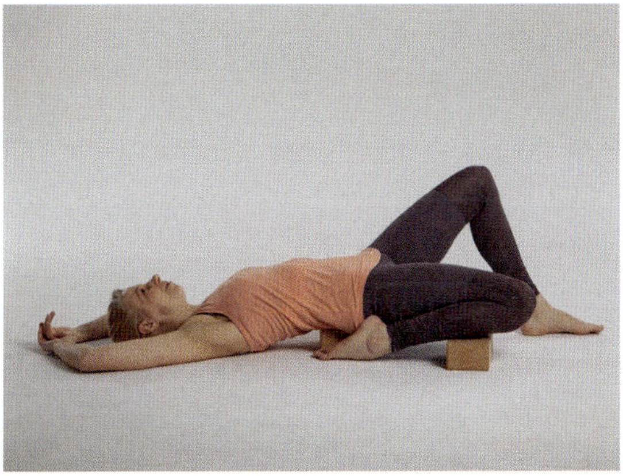

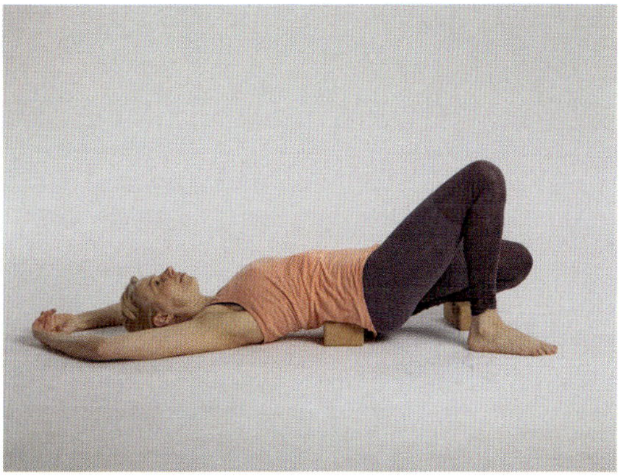

- Lege dich auf den Rücken und stelle die Füße vor dem Gesäß auf. Hebe dein Gesäß so weit hoch, dass du dir einen Block unters Kreuzbein zwischen Gesäß und unterem Rücken legen kannst, und lege dich dann darauf ab.
- Lasse dein linkes Bein mit dem Fuß vor dem Gesäß aufgestellt und lege den rechten Fuß sanft mit dem Fußrist neben deiner rechten Hüfte auf dem Boden ab.
- Lege dir einen Block unter das rechte Schienbein oder Knie.
- Lasse beide Hüftknochen, die Beine, das Gesäß sowie den Rücken vollkommen entspannt. Das rechte Knie darf zum Boden hin schwer werden und die Dehnung im vorderen rechten Oberschenkel angenehm intensivieren. Lasse die Beine bis in die Fußspitzen hinein entspannt.
- Kopf, Schultern, Arme und Oberkörper bleiben am Boden und sind ebenfalls entspannt.
- Lasse den unteren Rücken und das Gesäß angenehm schwer in den Block hineinsinken und entspanne auch die Bauchmuskulatur.
- Verweile 3 bis 5 Minuten in dieser Position und wechsle dann die Seite.

6. Schmetterling in Bauchlage

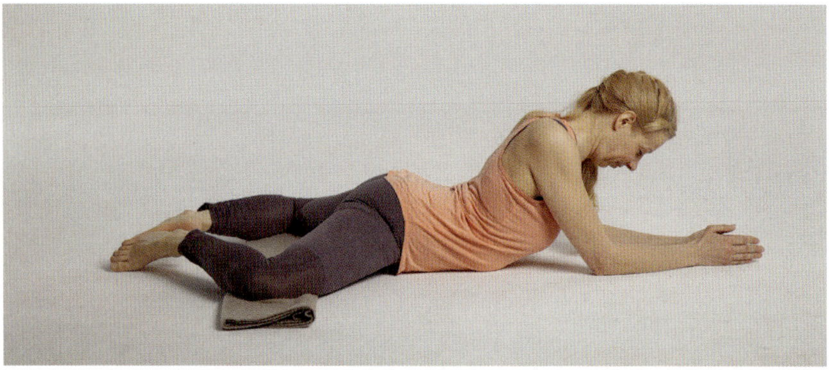

- Lege dich auf den Bauch und polstere die Knie mit einer Decke. Stütze dich auf den Unterarmen ab und winkle die Beine nach oben an.
- Ziehe die Knie ein wenig auseinander und lege die Fußsohlen aneinander.
- Lasse die Füße langsam nach unten Richtung Boden absinken. Das Becken bleibt dabei auf dem Boden liegen. Lasse Beine und Füße mit der Schwerkraft nach unten sinken und lasse damit die Dehnung und Öffnung in den Hüften zu.
- Entspanne den ganzen Rücken, das Gesäß und die Beine vollständig.
- Verweile 3 bis 5 Minuten in dieser Position.

Alternative

Platziere die Füße auf ein Kissen oder einen Block und lege den Oberkörper und Kopf auf dem Boden ab.

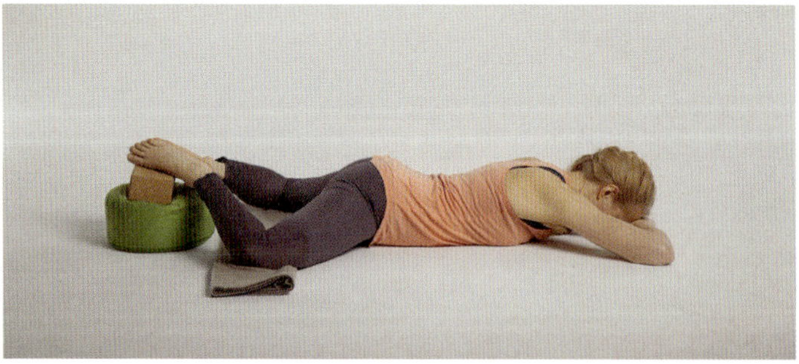

7. Schnecke

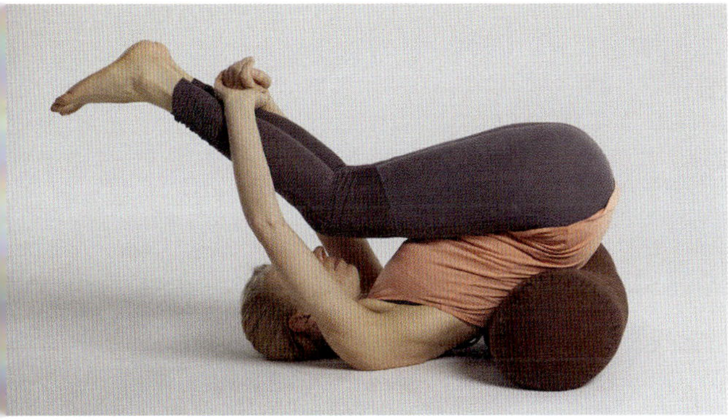

- Lege dich auf den Rücken und stelle die Füße vor dem Gesäß auf. Hebe das Gesäß so weit hoch, dass du dir ein Kissen unter den Rücken legen kannst, und lege dich dann darauf ab.
- Ziehe langsam ein Knie nach dem anderen zur Brust heran und strecke dann beide Beine vorsichtig über den Kopf nach hinten aus. Halte die Beine dabei entspannt geschlossen.
- Wenn es sich gut für dich anfühlt, kannst du nach und nach das Kissen weiter zum oberen Rücken schieben. Lasse den Rücken auf dem Kissen liegen und umarme deine Oberschenkel oder greife die Waden oder deine Füße.
- Entspanne den Kopf und die Schulterblätter auf dem Boden und lasse den Rücken in das Kissen hineinsinken. Halte Schultern, Arme, Beine und Gesäß ebenfalls vollkommen entspannt. Lasse die sanfte Dehnung in deiner Körperrückseite zu.
- Verweile 3 bis 5 Minuten in dieser Position.

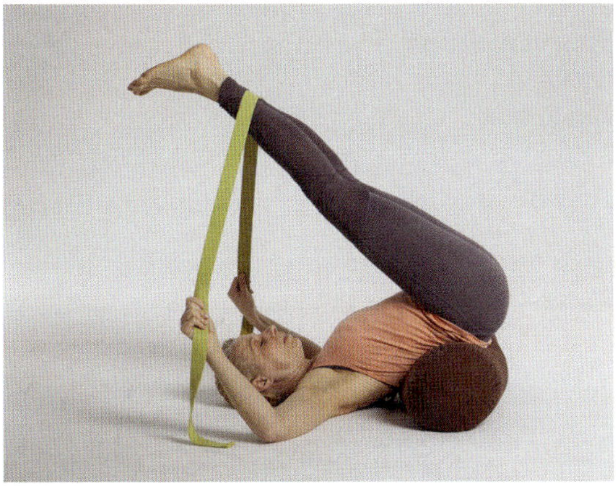

Alternative

Lege einen Gurt um die Beine oder Füße und halte ihn mit beiden Händen fest.

8. Rückenlage mit aufgestellten Beinen

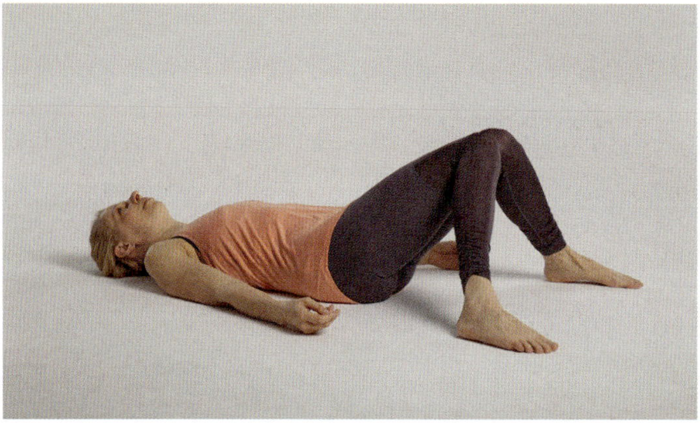

- Lege dich auf den Rücken. Stelle beide Beine bequem auf.
- Platziere die Füße etwa mattenbreit oder ein wenig breiter und lasse dann langsam die Knie zueinander sinken.
- Lasse Kopf, Arme, Oberkörper und Gesäß vollkommen entspannt auf der Matte, und auch die Beine und Füße bleiben entspannt. Lasse die angenehme Weite und Dehnung im Bereich des Kreuzbeins – der Iliosakralgelenke – in dieser sanften Hüftinnenrotation zu.
- Verweile 3 bis 5 Minuten in dieser Position.

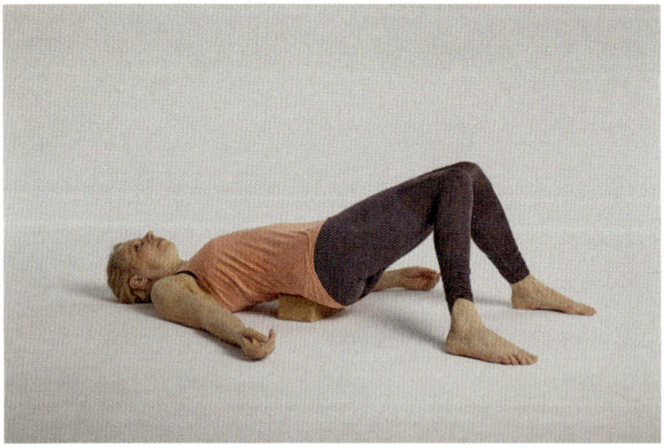

Alternative

Lege dir einen Block zwischen Gesäß und unterem Rücken unters Kreuzbein.

9. Shavasana

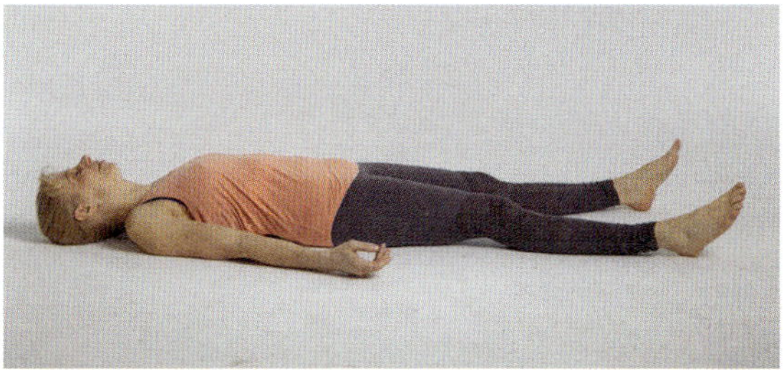 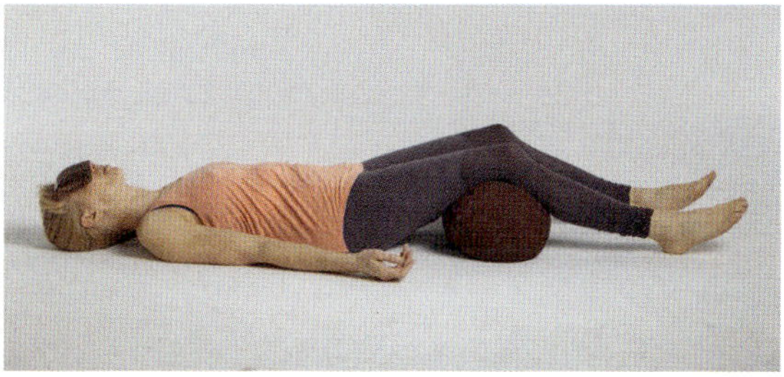

Beende die Sequenz wieder entspannt in der Rückenlage. Strecke entweder die Beine auf dem Boden aus oder lege dir die Rolle unter die Knie. Verweile hier in Stille für etwa 10 Minuten oder wähle die Audiodatei.

Meditation zum Sakralchakra

Hier leitet dich meine Stimme durch deine Endentspannung zur sanften Vertiefung der Achtsamkeit auf das Sakralchakra. Diese geführte, kurze Entspannungsmeditation hat eine wohltuende, sanft stimulierende Wirkung auf dein Sakralchakra. Während dieser Meditation wird der Fokus gezielt auf die Körperregion rund um dein Kreuzbein, zum Svadhisthana-Chakra, gelenkt. Dadurch wird dieses Chakra in einen harmonischen und ausgeglichenen Zustand gebracht. Dies geschieht durch Farbvisualisierungen, Atemlenkung und positive Affirmationen, die mit diesem Chakra in Verbindung stehen. Indem du angeleitet wirst, dich bewusst auf dein zweites Chakra zu konzentrieren, und seine spezifischen Qualitäten von mir kurz angesprochen werden, kannst du ein tieferes Verständnis für deinen eigenen Energiekörper entwickeln. Es führt zu einem Gefühl der Entspannung, Ausgeglichenheit und inneren Ruhe. Gleichzeitig können sich auch emotionale Blockaden lösen und ein gesteigertes Bewusstsein für das eigene Wohlbefinden entstehen.

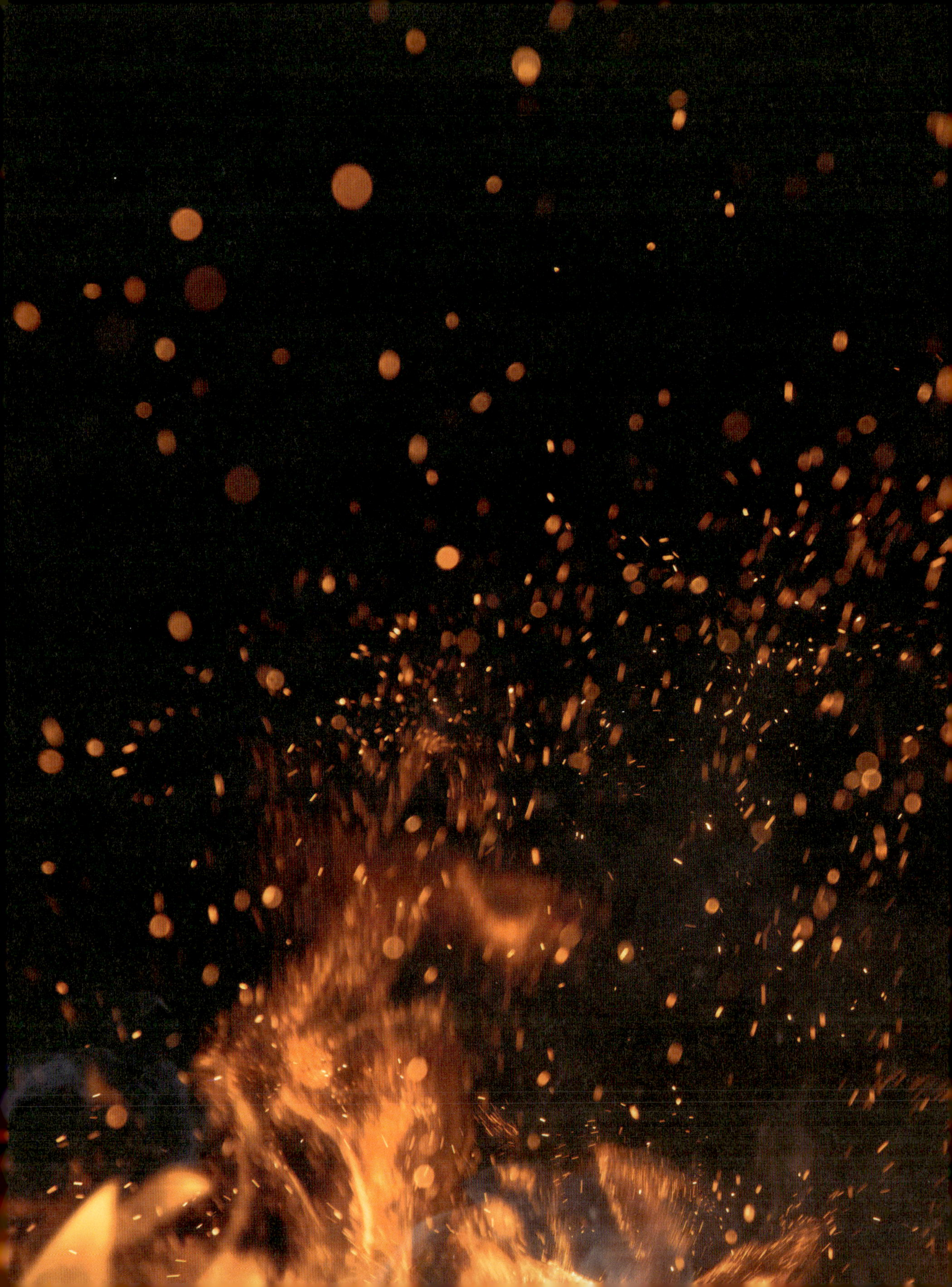

Kapitel 5

Manipura-Chakra – das Nabelchakra

Selbstvertrauen, Mut, Willensstärke - essenziell für die individuelle Stärke

Das dritte Chakra wird auch Nabel- oder Solarplexus- beziehungsweise Sonnengeflechtchakra genannt, denn »Solarplexus« heißt wörtlich übersetzt »Sonnengeflecht«. Der Sanskritname setzt sich aus den Wörtern *mani*, was mit »Juwel« übersetzt wird, und *pura*, was »Wohnsitz«, »Stadt«, bedeutet, zusammen. Dieses Chakra wird als Juwel bezeichnet, weil es als Energiezentrale oder als Chakra der Kraft und Gesundheit gilt. Dass die Gesundheit im Darm liegt oder dass der Darm das »Gesundheitsorgan« ist, wusste schon Hippokrates, und es ist auch in den letzten Jahren immer mehr in den Fokus gerückt. Die Energie aus diesem Chakra wird oft mit der Sonne oder dem Feuer verglichen – es assimiliert und speichert die Lebensenergie und verteilt sie überallhin, wie ein Juwel, das das Licht in alle Richtungen reflektiert. Das Manipura-Chakra ermöglicht es, die Lebenskraft zu kanalisieren. Feuer oder Sonne bringen Wärme und Licht. Beides ist wichtig für das Leben; Insbesondere das Licht ist wichtig, um sehen zu können. So ist das zu Manipura gehörende Sinnesorgan das Auge, der Sehsinn. Es geht um das Sehenkönnen dessen, wer wir sind, um unsere Selbstsicht.

Wenn du dir unsicher bist, mit welchem Chakra du zu üben beginnen sollst, wähle das Manipura-Chakra. Blockaden, die auf dieser Ebene gelöst werden, lösen oft ganz von selbst Disbalancen anderer Chakren mit.

Das Nabelchakra ist unsere innere Kraftquelle. Die Energie unterstützt und fördert unsere Aktivität, Tatkraft und Umsetzungsstärke. Wenn wir unser Leben aktiv gestalten, fördert das unser Selbstwertgefühl und unsere Selbstwertschätzung. Dieses Zentrum, dem das Element Feuer zugeordnet wird, sorgt für innere Wärme und speicherbare Energie. Es steuert und assimiliert auf physischer Ebene auch unsere Verdauung. Zudem hat es Einfluss auf unsere Immunabwehr, indem es auf Magen und Darm wirkt und auf unser Nervensystem. Das Manipura-Chakra steht damit in direktem Zusammenhang mit unserer körperlichen und geistigen Gesundheit. Entsprechend der Verdauung sorgt es auch für die Verarbeitung unserer Gedanken und wirkt somit besonders unterstützend auf das Emotionszentrum (zweites Chakra). Die mehr dem Animalischen und Instinkthaften zugeordnete Energie, die aus den beiden unteren Chakren aufsteigt, wird hier transformiert, hin zur beginnenden Bewusstheit des Menschseins und seiner darüber hinausgehenden Fähigkeiten und Möglichkeiten. Somit wird das Nabelchakra auch Bauchhirn genannt. Wir setzen uns Ziele, haben Ideen, die über das rein Notwendige weit hinausgehen, und entwickeln die Kraft, den Mut und die Macht, diese zu verwirklichen.

Allgemeine Zuordnungen	
Hauptaspekte	Diese Aspekte beziehen sich auf unser unteres Selbst, unseren Selbstwert, unsere Verdauung und den Stoffwechsel. Als Gehirn des Körpers (Ego) ist es das Energiezentrum für persönliche Macht und Transformation im Sinne von persönlichem Wachstum.
Lebensthemen	Hier geht es darum, das Leben nach den eigenen Vorstellungen zu gestalten, sich seiner selbst bewusst zu werden, unterstützt durch die Aktivität, die das Selbstwertgefühl erweckt; es geht auch um Sensibilität und Gefühlskontrolle mithilfe der Verarbeitung von Gedanken und um Persönlichkeitsbildung und Entschlossenheit.
Farbe	Gelb
Grobstoffliches Element	Feuer. Es symbolisiert Energie, Stärke und Willenskraft und damit die Qualitäten des Solarplexuschakras.
Bewegung der Lebenskraft	Samana Vayu (kreisend)
Mondphase	zunehmender Mond

Allgemeine Zuordnungen	
Symbol 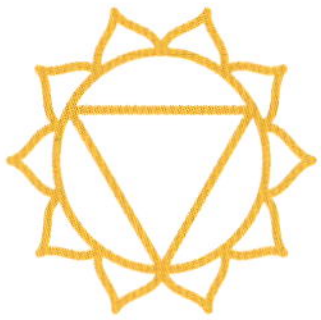	Zehn gelbe Lotusblütenblätter (manchmal auch blau dargestellt), in denen ein nach unten zeigendes Dreieck liegt. Die zehn Lotusblütenblätter symbolisieren verschiedene Aspekte, die mit diesem Chakra verbunden sind, und so steht jedes Blütenblatt für eine bestimmte Energie, die im Manipura-Chakra zum Ausdruck kommen kann, wie Kraft, Mut, Selbstvertrauen oder Kontrolle. Das nach unten zeigende Dreieck symbolisiert sowohl das Element Feuer als auch die aufsteigende Energie, die von den Wurzeln der Chakren aufsteigt und sich im Manipura-Chakra manifestiert.

Körperregion und physische Funktionen	
Lage im physischen Körper	Lendenwirbelsäulenbereich, Solarplexusbereich, zwischen Nabel und dem unteren Ende des Brustbeins
Sinnesorgan und Sinn	Augen, Sehsinn im Sinne des Herstellens einer Verbindung zur Persönlichkeitserkenntnis und zum Willen
Aktionsorgan	Anus
Zugeordnete Körpersubstanz	»Kraft«, dies betrifft das Fleisch in Form der Muskeln und ihrer Funktion.
Zugehörige Organe und Drüsen	Verdauungsorgane, Bauchspeicheldrüse, Galle, Leber, Magen, Milz
Physische Funktionen	▶ Unterstützt die Bauchspeicheldrüse, die das Hormon Insulin produziert, und damit die Regulation des Kohlenhydratstoffwechsels über den Blutzuckerspiegel. ▶ Unterstützt das Zentralnervensystem. ▶ Unterstützt das Verdauungssystem. ▶ Unterstützt das Immunsystem und die Muskeln, darunter auch den Hauptatemmuskel, das Zwerchfell.

Zugehörige Organe und Drüsen

Zum Verdauungstrakt gehören folgende Organe: Der Magen produziert Magensäure und Enzyme und bildet den Speisebrei. Die Leber produziert Galle, die in der Gallenblase gespeichert und dann in den Dünndarm abgegeben wird. Sie hilft bei der Verdauung von Fetten. Die Bauchspeicheldrüse produziert Enzyme, die ebenfalls in den Dünndarm abgegeben werden und bei der Verdauung von Proteinen, Fetten und Kohlenhydraten helfen. Der Dünndarm absorbiert mithilfe der Flüssigkeiten aus Leber, Gallenblase und Bauchspeicheldrüse die Nährstoffe aus dem Nahrungsbrei, die von hier in die Blutbahn und das Lymphsystem aufgenommen werden. Der Dickdarm nimmt Wasser, Elektrolyte und einige Vitamine aus dem Speisebrei auf und bildet daraus den Stuhl. Die Milz hat eine wichtige Funktion für das Immunsystem, bei der Blutbildung, beim Abbau von alten Blutzellen und bei der Blutspeicherung und spielt eine wichtige Rolle bei der Aufrechterhaltung der Gesundheit und des Gleichgewichts im Körper.

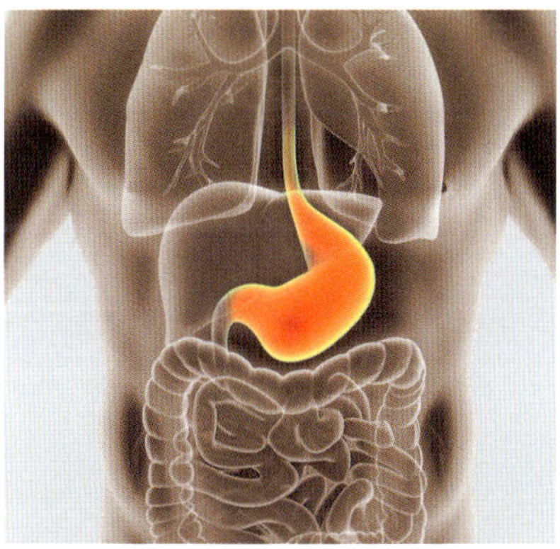

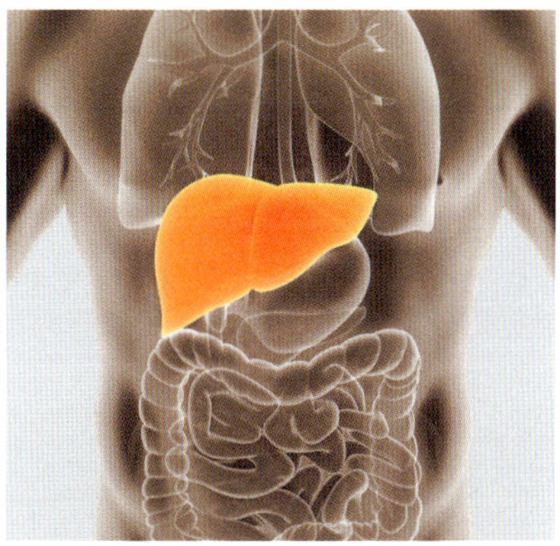

Abbildung links:
Der Magen ist im oberen Teil des Bauchraums und liegt im linken Oberbauch, direkt unterhalb des Zwerchfells.

Abbildung rechts:
Die Leber befindet sich größtenteils im rechten Oberbauch unterhalb des Zwerchfells.

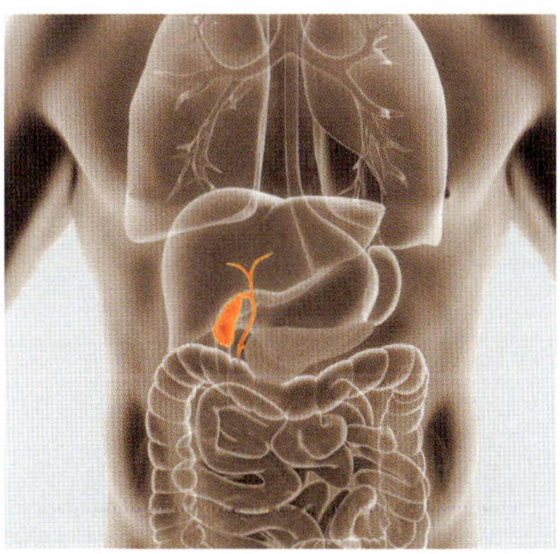

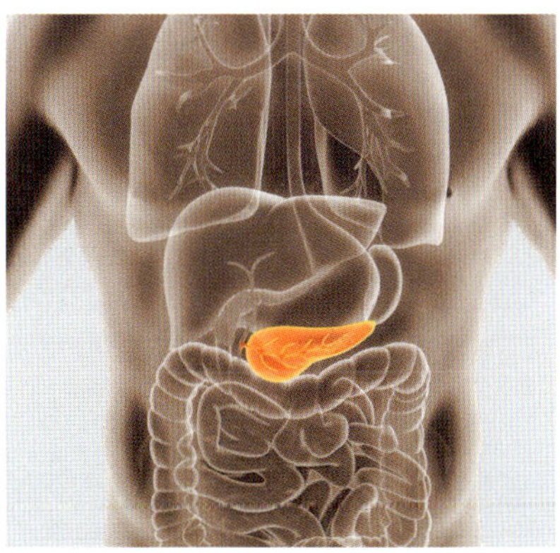

Abbildung links:
Die Gallenblase liegt direkt unterhalb der Leber und ist über den sogenannten Gallengang mit dem Pankreas verbunden.

Abbildung rechts:
Die Bauchspeicheldrüse (Pankreas) liegt im Oberbauch hinter dem Magen und ist eine endokrine Drüse.

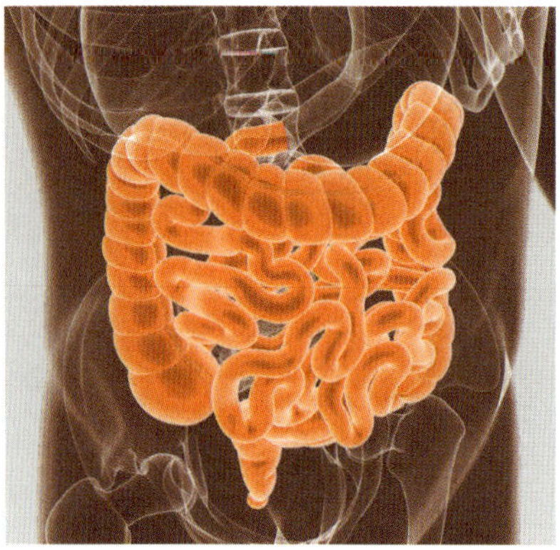

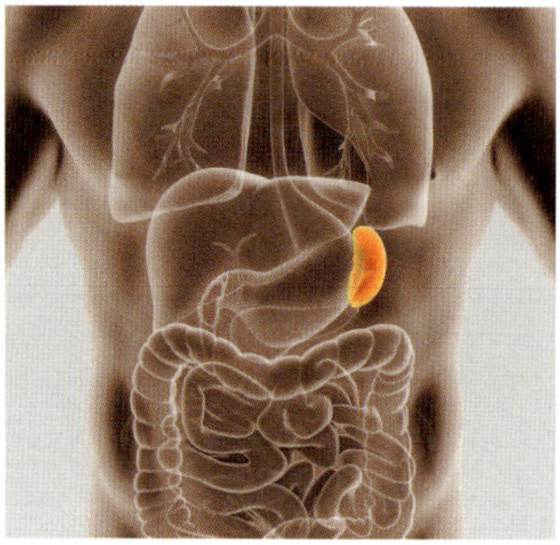

Abbildung links:
Der Dünndarm mit seinen drei bis sechs Metern wird vom circa 1,5 Meter langen Dickdarm umgeben.

Abbildung rechts:
Die Milz befindet sich im linken und oberen Teil des Bauchraums, unterhalb des Zwerchfells und direkt hinter dem Magen.

Psychologische und mentale Funktionen	
Hauptaspekte	Hier geht es um das Finden oder Erkennen unserer Individualität, unserer Stärke, Willenskraft, aber auch um die Kraft für beruflichen Erfolg und damit unsere innere Stärke; Selbstvertrauen und Selbstkontrolle sind zentrale Themen. Es geht darum, wie wir unsere persönlichen Ziele verfolgen, Entscheidungen treffen und unser Selbstwertgefühl stärken.
Merkmale	Selbstbewusste Ausstrahlung und Mut. Auch die Fähigkeit, sich durchsetzen zu können, sowie sich selbst in Bezug auf Emotionen für ein friedliches, intelligentes Miteinander kontrollieren und beherrschen zu können, sind psychologische Merkmale des Solarplexuschakras. Es steht in Beziehung mit dem Sehen, der Erkenntnis unseres Egos in Form von Selbsterkenntnis und Differenzierung zu unserem wahren Selbst.

Im Manipura-Chakra wird das Ego (*Ahamkara* = wörtlich »Ich-Macher«, das Ich-Bewusstsein) verortet. Dieses Ego wird oft als etwas Negatives bewertet, das es loszuwerden heißt. Aber das Ego kann man nicht loswerden, und das soll und braucht man auch nicht. Es ist ein wichtiger Teil unseres Menschseins und unseres Bewusstseins, der Individualität. Das Ego ist das, was aus Gedanken ein Bild, eine Vorstellung von sich selbst erschafft. Dies kann auf vielfältige Weise geschehen. Hierzu gehören auch Rollenbilder, also Rollen, die wir im Leben einnehmen, zum Beispiel als Mutter, Tochter, Chef, Musiker, mutige Heldin oder wissende Lehrerin und so weiter. Diese Rollenbilder sind individuell unterschiedlich und können entweder Einzigartigkeit oder Gruppenzugehörigkeit erzeugen.

Ohne Ego könnte sich ein Mensch nicht im sozialen Gefüge behaupten. Jeder hat hier seine Rollen zu finden und kann an ihnen wachsen. Es ist wichtig für die Gesellschaft, dass wir als Individuen in dieser Welt miteinander leben. So können unsere unterschiedlichen Stärken und Fähigkeiten einen Teil zum Gesamtwohl beitragen. Die gesamte Entwicklung der Menschheit wäre nicht möglich gewesen, wenn wir alle die eine selbe Fähigkeit und Stärke hätten. Die einen sind zum Beispiel besonders geschickt im Handwerklichen, andere können besonders gut mit Zahlen umgehen. Manche Menschen interessieren sich für die Geschichtsschreibung oder für technische Entwicklungen. Andere sind gute Lehrer oder können Pläne gut umsetzen. Es ist wichtig, dass wir in der Gesellschaft alle unsere unterschiedlichen Interessen und unsere Individualität finden, leben und ausleben können. Diese Vielfalt ist wichtig für uns alle und schafft Verbindung, sie ermöglicht Entwicklung als Gemeinschaft.

Was es auf der Ebene des Manipura-Chakras zu lernen gilt, ist, das Ego zu verstehen und es in einem gesunden Maße zu leben. Wir entwickeln uns in der Gesellschaft in Gruppen, und da finden sich diejenigen zusammen, die gemeinsam etwas schaffen, was gut und wichtig ist. Jeder von uns hat das Bedürfnis, irgendeiner Gruppe zugehörig zu sein. Leider ist es oft so, dass in solchen Gruppen einige darunter sind, deren Manipura-Chakra unkontrolliert und unreflektiert stark aktiv ist, was dazu führt, dass es Anführer gibt, die andere Gruppen zu »Feinden« erklären. Das kann im Kleinen zu Streitigkeiten führen, zu tief gehenderen Auseinandersetzungen bis hin im Großen zu Kämpfen oder kriegerischen Auseinandersetzungen.

Gehen wir von den Gruppen wieder zurück zum Einzelnen und wie wir unseren Ahamkara (Ich-Macher, Ich-Bewusstsein) besser verstehen können. Das Ego unterstützt uns dabei, die Gedanken, die zu Emotionen werden (Seiten 103–105), zu »verdauen« und konstruktiv zu verwerten. Ideen und Ziele entstehen. Wir setzen uns hier in unserem Erschaffen dessen, wer wir sind, ganz klar in eine Differenzierung zu den anderen und finden unseren Selbstwert und damit das, was uns im Vergleich zu anderen auszeichnet. Die Fähigkeit, Emotionen zu verdauen, macht dieses Chakra zu unserem sogenannten Bauchhirn. Wir lernen, unsere Stärken und unsere Macht kontrollierend und bewusst steuernd einzusetzen, um im Leben voranzukommen. Das Erreichen von (Karriere-)Zielen wird beispielsweise über diese feurige Energie und unser Ego unterstützt.

Worauf es beim Aktivieren dieser Energie ankommt, ist das Wissen, dass wir unsere Willenskraft und Stärke immer nur so weit einsetzen, dass sie keinem anderen schaden. Es ist wichtig, dass wir unser Ego stärken, um selbstbewusst und mit einem guten Selbstwertgefühl leben zu können. Dies ist auch unerlässlich für unsere psychische Gesundheit. Gleichzeitig sollte diese Energie nicht überhandnehmen, sodass die Selbstkontrolle gewahrt bleibt, unkontrollierte Temperamentausbrüche vermieden werden und genügend Raum zur Reflexion bleibt. Wenn diese Energie im Übermaß vorhanden ist, zeigt sie sich in übertriebenem Stolz, blinder Durchsetzungswut, Kontrollsucht oder Manipulation. Das Ego ist ein Teil des Menschseins, aber es ist wichtig, dass wir uns nicht mit unserem Ego und damit den Bildern und Vorstellungen von uns selbst zu stark identifizieren. Das Manipura-Chakra verleiht die Fähigkeit, ein Ich-Bewusstsein zu entwickeln, das Bewusstsein, dass – und worin – wir uns von anderen unterscheiden. Es verleiht die Kraft zur Entwicklung eigener Stärken und den Mut und Willen, individuelle Interessen zu verfolgen, was zum Wohle der Gemeinschaft aller Lebewesen beitragen kann. Wir sind nicht unser Ego. Das Ego ist lediglich eine Vorstellung, die aus dem Zusammenwirken von Manas (Gedanken) und Ahamkara (Ich-Macher) entsteht. Zur Erinnerung: Gedanken entstehen aufgrund der sinnlichen Wahrnehmung all dessen, was von außen über unsere Sinnesorgane aufgenommen wird. Diese sinnliche Wahrnehmung ist immer da, sie kann nicht ausgeblendet werden. Auch kann der Mensch nicht nicht denken.

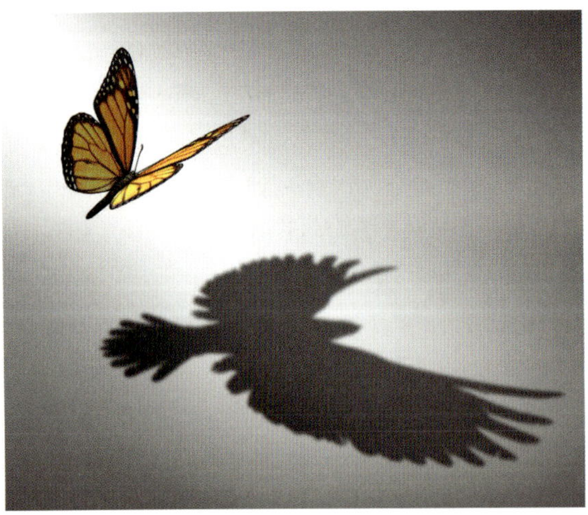

Das Ego ist eine Vorstellung, die du von dir hast und mit der du dich von anderen unterscheidest, ein Bild, das aus deinen Gedanken entsteht.

Die Entwicklungsphase vom 14. bis zum 21. Lebensjahr

In der Zeit der Pubertät bis hin zum jungen Erwachsenenalter lernen wir uns im sozialen Gefüge zu behaupten und einzuordnen. Gruppenzugehörigkeit und soziale Kompetenz sind die bestimmenden Themen dieser Entwicklungsphase. Wir finden heraus, ob wir eher Anführer oder Begleiter sind. Unser Selbstwertgefühl und unser Selbstvertrauen entwickeln sich aufgrund unserer Leistungen, die wir zum Beispiel in der Schule und später im Beruf erbringen. Wenn wir uns frei nach unseren Stärken entwickeln dürfen, werden wir es im späteren Verlauf leichter haben, uns selbst zu lieben und zu schätzen. Wenn wir in Bereiche gezwungen werden, in denen wir in der Entwicklung unserer individuellen Fähigkeiten gehemmt werden, kann das in der Folge zu Unsicherheiten führen. Oft fällt es Menschen dann schwer zu wissen, wozu sie fähig sind, was ihnen liegt und was sie können. So jemand ist dann vielleicht in einem Bereich tätig, in dem er unglücklich ist, oder es fällt ihm schwer, die an ihn herangetragenen Aufgaben zu bewältigen.

Das kann zu einer Überforderung bis hin zum Burn-out führen. Es ist wichtig, dass wir in dieser Phase lernen, uns durchzusetzen und Entscheidungen zu treffen, die vielleicht den Eltern oder der Gesellschaft fremd scheinen oder unlieb sind. Wer sich »verbiegen« muss, um akzeptiert zu werden, und sich nicht individuell entwickeln kann, kann vielleicht im späteren Leben mit Gefühlen des Selbstzweifels bis hin zu Selbsthass zu kämpfen haben. All der angestaute Frust über das Nichtausleben der eigenen Interessen und Fähigkeiten kann zu Wutausbrüchen führen und zeigt sich oftmals im Bereich des Magens in Form von Magengeschwüren und Gastritis, kann sich aber auch in Nahrungsmittelunverträglichkeiten oder Hautproblemen zeigen. Oft machen sich diese Beschwerden erst in späteren Lebensphasen bemerkbar. Zu diesem Zeitpunkt weiß ein solcher Mensch dann oft nicht mehr, was ihm eigentlich liegt und was zu ihm passen würde, denn wer so lange in vorgegebene Bahnen gezwängt wurde oder sich anpassen musste, verlernt, sich selbst zu verstehen und zu wissen, was er wirklich braucht.

In partnerschaftlichen Beziehungen geht es in dieser Lebensphase oft darum, einen Partner zu finden, der gesellschaftlich passt, den angestrebten Status ergänzt. Der Jagd- und der Eroberungstrieb sind ausgeprägter als der Zugang zu tiefen Gefühlen der Liebe und des harmonischen Miteinanders. Beziehungen, die in dieser Lebensphase entstehen, halten oft nicht lange an, da wir zu viel vom anderen erwarten. Wir denken, dass wir uns selbst mit der Hilfe des anderen finden können, und sind sehr auf unser Ego ausgerichtet. Narzisstische Beziehungen sind in dieser Lebensphase nicht selten. Das zu erkennen und sich daraus zu lösen, kann sehr schmerzhaft und langwierig sein. Solche Beziehungen können zu Blockaden und physischen wie psychischen Problemen führen, die sich auf die weitere Persönlichkeitsentwicklung negativ auswirken. Selbstverständlich gibt es hier aber auch Partnerschaften, in denen sich beide in konstruktiver Weise miteinander in die nächste Phase des Herzchakras hineinentwickeln und miteinander wachsen – das können dann sehr stabile Beziehungen sein oder werden.

Diese Phase ist oft recht schwierig, und vieles läuft anders als erwünscht. Doch genau darin kann auch eine große Chance und großes Potenzial liegen, denn schwierige Phasen tragen oft zu unserer Entwicklung bei. Manchmal geschieht das schneller und manchmal halten uns diese Störungen der Entwicklungsphase des Manipura-Chakras länger auf.

Wenn man nicht weiß, mit welchem Chakra man zu arbeiten beginnen sollte, kann man bedenkenlos immer mit dem Manipura-Chakra starten. Hier haben die meisten Menschen Unausgeglichenheiten. Zudem wird diesem Chakra nachgesagt, dass es unser Energiespeicher und die Energieverteilungszentrale ist. Eine Aktivierung dieses Chakras ist daher immer empfehlenswert, auch zur Mitaktivierung anderer Chakren.

Spirituelle Funktion	
Keimsilbe	RAM
Feinstoffliches Element	Form, Anblick
Träger der Keimsilbe RAM	Widder – dieser steht für Kriegertum, Kraft, Stärke, Mut.
Aufgaben	Mentale Empathie – das meint das Einfühlungsvermögen in Motive oder Gedanken eines anderen, in einen anderen »hineinsehen« können.

Über das spirituelle Verständnis der Qualitäten und Aufgaben unseres Nabelchakras ist es uns möglich, uns mit unserer persönlichen Macht, unserem Willen und unserem Selbstbewusstsein zu verbinden. Es stärkt unser Selbstbewusstsein in Bezug auf die Erkenntnis unseres Egos und unsere innere Stärke und ermöglicht es uns, unsere persönliche Macht und unser Potenzial zu erkennen und zu nutzen, um unsere Ziele zu erreichen und unsere Träume zu verwirklichen.

Kennzeichen für ein ausgeglichenes drittes Chakra

Ob das dritte Chakra gut aktiviert und ausgeglichen ist, lässt sich anhand der folgenden Merkmale erkennen:

- Stark ausgeprägtes Durchhaltevermögen
- Durchsetzungskraft
- Umsetzungsstärke
- Wohltuende innere Antriebskraft
- Freude an der Aktivität und Lebensgestaltung
- Mut und Selbstvertrauen, um neue Dinge anzugehen und zu erlernen
- Mut und Antrieb zur Hilfsbereitschaft – selbstloses Handeln, Sensibilität zur Hilfsbereitschaft
- Gutes Gespür für Intuition und damit die Fähigkeit zu spontanen Reaktionen – aus dem Bauch heraus intuitive Entscheidungen treffen können
- Gesunder Appetit und gesundes Essverhalten
- Physische Gesundheit in den nachfolgend beschriebenen Körperregionen

Zugeordnete Beschwerden (Blockaden, Disbalancen)

Es gibt sowohl auf körperlicher also auch auf mentaler Ebene Anzeichen, die dir zeigen, ob dein Nabelchakra Blockaden aufweist und es somit für dich gesundheitsfördernd und wohltuend ist, mit diesem Chakra zu arbeiten.

Auf körperlicher Ebene

Probleme oder Beschwerden in den folgenden Bereichen:

- Probleme mit dem Verdauungssystem (Magen, Darm, Bauchspeicheldrüse, Gallenblase, Leber, Milz)
- Gelbsucht
- Diabetes (Zuckerkrankheit)
- Hypoglykämie (Unterzuckerung)
- Gastritis, Magengeschwür
- Reflux
- Sodbrennen
- Schmerzen im mittleren Rücken und im Lendenwirbelbereich
- Bauchschmerzen (Oberbauch)
- Nahrungsmittelunverträglichkeiten
- Hautkrankheiten
- Hepatitis
- Niedriger Blutdruck
- Chronische Müdigkeit

Auf psychischer Ebene

Probleme oder Beschwerden in den folgenden Bereichen:

- Wenig Selbstachtung, geringe Selbstwertschätzung
- Übertriebener Zweifel, Selbstzweifel
- Übertriebener Ehrgeiz, Leistungsdruck
- Mangelnde Selbstkontrolle
- Mangel an Durchsetzungskraft
- Unsicherheiten und mangelndes Selbstvertrauen
- Erfolglosigkeit
- Machtlosigkeit oder Machtbesessenheit (bedingungslose Zielstrebigkeit)
- Angst vor Kontrollverlust
- Rücksichtslosigkeit
- Egozentrik
- Narzissmus
- Gefühlskälte
- Antriebslosigkeit (Angefangenes nicht zu Ende bringen können)
- Fehlen von Lebensenergie, Gefühl von chronischer Müdigkeit, allgemeiner Energiemangel
- Probleme mit Autoritäten
- Überforderung
- Frust und Unzufriedenheit
- Aggressivität, Angriffslust, Streitsucht
- Rücksichtslosigkeit, Zerstörungswut
- Cholerische Anfälle (Choleriker)
- Essstörungen wie Magersucht und Bulimie
- Burn-out – Gefühl der Überforderung
- Depression in Zusammenhang mit pathologischer Selbstkritik und Selbstablehnung

Sequenz 3: **Willenskraft und Selbstkontrolle**

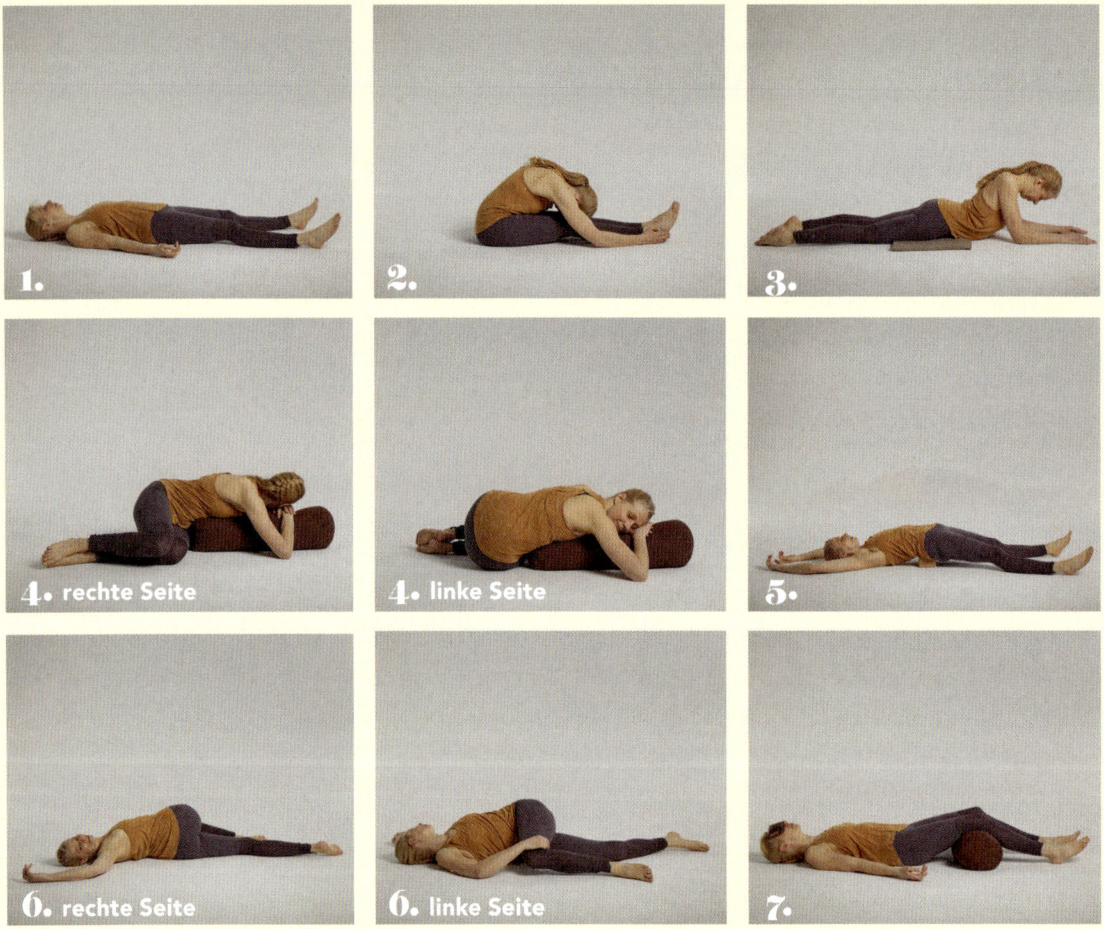

1. Shavasana **2.** Raupe **3.** Sphinx **4.** Sitzender Korkenzieher **5.** Golden Gate **6.** Korkenzieher **7.** Shavasana

Fokus für das Nabelchakra

- Die beanspruchte Körperregion ist die Körpermitte.
- Gedehnt und geöffnet wird mit Vor- und Rückbeugen sowie Twists.
- Lenke deine geistige Ausrichtung auf bewusstes Entspannen aller wahrnehmbaren Muskelanspannungen im ganzen Körper.
- Wenn alle Muskeln entspannt sind, richte den Fokus immer wieder auf die Körpermitte, zum Manipura-Chakra und zum Atem.

Hinweis: Versuche, dich während der Praxis immer wieder mit tiefen, ruhigen Atemzügen bewusst zu entspannen und willentlich innerlich weit und weich zu werden. Kontrolliere diese fortwährende bewusst langsame Atmung und achte darauf, sie beizubehalten. Beobachte immer wieder, wie »es dich atmet« und du diese natürliche Aktivität deines Körpers willentlich verlangsamen und vertiefen kannst. Dein Atem fließt bewusst tief und langsam.

Tipp: Mache eine Audioaufnahme, bei der du dir selbst einmal die folgende Anfangsentspannungsanleitung vorliest. Beende die Aufzeichnung mit einem Klng, zum Beispiel mit einem von dir gechanteten Om oder mit dem sanften Anschlagen einer Klangschale. Spiele die Aufnahme ab, bevor du mit der Yin-Yoga-Asana-Praxis beginnst. Dies ist deine Anfangsentspannung. So kannst du dich von deiner eigenen Anleitung führen lassen und dich ganz von deinen Worten getragen fühlen.

1. Shavasana – Anfangsentspannung zur Wahrnehmungslenkung und Energieaktivierung im Nabelchakra

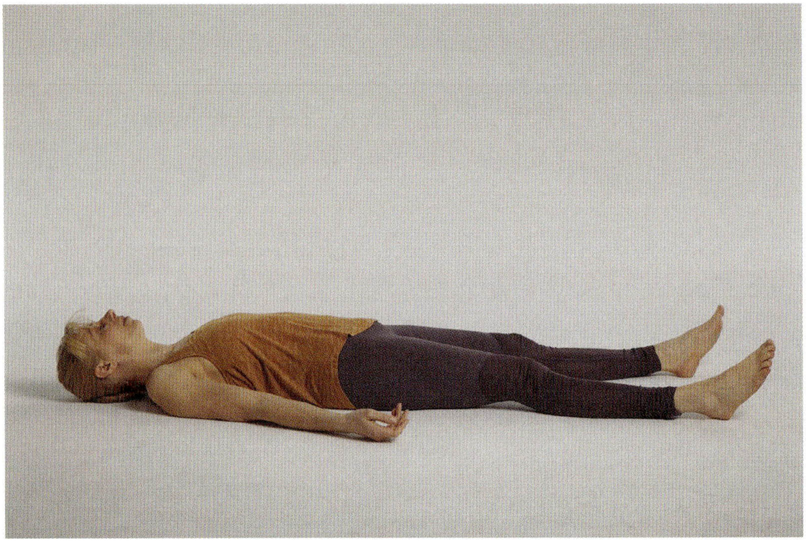

Lege dich auf den Rücken, platziere die Hände neben deinem Körper und drehe die Handflächen nach oben.

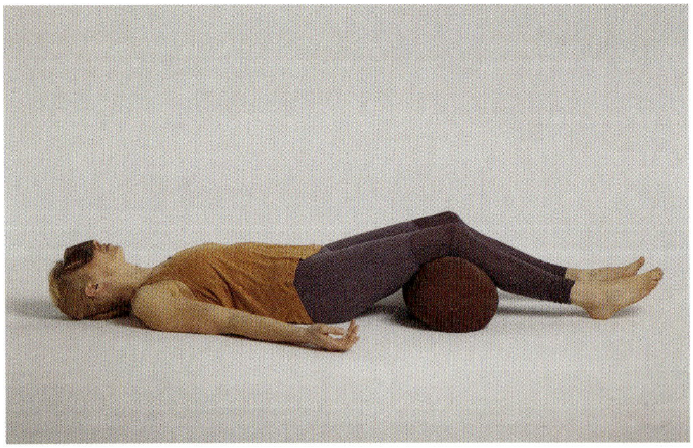

Alternative
Wenn du magst, lege dir ein Augenkissen auf die geschlossenen Augen und eventuell ein Kissen unter die Knie.

- Nimm die Shavasana-Position ein. Beginne damit, deinen natürlich fließenden Atem zu beobachten. Sieh einfach nur dabei zu, wie es dich atmet, ohne einzugreifen. Gib die Kontrolle einen Moment lang ab und lasse es einfach zu, dass dein Atem fließt, ganz ohne etwas dafür tun zu müssen. Sieh zu, wie dein Körper für dich atmet.
- Beobachte, wie dein ganzes System langsam zur Ruhe kommt. Lege nach einiger Zeit deine Hände auf den Oberbauch (oberhalb des Bauchnabels). Atme einige Male (mindestens 10 Atemzüge, gern länger) bewusst und langsam zu deinem Nabelchakra ein und aus. Mit der Einatmung stelle dir vor, wie sich dieses Energiezentrum ausdehnt und angenehm weit wird (sanft, nicht übertrieben). Mit der Ausatmung lasse zu, dass sich alle Blockaden aus diesem Bereich lösen dürfen. Du darfst nun willentlich und bewusst loslassen.
- Nach einigen Atemzügen lasse einatmend reine, frische Energie (Prana) in deine Hände fließen und schicke diese ausatmend in dein Nabelchakra. Bleibe bei dieser Atmung für etwa 10 bis 20 Atemzüge.
- Dann lege deine Hände links und rechts neben dem Körper auf dem Boden ab, die Handflächen sind nach oben gedreht, und lasse diese Energiewahrnehmung noch einige Momente lang auf dich wirken, bevor du mit der Praxis beginnst.
- Ziehe dann zuerst langsam ein Knie nach dem anderen zur Brust heran und massiere mit ein paar tiefen Atemzügen deinen Rücken am Boden rollend. Dabei kannst du die Knie kreisen oder einfach nur zur Brust herangezogen halten. Wenn sich dein Rücken gut anfühlt, rollst du dich auf oder kommst über die Seitenlage zum Sitzen hoch.

2. Raupe

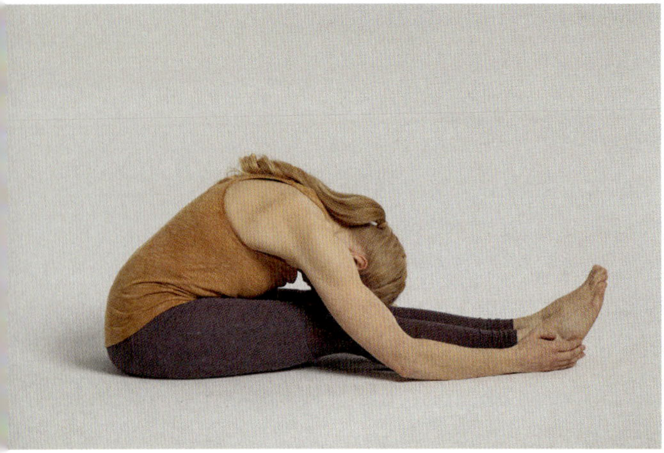

- Setze dich mit geschlossenen, nach vorn ausgestreckten Beinen auf die Matte.
- Lasse den Oberkörper mit rundem Rücken langsam nach vorn über die Beine sinken.
- Lasse beide Beine bis über das Gesäß und in den Rücken hinauf vollkommen entspannt. Lasse es zu, dass sich über die Schwerkraft deines Oberkörpers und Kopfes die Wirbelsäule angenehm weitet und die Beinrückseiten sanft gedehnt werden.
- Kopf, Schultern und Arme bleiben ebenfalls entspannt.
- Verweile 3 bis 5 Minuten in dieser Position.

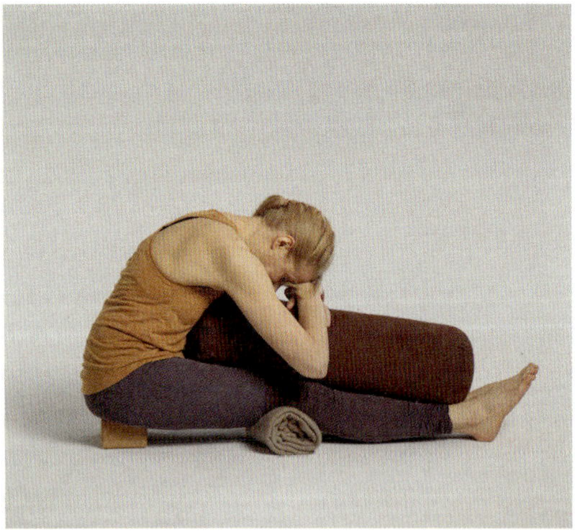

Alternative

Setze dich erhöht, zum Beispiel auf einen Block, und lege dir eine eingerollte Decke unter die Kniekehlen. Dadurch wird es für den unteren Rücken leichter, dich nach vorn zu beugen, weil dein Becken ein wenig nach vorn gekippt wird. Bei Schmerzen oder Problemen mit der Halswirbelsäule lege dir einen Block oder ein Kissen unter die Stirn, um den Kopf zu stützen.

3. Sphinx

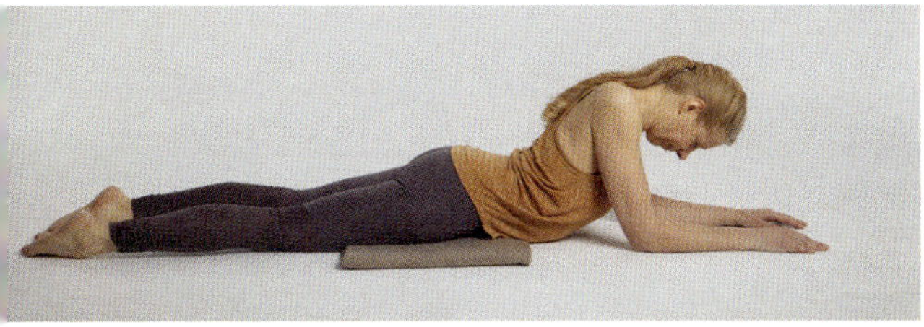

- Lege dich mit gestreckten Beinen auf den Bauch und platziere eine Decke unter dem Becken. Stütze die Unterarme auf den Boden, die Ellenbogen sind direkt unter den Schultergelenken.
- Lasse die Großzehen zueinander schauen und die Fersen nach außen fallen. Öffne die Beine nur so weit, wie es sich für deinen Rücken angenehm anfühlt.
- Richte den Blick auf den Boden, sodass sich dein Nacken runden und entspannen kann. Die Schultern dürfen dabei zu den Ohren hochwandern, während du deinen Brustkorb nach unten in Richtung Boden sinken lässt.
- Lasse beide Beine bis über das Gesäß und in den Rücken hinauf vollkommen entspannt. Lasse es zu, dass sich über die Schwerkraft von Bauch und Brustkorb, der in Richtung Boden absinkt, dein Rücken sanft beugt.
- Kopf, Schultern, Arme und Oberkörper bleiben ebenfalls entspannt.
- Verweile 3 bis 5 Minuten in dieser Position.

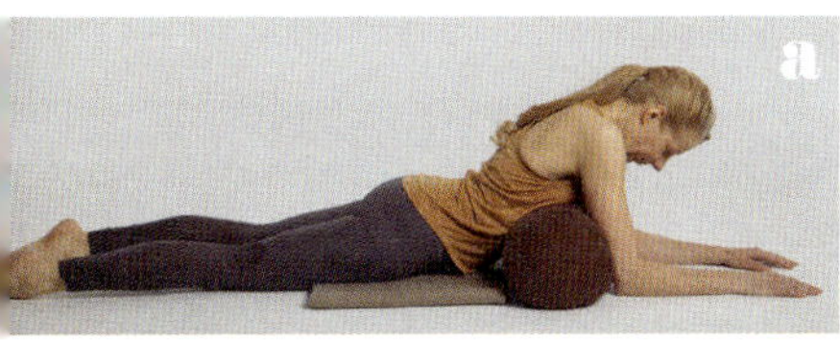

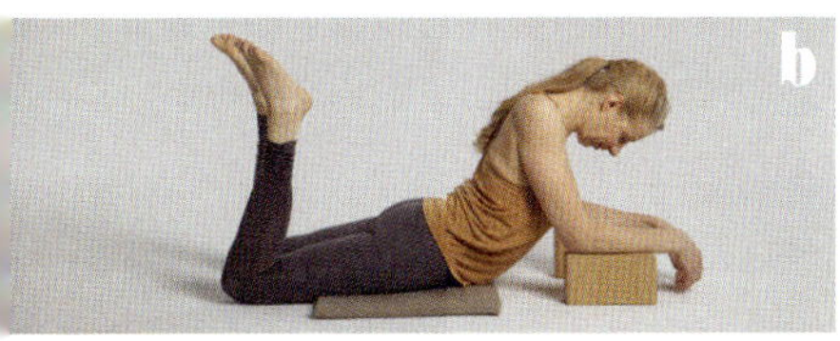

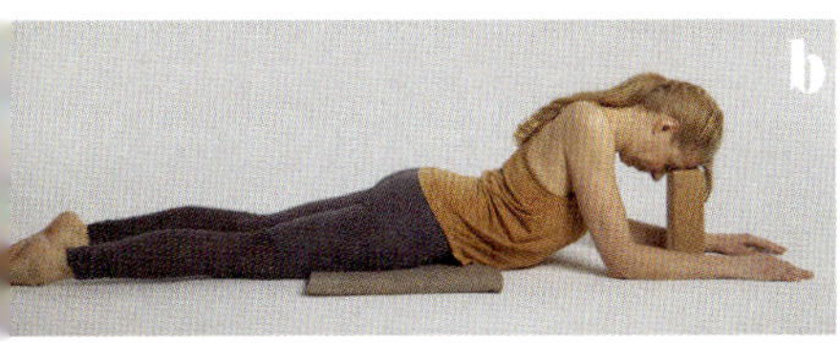

Alternativen

a. Lege dir ein Kissen unter die Brust, damit sich die Schulter- und Nackenregion noch mehr entspannt. Lasse dabei dein Schambein und das gesamte Becken unbedingt am Boden liegen.
b. Wenn du die Position intensivieren möchtest, winkle die Beine nach oben an und/oder lege Blöcke unter deine Unterarme.

Tipp: Bei Schmerzen oder Problemen mit der Halswirbelsäule lege dir einen Block oder ein Kissen unter die Stirn, um den Kopf zu stützen.

4. Sitzender Korkenzieher

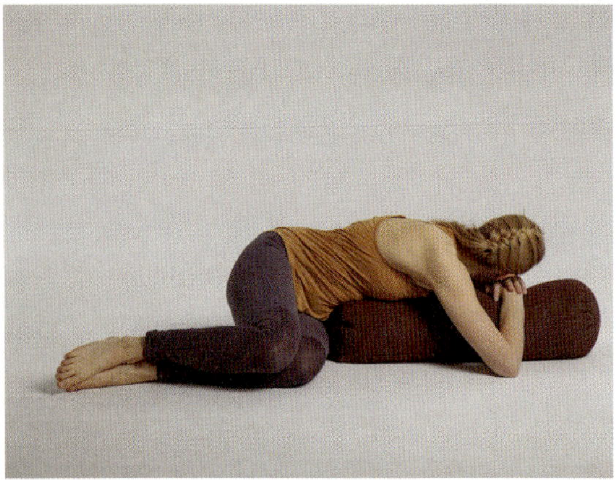 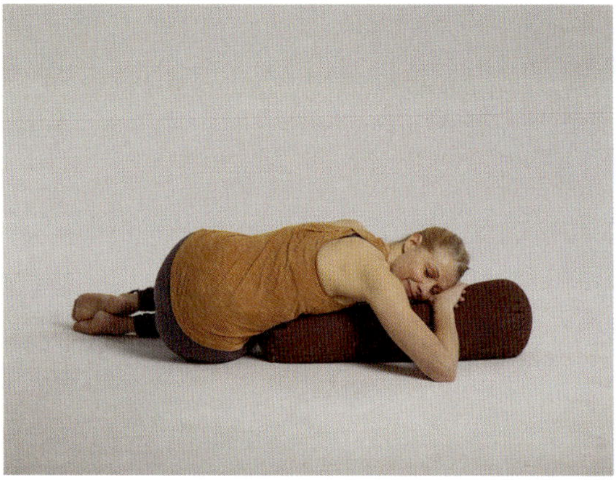

- Beginne im Fersensitz und setze dich dann seitlich links neben deine Fersen. Nimm dir ein Kissen und lege es an deine linke Hüfte.
- Drehe den Oberkörper zum Kissen hin und lege dich mit der Oberkörpervorderseite – Bauch und Brust – auf dem Kissen ab. Die Wirbelsäule dreht sich dadurch sanft vom Bauchnabel weg Richtung Kopf.
- Achte auf deine Halswirbelsäule und entscheide – je nachdem, was sich für dich besser anfühlt –, ob du deinen Kopf nach links drehst (intensiv), die Stirn auf das Kissen stützt oder den Kopf nach rechts gedreht ablegst (sanfter). Platziere die Hände entspannt mit angewinkelten Unterarmen auf dem Kissen, vielleicht magst du deine Stirn darauf ablegen.
- Atme ganz bewusst weiter in den Bauch. Achte darauf, dass trotz der Drehung der Wirbelsäule dein Atem weiterhin bis in den Bauch fließt und nicht zu flach in der Brust endet.
- Lasse deinen ganzen Körper entspannt. Achte dabei vor allem auf einen entspannten Kopf-, Arm-, Schulter- und Nackenbereich, entspanne Rumpf und Bauch sowie Hüften und Beine.
- Verweile 3 bis 5 Minuten in dieser Position und wechsle dann die Seite.

5. Golden Gate

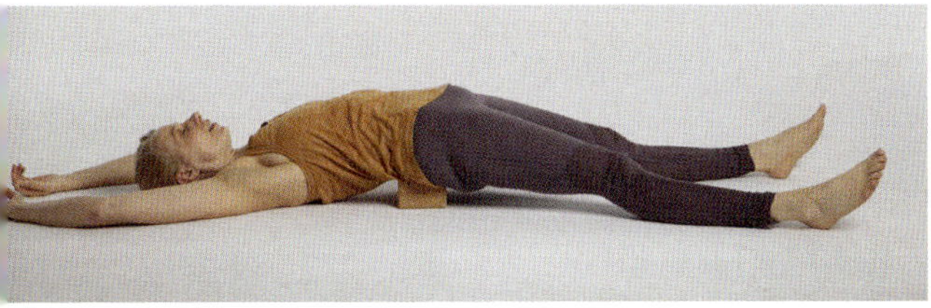

- Lege dich auf den Rücken und stelle die Füße vor deinem Gesäß auf. Hebe das Gesäß so weit hoch, dass du dir einen Block zwischen Gesäß und unterem Rücken unters Kreuzbein legen kannst, und lege dich dann darauf ab.
- Lege deine Arme locker hinter deinem Kopf auf dem Boden ab.
- Strecke nun ein Bein nach dem anderen nach vorn aus. Ziehe eventuell kurz deine Zehen heran und schiebe die Fersen in die Weite. Dann lasse die Fußspitzen entspannt nach außen fallen.
- Lasse deinen unteren Rücken und dein Gesäß angenehm schwer in den Block beziehungsweise die ganze Körperrückseite von den Fersen bis zum Kopf in den Boden hinabsinken und lasse auch den Bauch entspannt. Entspanne bewusst die Oberschenkelvorderseiten und Leisten, lasse hier locker.
- Kopf, Schulterblätter und Arme sinken angenehm schwer in den Boden, sodass deine Schultern vollkommen loslassen und entspannen können.
- Verweile 3 bis 5 Minuten in dieser Position.

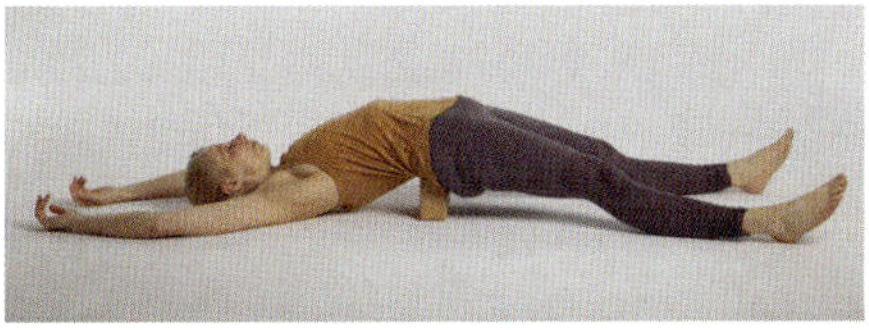

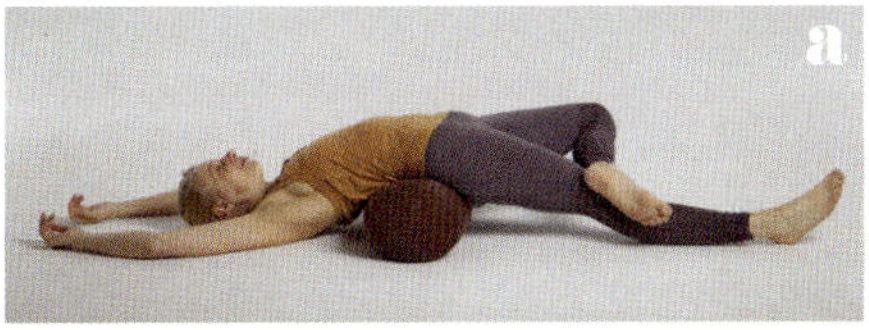

a

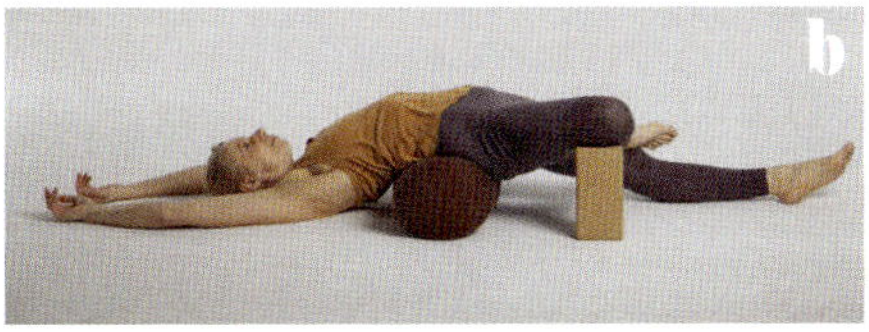

b

Hinweis: Du kannst hier wählen, ob du den Block flach unters Kreuzbein legst oder aufstellst, je nachdem, wie sich das für deinen Rücken anfühlt. Wenn du den Block aufstellst, fällt die Dehnung intensiver aus.

Alternativen

a. Lege den Knöchel des linken Beins auf das rechte gestreckte Bein oberhalb des rechten Knies, lasse das linke Knie Richtung Boden sinken. Wechsle nach etwa 3 Minuten die Seite.
b. Lege dir einen Block unter das angewinkelte rechte Knie. Wechsle nach etwa 3 Minuten die Seite.

6. Korkenzieher

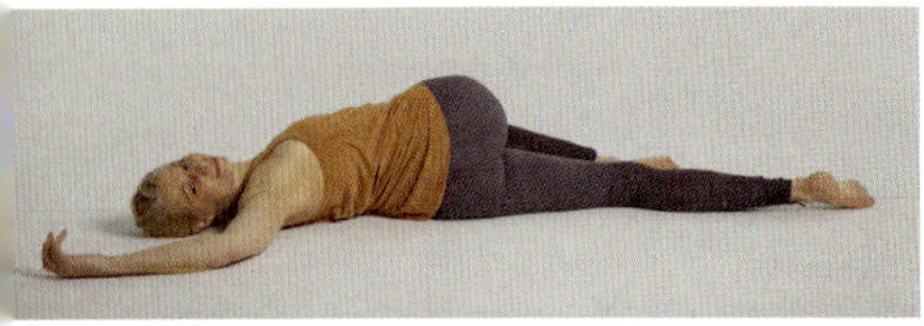

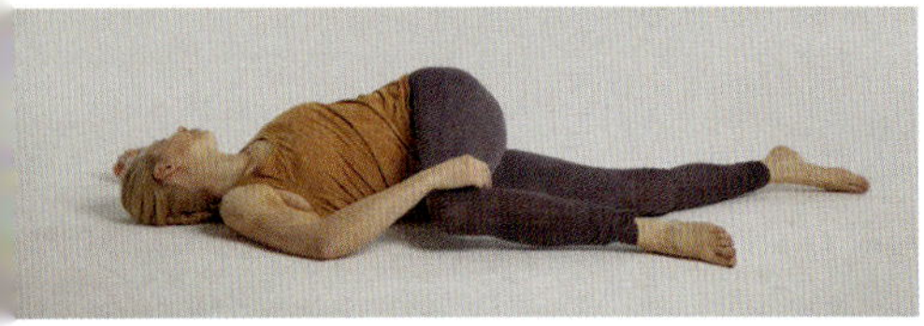

- Lege dich auf den Rücken. Strecke beide Beine aus. Ziehe dein rechtes Knie zur Brust heran und halte es mit deiner linken Hand fest.
- Winkle den rechten Arm auf Schulterhöhe an und lege ihn auf dem Boden ab. Richte die Achtsamkeit auf dein rechtes Schulterblatt. Achte darauf, dass das rechte Schulterblatt am Boden bleibt, während du mit dem Ausatmen langsam das rechte Knie mit der linken Hand über den linken Oberschenkel in Richtung Boden ablegst. Die rechte Gesäßhälfte darf den Boden verlassen, sodass sich die Wirbelsäule um deinen Bauchnabel herum angenehm dreht.
- Wenn es sich für deine Halswirbelsäule angenehm anfühlt, drehe den Kopf nach rechts. Wenn das unkomfortabel ist, bleibe mit dem Hinterkopf mittig auf der Matte, die Nase nach oben gerichtet. Lasse es zu, dass deine Wirbelsäule sich sanft von deinem Bauchnabel weg nach oben zum Brustkorb und zur Halswirbelsäule dreht. Atme dabei ganz bewusst weiter in den Bauch. Achte darauf, dass der Atem trotz dieses Wirbelsäulentwists weiterhin bis in den Bauch fließt und nicht zu flach in der Brust endet.
- Dein rechtes Knie sinkt mit der Schwerkraft Richtung Boden. Lasse damit die Dehnung in rechter Hüfte, Oberschenkelaußenseite und unterem Rücken zu. Bleibe vor allem in diesen Körperbereichen, aber auch im Brust-, Schulter- und Nackenbereich, entspannt und lasse hier immer mehr los.
- Verweile 3 bis 5 Minuten in der Position und wechsle dann die Seite.

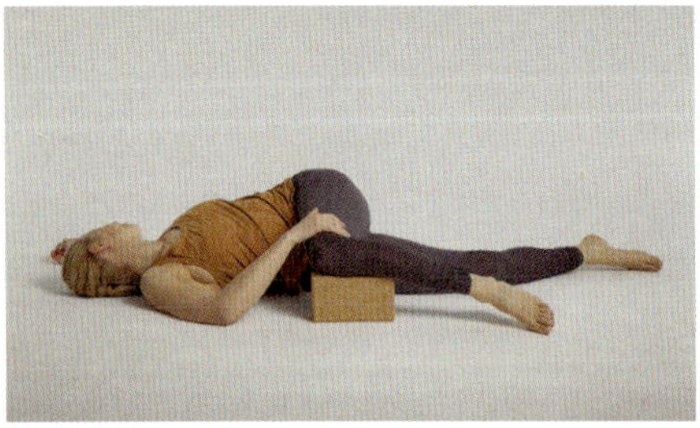

Alternative

Lege dir einen Block oder ein Kissen oder beides zum Turm gestapelt unter das Knie des angewinkelten Beins, sodass das Schulterblatt entspannt am Boden bleiben kann und du dich in die Drehung deiner Wirbelsäule hinein entspannen kannst.

7. Shavasana

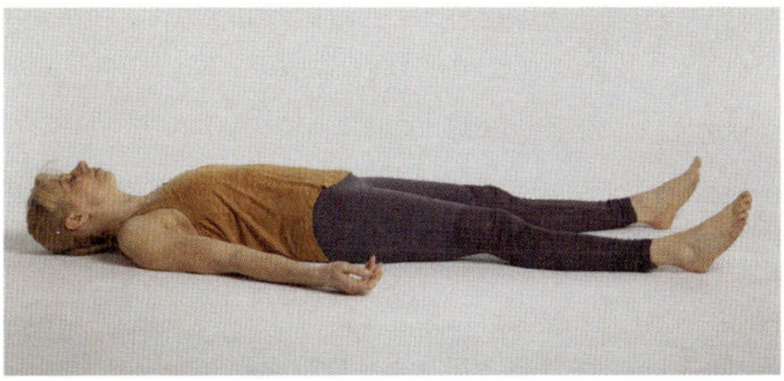

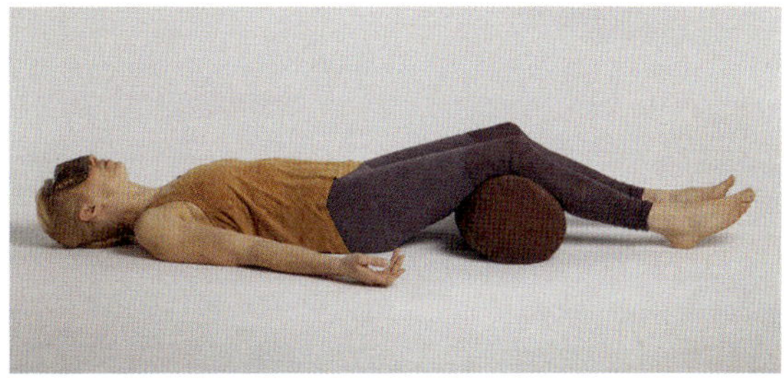

Beende die Sequenz wieder entspannt in der Rückenlage. Strecke entweder die Beine auf dem Boden aus oder lege dir die Rolle unter die Knie. Verweile hier in Stille für etwa 10 Minuten oder wähle die Audiodatei.

Meditation zum Nabelchakra

Hier leitet dich meine Stimme durch deine Endentspannung zur sanften Vertiefung der Achtsamkeit auf das Nabelchakra. Diese geführte, kurze Entspannungsmeditation hat eine wohltuende, sanft stimulierende Wirkung auf dein Nabelchakra. Während dieser Meditation wird der Fokus gezielt auf die Körperregion rund um deinen Nabel, zum Manipura-Chakra, gelenkt. Dadurch wird dieses Chakra in einen harmonischen und ausgeglichenen Zustand gebracht. Dies geschieht durch Farbvisualisierungen, Atemlenkung und positive Affirmationen, die mit diesem Chakra in Verbindung stehen. Indem du angeleitet wirst, dich bewusst auf dein Solarplexuschakra zu konzentrieren, und seine spezifischen Qualitäten von mir kurz angesprochen werden, kannst du ein tieferes Verständnis für deinen eigenen Energiekörper entwickeln. Es führt zu einem Gefühl der Entspannung, Ausgeglichenheit und inneren Ruhe. Gleichzeitig können sich auch emotionale Blockaden lösen und ein gesteigertes Bewusstsein für das eigene Wohlbefinden entstehen.

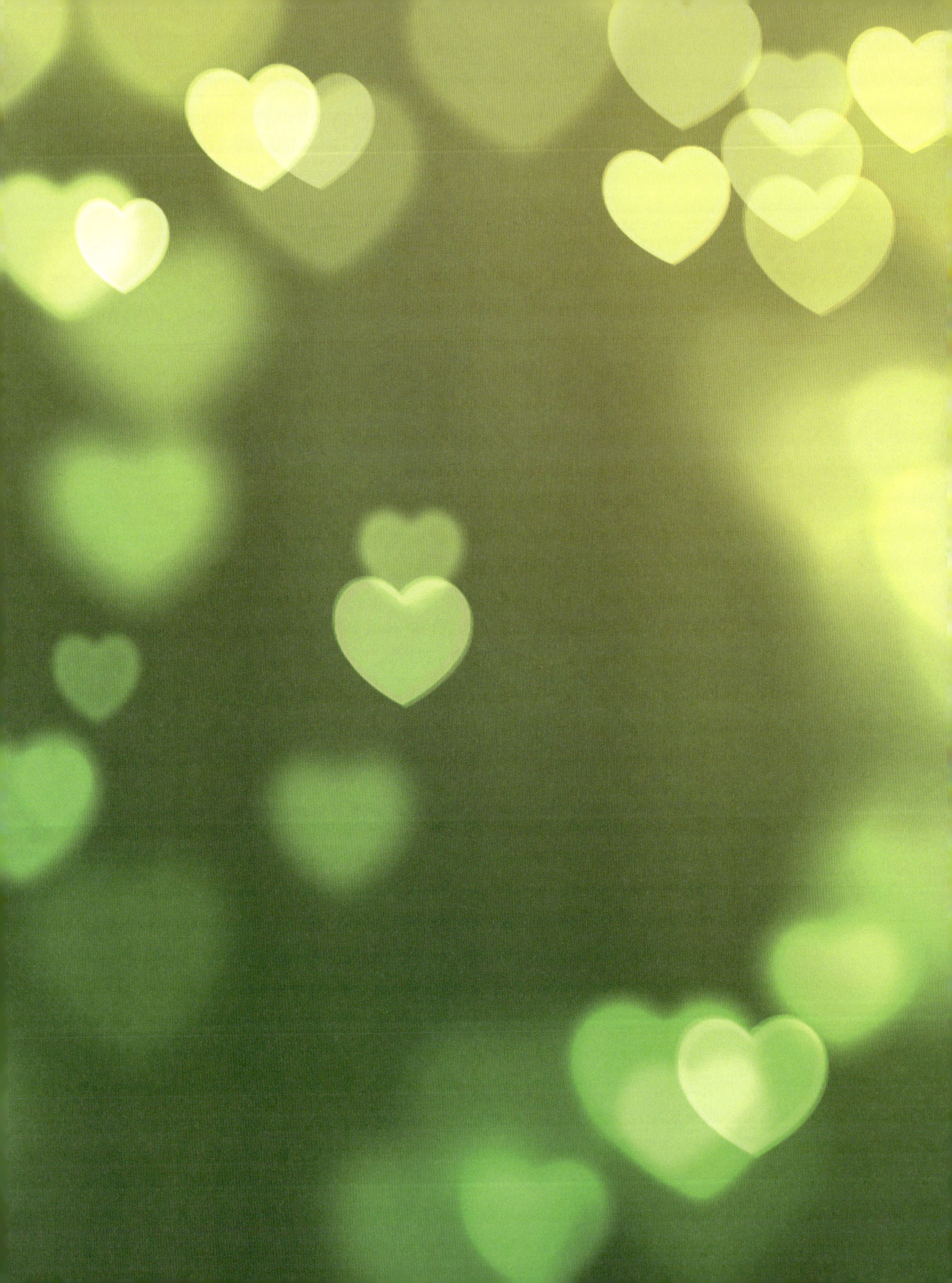

Kapitel 6

Anahata-Chakra – das Herzchakra

Liebe, Mitgefühl, Harmonie – fundamental für zwischenmenschliche Beziehungen

Auf Höhe des Herzens befindet sich das Anahata-Chakra, das Herzchakra. Es ist das vierte Chakra. Der Sanskritname Anahata wird übersetzt als »nicht angeschlagener Klang«, »unverletzt«, »ungeschlagen«, »makellos«. Diese Bezeichnung weist darauf hin, dass es einen Raum – im Sanskrit *Akasha* genannt – in uns gibt, ein Zentrum oder Energiefeld, in dem wir makellos sind. Unser wahres Selbst ist frei von Makel. In der klassischen Philosophie des Seins, der Metaphysik, wird die Frage nach einem »unbewegten Beweger« gestellt. Wer oder was dieser ist oder ob es einen solchen überhaupt gibt (siehe dazu auch Seiten 14–16). Die Antwort auf die Frage »Was ist Energie?« lautet: Bewegung. Wer oder was ist der erste Anstoß der Bewegung? Wo beginnt sie? Gibt es irgendwo ein Sein, von dem alles ausgeht, das jedoch selbst nicht bewegt wird? Gibt es eine solche Ausgangsenergiequelle? Nach dem Sieben-Chakren-Modell findet sich diese Quelle in uns – und das ist Anahata: die reine, bedingungslose Liebe und pure Hingabe, aus der heraus sich alles gestaltet und entwickelt. Es ist der »nicht angeschlagene Klang«, ein Klang *(Nada)*, der ist, ohne zu werden.

Das vierte Chakra nimmt die mittlere Position zwischen den drei unteren Chakren, die den körperlich-materiellen-Trieben, Instinkten, Entwicklungen zugeordnet sind, und den drei oberen Chakren, die den geistigen Entwicklungen zugeordnet sind, ein. Anahata-Chakra ist Teil von beiden: Es verbindet die unteren Chakren, die die materielleren, physischen Qualitäten beheimaten, mit den oberen Chakren, die eher mentaler, geistiger Natur sind. Dieses Chakra verbindet alles, schließt alles in sich ein und gibt alles aus sich heraus. Das Anahata-Chakra ist der Mittelpunkt des Sieben-Chakren-Modells.

Das Element, das diesem Chakra zugeordnet wird, ist die Luft. Die zugehörigen Organe sind Herz und Lunge, also unser Herz-Kreislauf-System, das den lebenswichtigen Sauerstoff aufnimmt und durch unser gesamtes System pumpt und verteilt. Mental zeigt dieses Element auch, dass wir eine innere Leichtigkeit verspüren, wenn wir im Herzen frei, mitfühlend und offen sind. Luft gilt außerdem als Überträger von Klang und Energie. Wenn wir uns liebevoll von Herz zu Herz berührt und verbunden fühlen, befreit uns das von Ängsten, Einsamkeit und einer Wahrnehmung der Trennung und Isolierung und damit von erdrückenden, schweren, belastenden Gefühlen. Liebe ist die intensivste Heilung.

Der zweite Granthi von gesamt drei Energieknotenpunkten, die sich in der Reihe der sieben Chakren befinden, ist hier im Anahata-Chakra verortet. Er wird »der Knoten Vishnus« genannt – der Gott Vishnu gilt als der Erhalter der Welt. Dieser Knoten sollte aufgelöst werden, um den weiteren Aufstieg der Kundalini zu ermöglichen. Die hier liegende Blockade (Granthi) gilt als Tor zur Befreiung und Überwindung des Egos. Erst wenn wir über die Themen dieses Chakras hinauskommen, das Ego als Teil von uns selbst erkannt und angenommen haben, uns jedoch nicht mehr mit diesem identifizieren und damit die wahre, makellose Natur in uns und allen Menschen verstanden haben und sich daraus ein tiefes Mitgefühl für alle Lebewesen entwickeln konnte, löst sich dieser Knoten. Damit kann sich unsere energetische Kraft weiter entfalten und unser volles menschliches Potenzial – körperlich, mental und spirituell – wird aktiviert.

Der erste Knoten – der Knoten Brahmas – hat sich bereits im ersten Chakra aufgelöst und die Kundalini konnte sich aufrichten, weil die Grundbedürfnisse gesichert sind und das Leben nicht mehr als Gefängnis oder Qual gesehen wird. Ist der erste Knoten gelöst, können wir mit Genuss erfüllt leben und uns selbst als ein wertvolles, uns selbst wertschätzendes Individuum der Gesellschaft erkennen. Jedoch bringt diese Individualität auch immer ein Gefühl der Getrenntheit von anderen mit sich. Jetzt, beim zweiten Knoten, dem Knoten Vishnus, angekommen, geht es darum, die Wahrnehmung dieser Trennung von anderen zu uns, die über das Ego geschaffen wird, zu überwinden, um sich so mit allen und allem verbunden fühlen zu können. So schaffen wir es, uns nicht als von anderen getrennte Individuen, sondern als Wesen einer Spezies zu erkennen mit demselben Wesenskern oder Bewusstsein, mit einer in uns – und in allen – liegenden Makellosigkeit, mit der Energie des Herzzentrums. Was es hier zu lernen gibt, ist, zu verstehen, dass wir nicht unser Ich-Bewusstsein (Ahamkara/Ego) sind. Dieses wird von unseren Gedanken (Manas) angeregt. Das reine Bewusstsein, die Energie aus unserem Herzzentrum ist jedoch der »unangeschlagene Klang«. Hier verbinden sich die Themen der ersten drei Chakren, das Leben, Fühlen und Handeln, zu einer Einheit, zum Verständnis und Erleben des Mitfühlens und Menschseins.

Allgemeine Zuordnungen	
Hauptaspekte	Diese Aspekte beziehen sich auf die bedingungslose Liebe, Dankbarkeit, Wertschätzung und Heilung.
Lebensthemen	Es geht hier um das Wahrnehmen von Mitgefühl, Toleranz, Güte und Zuneigung, aber auch um das Herstellen von Harmonie und einer Verbindung zu anderen Menschen und damit um Beziehungen, Akzeptanz, Vergebung und Selbstliebe.
Farbe	Grün
Grobstoffliches Element	Luft. Sie symbolisiert Liebe, Harmonie und Verbundenheit und damit die Qualitäten des Herzchakras.
Bewegung der Lebenskraft	Prana Vayu (aufsteigend)
Mondphase	Neu- und Vollmond
Symbol 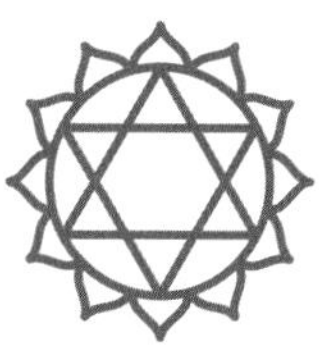	Zwölf grüne Lotusblütenblätter (manchmal auch rosa), in denen ein Hexagramm innerhalb eines Kreises liegt. Die zwölf Blütenblätter symbolisieren verschiedene Aspekte und Qualitäten, die mit diesem Chakra verbunden sind. So steht jedes Blütenblatt für einen bestimmten Aspekt oder eine bestimmte Energie, die im Anahata-Chakra zum Ausdruck kommen kann, wie zum Beispiel, bedingungslose Liebe, Selbstakzeptanz, Harmonie, Vergebung und Mitgefühl für sich selbst und für andere. Das Hexagramm, auch als Davidstern bekannt, besteht aus zwei Dreiecken, die miteinander verbunden sind. Ein Dreieck ist nach oben gerichtet, was auf die Verbindung mit dem Göttlichen oder mit der spirituellen Dimension hinweist. Das andere Dreieck ist nach unten gerichtet und symbolisiert die Verbindung mit der physischen Welt. Die Verbindung der beiden Dreiecke repräsentiert die Harmonie zwischen Himmel und Erde,

Allgemeine Zuordnungen	
	Geist und Materie. Der Kreis umgibt die ineinander verwobenen Dreiecke und symbolisiert Einheit, Ganzheit und den endlosen Zyklus des Lebens. Er repräsentiert auch den Schutz und die Harmonie des Herzchakras.
Lingum/Granthi	Knoten Vishnus, dessen Überwindung die Entwicklung der Fähigkeit zu Mitgefühl und Verbundenheit ermöglicht; die Überwindung der Wahrnehmung von Getrenntheit durch die fälschliche Identifizierung mit dem Ego.

Körperregion und physische Funktionen	
Lage im physischen Körper	Brustwirbelsäulenbereich, Mitte des Brustkorbs, Herzregion
Sinnesorgan und Sinn	Haut, Tastsinn, was symbolisch für Berührungen steht und eine Verbindung zu Liebe, Mitgefühl und zwischenmenschlichen Beziehungen herstellt.
Aktionsorgan	Geschlechtsorgane
Zugeordnete Körpersubstanz	»Luft«, das Blut in seiner Funktion betreffend, den Körper mit Sauerstoff zu versorgen, und damit das gesamte Herz-Kreislauf-System.
Zugehörige Organe und Drüsen	Lunge, Herz, Thymusdrüse (Immunsystem)
Physische Funktionen	▶ Unterstützt das Herz-Kreislauf-System. ▶ Unterstützt die Thymusdrüse und das Immunsystem. ▶ Unterstützt die Atmung.

Zugehörige Organe und Drüsen

Das Herz mit seinen Blutgefäßen stellt das Herz-Kreislauf-System dar. Dieses versorgt den Körper mit Sauerstoff, Nährstoffen und Hormonen und ist gleichzeitig dafür zuständig, Kohlendioxid und andere Abbauprodukte zu entsorgen. Die Thymusdrüse unterstützt das Immunsystem, indem sie die Entwicklung und Reifung von T-Lymphozyten fördert, die eine zentrale Rolle bei der Abwehr von Krankheitserregern spielen. Lunge, Herz und Thymusdrüse versorgen den Körper mit Sauerstoff, erhalten den Stoffwechsel aufrecht und stärken das Immunsystem.

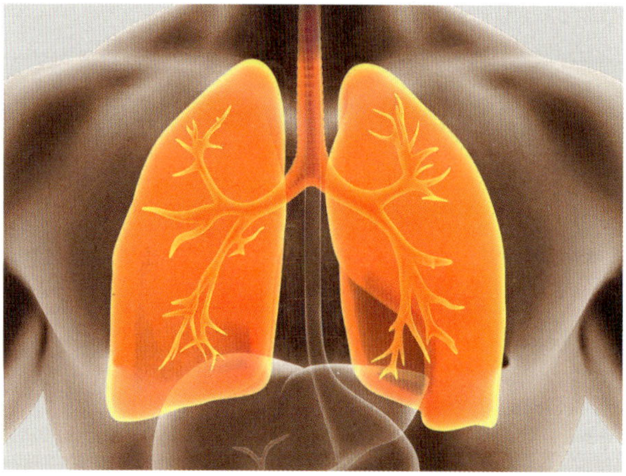

Die Lunge befindet sich im Brustkorb und besteht aus einem rechten und einem linken Lungenflügel. Dabei ist der linke Lungenflügel etwas kleiner, um Platz für das Herz zu lassen.

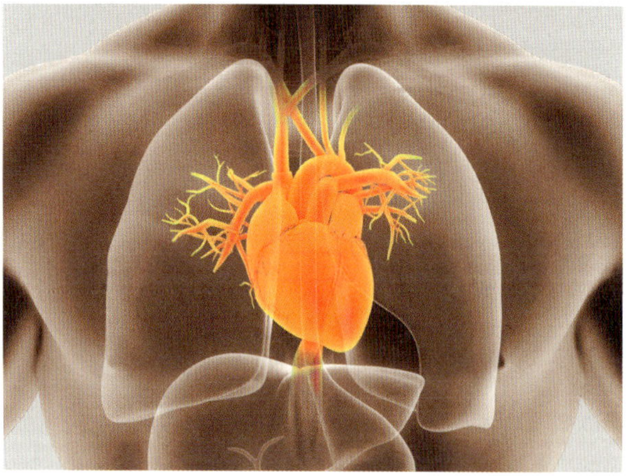

Das Herz liegt im mittleren Teil des Brustkorbs, direkt hinter dem Brustbein (Sternum) und etwa zwischen den beiden Lungenflügeln, jedoch mehr linksseitig.

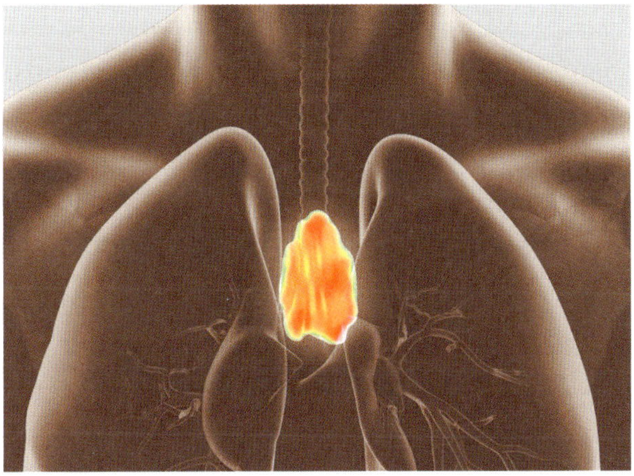

Die Thymusdrüse liegt im oberen Bereich des Brustkorbs und reicht vom unteren Rand des Halses bis zur oberen Höhe des Herzens. Sie ist eine endokrine Drüse.

Psychologische und mentale Funktionen	
Hauptaspekte	Hier geht es um das Wahrnehmen einer bedingungslosen Liebe, Selbstakzeptanz und Mitgefühl für sich selbst und für andere.
Merkmale	Empathie, Vergebung, Großzügigkeit oder Harmonie in zwischenmenschlichen Beziehungen, auch Zuversicht, Offenheit, Menschlichkeit und sensible, heilende Berührungen sind Merkmale des Herzchakras oder unserer Fähigkeit, bedingungslose Liebe zu geben und zu empfangen, Mitgefühl zu zeigen und Verbindungen zu anderen Menschen aufzubauen.

Aus dem Verständnis über die Verbindung der ersten drei Chakren, die das Leben, Fühlen, Handeln symbolisieren, kommt es hier zur bedingungslosen Liebe und daraus folgend zum Mitfühlen. In diesem Chakra entwickelt sich unsere wahre Menschlichkeit. Wichtig ist, das Ego, das Ich-Bewusstsein (Ahamkara), nicht zu bekämpfen. Denn aus einem möglicherweise hier beginnenden Mangel an Selbstliebe folgt ein Mangel der Fähigkeit, andere zu lieben. Die Wertschätzung anderer beginnt bei der Selbstwertschätzung. So lernen wir dieses Gefühl kennen und können es auch anderen zuerkennen. Die Dankbarkeit, die sich entwickelt, wenn wir unser Überleben gesichert haben und genussvoll unser Leben leben dürfen, ist die Basis des Gefühls von Freude und Liebe. Wenn wir uns selbst nicht zu lieben und schätzen gelernt haben und keine Dankbarkeit für unser Leben empfinden, weil wir das Leben zum Beispiel immer noch als qualvoll wahrnehmen – also den ersten Granthi, die Blockade im Wurzelchakra, noch nicht überwunden haben –, kann das dazu führen, dass wir Schwierigkeiten haben, erfüllende Beziehungen zu anderen einzugehen. Menschen mit einem Mangel an Selbstliebe versuchen, über Beziehungen mit anderen diesen Mangel zu beheben. Aber nur wir selbst können diesen Mangel lösen. Etwas, was wir in uns selbst nicht fühlen, kann uns kein anderer von außen geben. Beziehungen, die wir aus diesem Mangel heraus eingehen, sind oft von kurzer Dauer, da sie nicht aus Liebe, einem Mitgefühl für den anderen, aus Hingabe und damit bedingungslos entstehen, sondern weil wir dann aus einem Habenwollen heraus agieren. Solche Beziehungen scheitern daran, dass wir das, was wir wollen, nicht bekommen, weil sich die beiden Partner gegenseitig aussaugen, anstatt sich etwas zu geben. Solche Beziehungen sind nicht erfüllend. Wenn wir uns allein und isoliert fühlen, werden wir keine Erfüllung finden. Wir sind Liebe. Und Liebe will geteilt werden. Liebe ist Verbindung. Yoga ist Liebe. Bedingungslose Liebe ist unermessliche Freude und der Quell jeglicher Heilung. Wenn wir es schaffen, uns der Liebe hinzugeben, vollkommen zu uns selbst und anderen, werden wir uns erleichtert fühlen und das Leben als besonders lebenswert wahrnehmen. Mit der Entwicklung der Liebe zu uns selbst zu beginnen, ist heilsam und fördert die Fähigkeit, anderen Liebe geben zu können, die Liebe zu teilen. Auch hier ist es ratsam, bei einem Mangel mit der Aktivierung der Energie des Manipura-Chakras zu beginnen.

Die Liebe, um die es hier im Anahata-Chakra geht, geht letztlich weit über die Selbstliebe hinaus. Sie ist eine bedingungslose Liebe, eine grenzenlose Liebe, die geteilt werden will, ein tiefes Empfinden von Verbindung.

Die Entwicklungsphase vom 21. bis zum 28. Lebensjahr

In dieser Lebensphase, in der sich das vierte Chakra am intensivsten entwickelt, beginnen sich Beziehungen zu intensivieren. Die sozialen Kontakte werden neu sortiert oder aussortiert. Es geht jetzt weniger um die Beziehungen zu anderen zwecks des Status und dessen, was wir an möglichem Ansehen dadurch erhalten, sondern um tiefere, liebevollere Beziehungen. Manchmal lösen sich vorherige Partnerschaften, weil sie uns nicht so tief im Herzen berühren, wie wir es nun gerne spüren und erleben möchten. Wir lernen, wie wir anderen unsere von ganzem Herzen kommende Liebe schenken und mit ihnen teilen können. Diese Wahrnehmung ist eine zutiefst beglückende. Wenn wir das Glück haben, einem passenden Partner zu begegnen, wird diese neue Form der Beziehung ein Grundpfeiler der Heilung und des künftigen Lebens. Vielleicht kommen auch Kinder zu einer Partnerschaft hinzu. Diese Liebe, die wir jetzt intensiv erleben wollen, kann sogar häufig den Sexual- und Beziehungspartner überspringen und direkt auf Kinder übergehen, damit aber auch eine Beziehung vor einem möglichen Ende retten, da wir dann die Entwicklung dieser Chakrenphase mit den Kindern erleben, statt sie mit dem Beziehungspartner zu suchen. Auch so kann sich das vierte Chakra hervorragend entwickeln. Es ist hier die wunderbare Möglichkeit gegeben, über diese Liebe zu unseren Kindern auch die Liebe zu unserem Partner neu zu vertiefen. Wir lernen und können das Gelernte in andere Bereiche übertragen. Damit sind Kinder in dieser Phase ein ganz wunderbares Geschenk, diese Form der bedingungslosen Liebe zu entwickeln. Wenn wir in dieser Phase keine Möglichkeit finden, diesen tiefen Gefühlen der Liebe, des Mitgefühls in liebevollen Beziehungen Ausdruck zu verleihen, kann es sein, dass sich eine übermäßige Traurigkeit in uns breitmacht. Dies kann wiederum zu Egoismus, Missgunst oder Gefühlskälte führen.

Diese Gefühle sehen wir dann an einer veränderten Körperhaltung. Wir lassen den Kopf hängen, die Schultern fallen nach vorn und es bildet sich im oberen Brustwirbelbereich vielleicht ein leichter Rundrücken, was wiederum zu Bandscheibenvorfällen im oberen Rücken führen kann. All dies sind Zeichen einer damit einhergehenden trüben Stimmung und des Gefühls von Einsamkeit und oft auch des Mangels an Selbstliebe. Wir nehmen uns das Misslingen von liebevollen Beziehungen im wahrsten Sinne des Wortes sehr zu Herzen und beginnen, an uns selbst zu zweifeln. Wenn wir uns jedoch selbst nicht lieben können, wird es sehr schwierig, andere zu lieben. In dieser Lebensphase sind wir regelrecht getrieben, uns mit der Liebe und Romantik zu befassen. Wir möchten Liebe schenken und geliebt werden. In diesem Alter sehnen wir uns nach aufrichtigen, tiefen Beziehungen. Wir spüren diese kraftvolle Energie, die uns mit Leichtigkeit und Sehnsucht erfüllt. Nichts bisher Wahrgenommenes scheint das Leben sinnvoller zu machen als die Möglichkeit, diese Energie teilen und uns verbinden zu können. Eine Nichterfüllung dieser Sehnsucht führt oft in eine Hoffnungslosigkeit, die sich noch viele Jahre in den weiteren Lebensverlauf mit hineinziehen kann. Mit der beschriebenen Körperhaltung können weitere gesundheitliche Probleme einhergehen wie zum Beispiel Atemprobleme, Lungenerkrankungen und Kreislaufprobleme oder eine allgemeine Immunschwäche. Wenn wir in dieser Phase leicht und öfter krank werden, ist das oft ein körperliches Anzeichen dafür, dass wir uns nach liebevoller Aufmerksamkeit und Liebe sehnen.

Wenn sich das Herzchakra in dieser Phase nicht ausreichend entwickeln kann, ist es gut möglich, dass sich diese Probleme über das weitere Leben hinziehen. In diesem Fall ist es umso gesünder, sich immer mal wieder dem Anahata-Chakra zu widmen, um es zu stärken und zu lernen, wie wir die Liebe in und zu uns selbst aufrichten können. Dabei ist es empfehlenswert, mit Unterstützung des Manipura-Chakras zu arbeiten, um den Selbstwert zu stärken.

Ein ausgeglichenes Herzchakra führt dazu, dass wir Wege finden, mit der Liebe in uns und mit uns selbst im Reinen zu sein, sodass wir unser Mitgefühl und unsere Liebe auf viele Weisen in die Welt tragen können. Das kann selbstverständlich auch ohne eine partnerschaftliche Beziehung funktionieren, denn bedingungslose Liebe kann auf viele Arten geteilt werden. Mit der Harmonie in unserem Herzchakra dürfen wir ein tiefes, sinnerfüllendes Gefühl der Verbindung erleben. Und nicht selten finden Menschen dann tatsächlich, wie »aus der Luft« oder »heiterem Himmel« kommend, neu zueinander.

Spirituelle Funktion	
Keimsilbe	YAM
Feinstoffliches Element	Eindruck, Berührung
Träger der Keimsilbe YAM	Antilope – diese steht für Freude am Leben, Leichtigkeit, Luft.
Aufgaben	Beziehungsempathie – dies meint das Vermögen, mit anderen eine liebevolle Beziehung einzugehen, und wird auch als das Zentrum der Heilung angesehen.

Über das spirituelle Verständnis der Qualitäten und Aufgaben unseres Herzchakras ist es uns möglich, bedingungslose Liebe und Mitgefühl zu kultivieren, unser Herz zu öffnen, Harmonie und Balance zu erfahren und eine tiefere Verbindung zu anderen Menschen, zur Natur und zum Universum herzustellen sowie in diesem Zusammenhang ein Gespür für unser wahres Selbst zu erhalten und die allem innewohnende bedingungslose Liebe als Quell der Freude und als den unbewegten Beweger zu erkennen.

Kennzeichen für ein ausgeglichenes viertes Chakra

Ob das vierte Chakra gut aktiviert und ausgeglichen ist, lässt sich anhand einiger hier folgender Merkmale erkennen:

- Empathie (Einfühlungsvermögen in andere)
- Fähigkeit, Mitgefühl zu entwickeln (bitte nicht mit Mitleid verwechseln!)

- Pazifistische Veranlagung (eine ethische Grundhaltung, die danach strebt, bewaffnete Konflikte zu vermeiden, zu verhindern und die Bedingungen für dauerhaften Frieden zu schaffen)
- Freude am Kontakt mit anderen
- Fähigkeit zur selbstlosen Liebe – Liebe geben ohne Erwartung einer Gegenleistung, die daran geknüpft wäre
- Freude am Geben und Teilen – aus Liebe und nicht aus einem persönlichen Vorteil heraus
- Freude an Hilfsbereitschaft
- Freude an der Hingabe im Bereich Musik und Kunst, Kreativität
- Fähigkeit, unermessliche Freude zu empfinden
- Sich mit anderen mitfreuen können
- Fähigkeit zur Selbstliebe
- Fähigkeit, sich selbst als Liebe zu fühlen
- Aufgaben mit Hingabe erledigen
- Physische Gesundheit in den nachfolgend beschriebenen Körperregionen

Zugeordnete Beschwerden (Blockaden, Disbalancen)

Es gibt sowohl auf körperlicher also auch auf mentaler Ebene Anzeichen, die dir zeigen, ob dein Herzchakra Blockaden aufweist und es somit für dich gesundheitsfördernd und wohltuend ist, mit diesem Chakra zu arbeiten.

Auf körperlicher Ebene

Probleme oder Beschwerden in den folgenden Bereichen:

- Beschwerden mit dem Herz-Kreislauf-System
- Erkrankungen von Herz und Herzbeutel

- Atemwegserkrankungen und Erkältungen
- Lungenprobleme wie zum Beispiel Asthma
- Immunschwäche
- Brustschmerzen, zum Beispiel Angina pectoris, gastroösophageale Refluxkrankheit
- Speiseröhre
- Schultern
- Rippen
- Schmerzen im oberen Rücken und generell im Brustwirbelbereich
- Obere Extremitäten: Arme, Hände, wie zum Beispiel Karpaltunnelsyndrom, Tennisellenbogen oder Schulter-Impingement-Syndrom
- Bluterkrankungen in Verbindung mit zu hohem oder zu niedrigem Blutdruck wie zum Beispiel Hämophilie, Hypertonie oder Hypotonie

Auf psychischer Ebene

Probleme oder Beschwerden in den folgenden Bereichen:

- Mangel an Selbstliebe
- Unfähigkeit, Liebe zu empfinden und zu geben
- Egoismus, Missgunst
- Misstrauen
- Gefühlskälte
- Neigung, Hass zu empfinden
- Einsamkeit, Schwierigkeiten, Kontakte aufzubauen
- Abgrenzungsschwierigkeiten
- Übermäßige Traurigkeit
- Beziehungsschwierigkeiten
- Schwierigkeiten mit dem Annehmen und dem Geben von Liebe
- Berührungsschwierigkeiten, zum Beispiel Hemmungen bei Umarmungen
- Hoffnungslosigkeit
- Depression in Zusammenhang mit einem Gefühl von Alleinsein, sich ungeliebt fühlen

Sequenz 4: **Dankbarkeit und Leichtigkeit**

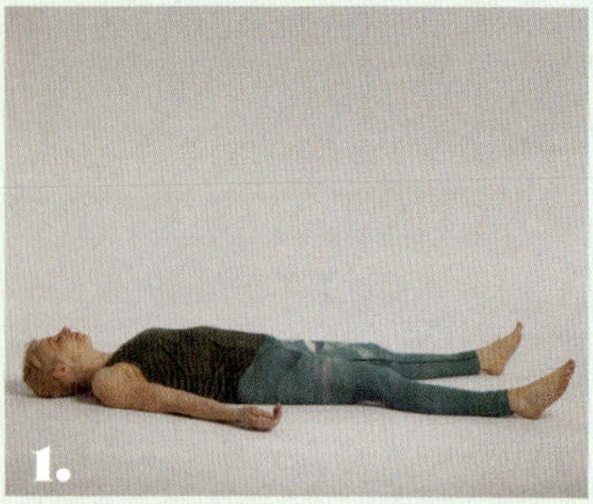
1.

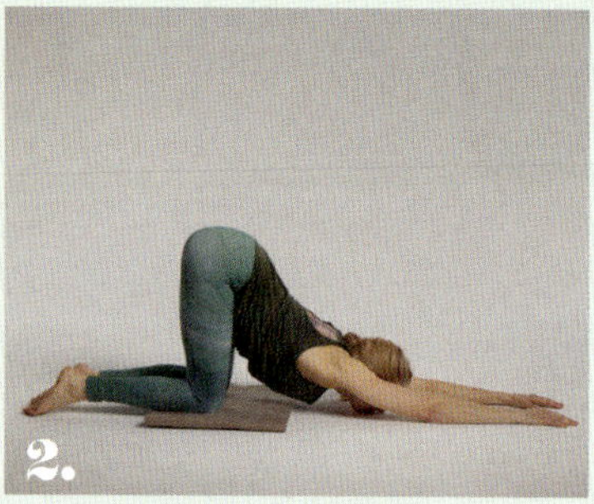
2.

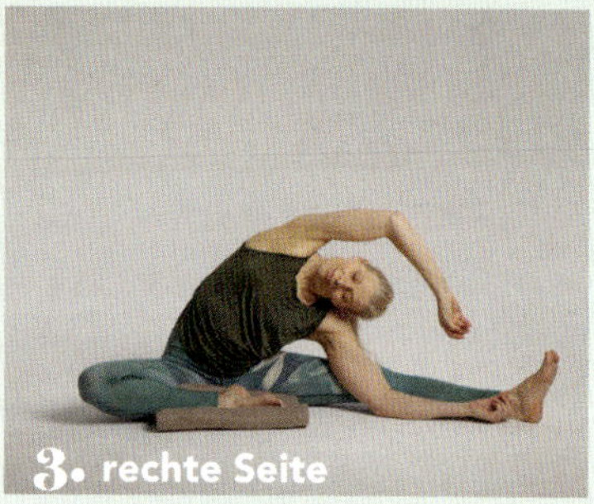
3. rechte Seite

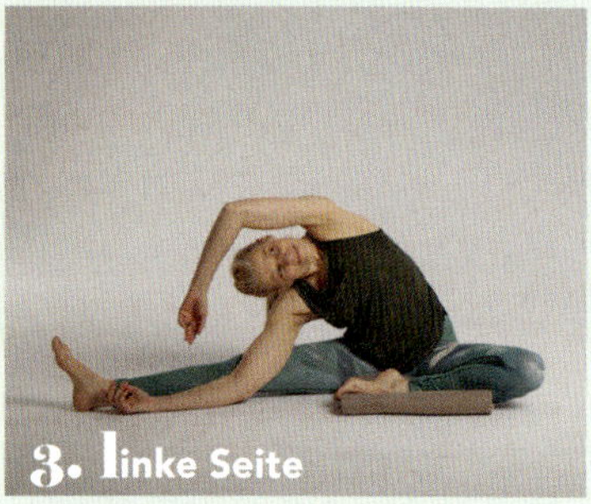
3. linke Seite

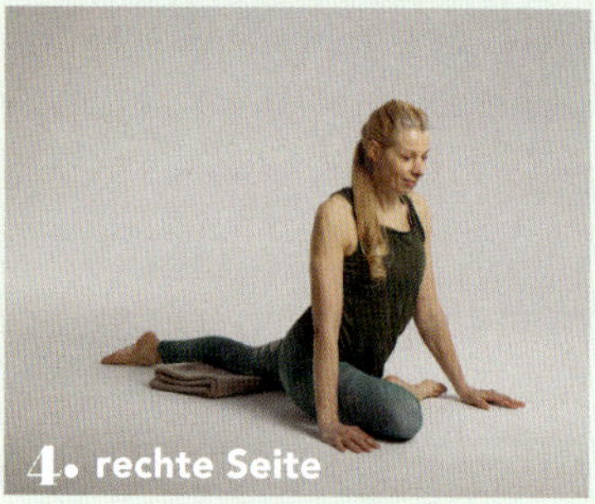
4. rechte Seite

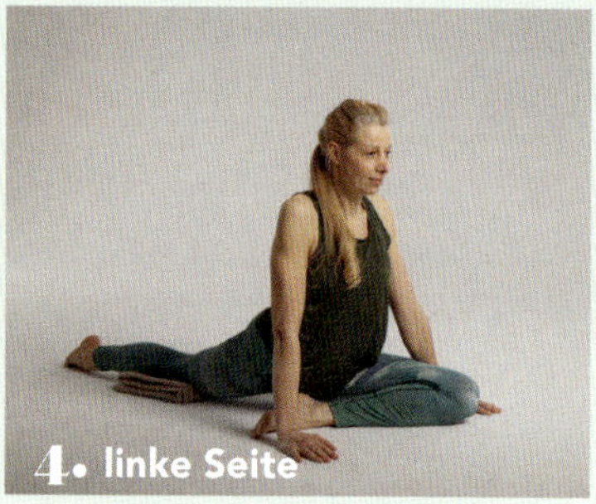
4. linke Seite

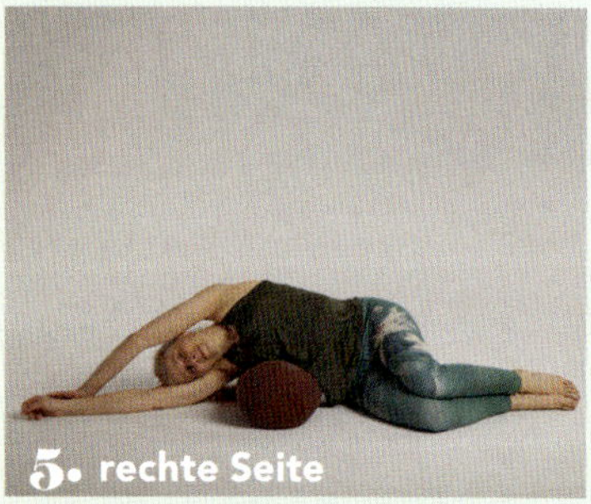
5. rechte Seite

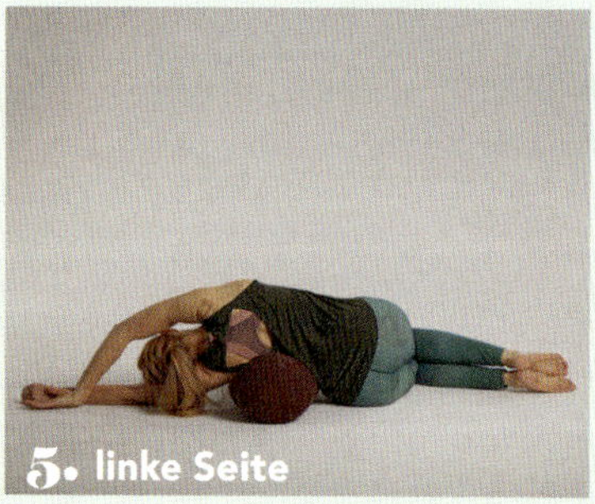
5. linke Seite

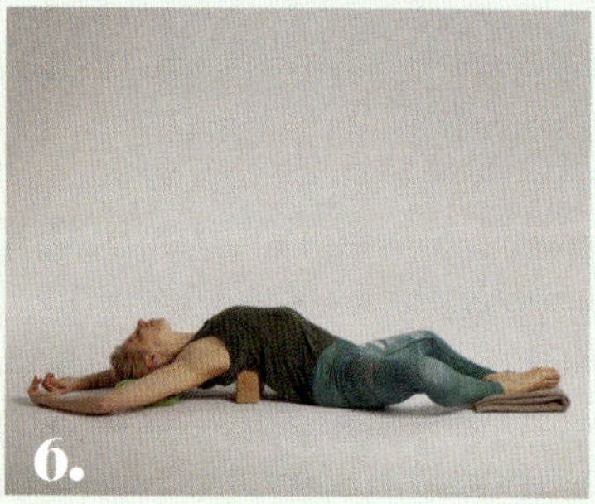
6.

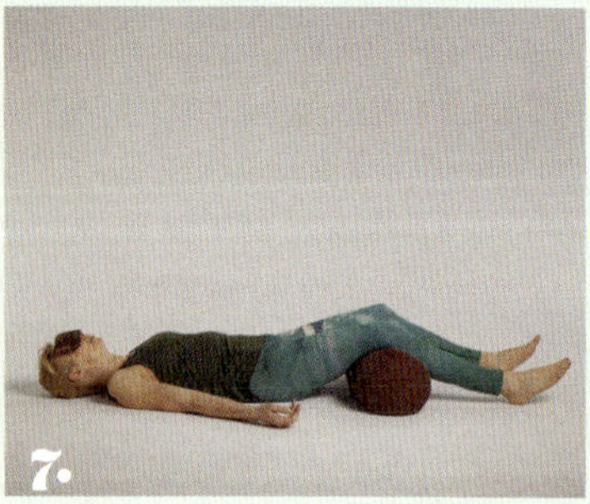
7.

1. Shavasana **2.** Anahata **3.** Halber Schmetterling mit Seitbeuge **4.** Wacher Schwan **5.** Liegende Banane **6.** Schmetterling in Rückenlage **7.** Shavasana

Fokus für das Herzchakra während der Praxis

- Die beanspruchte Körperregion ist der Brustkorb: die Brustwirbelsäule, die Flanken und die Rippen.
- Gedehnt und geöffnet wird mit Rück- und Seitbeugen.
- Richte deine Aufmerksamkeit auf das bewusste Entspannen aller wahrnehmbaren Muskelanspannungen im ganzen Körper.
- Wenn alle Muskeln entspannt sind, lenke den Fokus immer wieder auf das Brustbein zum Anahata-Chakra und zum Atem hin.

Hinweis: Lasse die tiefen, ruhigen Atemzüge in dir immer wieder liebevoll weit werden und lächle dir innerlich zu. Beobachte auch immer wieder, wie »es dich atmet« und du für diese natürliche Aktivität deines Körpers dankbar bist. Dein Atem fließt ganz ohne dein Zutun.

Tipp: Mache eine Audioaufnahme, bei der du dir selbst einmal die folgende Anfangsentspannungsanleitung vorliest. Beende die Aufzeichnung mit einem Klang, zum Beispiel mit einem von dir gechanteten Om oder mit dem sanften Anschlagen einer Klangschale. Spiele die Aufnahme ab, bevor du mit der Yin-Yoga-Asana-Praxis beginnst. Dies ist deine Anfangsentspannung. So kannst du dich von deiner eigenen Anleitung führen lassen und dich ganz von deinen Worten getragen fühlen.

1. Shavasana – Anfangsentspannung zur Wahrnehmungslenkung und Energieaktivierung im Herzchakra

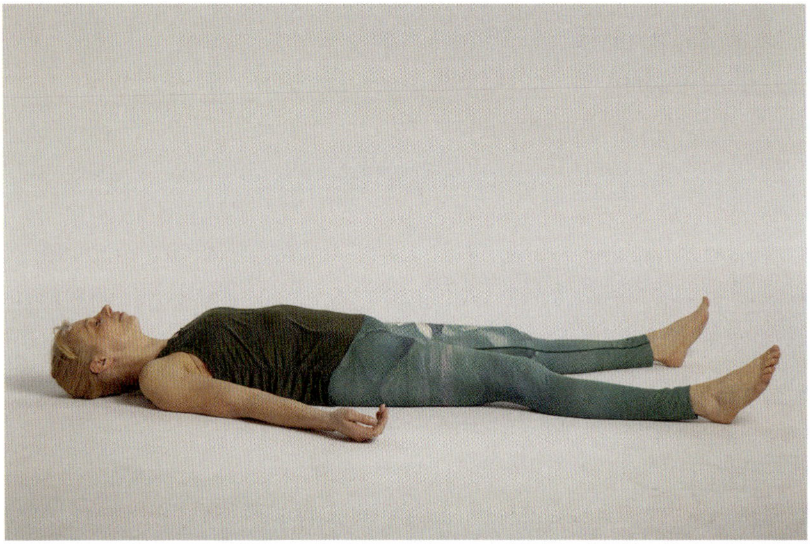

Lege dich auf den Rücken, platziere die Hände neben deinem Körper und drehe die Handflächen nach oben.

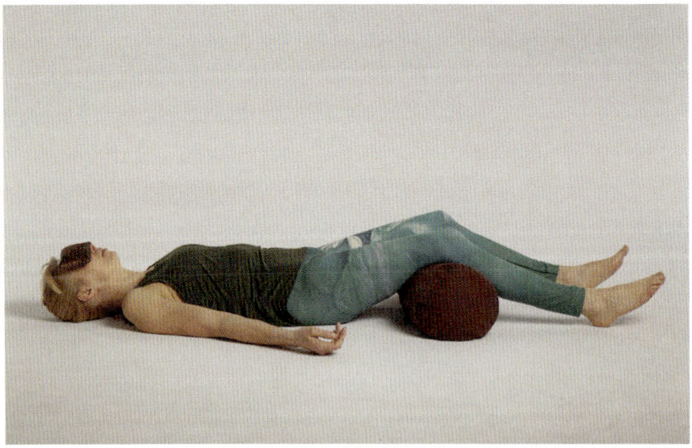

Alternative

Wenn du magst, lege dir ein Augenkissen auf die geschlossenen Augen und eventuell ein Kissen unter die Knie.

- Nimm die Shavasana-Position ein. Beginne damit, deinen natürlich fließenden Atem zu beobachten. Sieh einfach nur dabei zu, wie es dich atmet, ohne einzugreifen. Nimm wahr, wie leicht es ist, dass dein Atem fließt, ganz ohne etwas dafür tun zu müssen, wie dein Körper für dich atmet.
- Wenn du merkst, wie dein ganzes System langsam zur Ruhe kommt, legst du die Hände auf dein Brustbein. Atme einige Male (mindestens 10 Atemzüge, gern länger) bewusst und langsam zu deinem Anahata-Chakra ein und aus. Mit der Einatmung stelle dir vor, wie sich dieses Energiezentrum ausdehnt und angenehm weit wird (sanft, nicht übertrieben). Mit der Ausatmung stelle dir vor, wie alle Blockaden aus diesem Bereich sich lösen dürfen. Nimm wahr, wie du in deiner Brust mit jeder Ausatmung leichter wirst. Du darfst es einfach zulassen und leicht werden.
- Nach einigen Atemzügen stelle dir vor, wie du einatmend reine, frische Energie (Prana) in deine Hände einatmest und diese ausatmend in dein Herzchakra fließen lässt. Bleibe bei dieser Atmung für etwa 10 bis 20 Atemzüge.
- Dann lege die Hände links und rechts neben deinem Körper auf dem Boden ab, die Handflächen sind nach oben gedreht, und lasse diese Energiewahrnehmung noch einige Momente lang auf dich wirken, bevor du mit der Praxis beginnst.
- Ziehe dann zuerst langsam ein Knie nach dem anderen zu deiner Brust heran und massiere mit ein paar tiefen Atemzügen deinen Rücken am Boden rollend. Dabei kannst du die Knie kreisen oder einfach nur zur Brust herangezogen halten. Wenn sich dein Rücken gut anfühlt, rollst du dich auf oder kommst über die Seitenlage zum Sitzen hoch.

2. Anahata

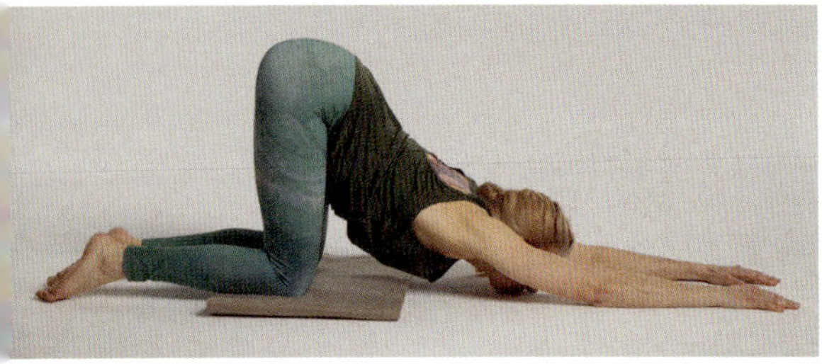

- Komme in den Vierfüßlerstand. Halte dein Becken über den Knien, setze dich also nicht auf den Fersen ab. Wandere mit deinen Händen langsam so weit nach vorn, bis der Oberkörper mit dem Brustbein nach vorn unten Richtung Boden sinken kann. Halte das Becken weiterhin oberhalb deiner Knie ausgerichtet.
- Lege je nachdem, wie es sich für deine Halswirbelsäule gut anfühlt, deine Kopfkrone, Stirn oder Kinn am Boden ab.
- Lasse beide Beine bis über das Gesäß und in den Rücken hinauf vollkommen entspannt. Lasse es zu, dass sich über die Schwerkraft deines Oberkörpers die Brustwirbelsäule angenehm weitet und die Körperstrukturen im Brustraum bis in die Schultern und Arminnenseiten hinein gedehnt werden. Kopf, Schultern und Arme bleiben ebenfalls entspannt.
- Verweile 3 bis 5 Minuten in dieser Position.

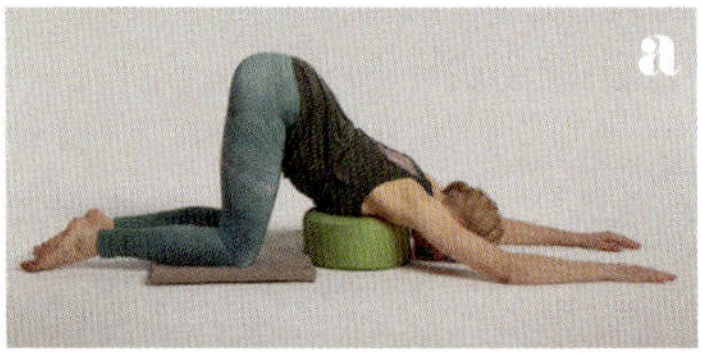
a

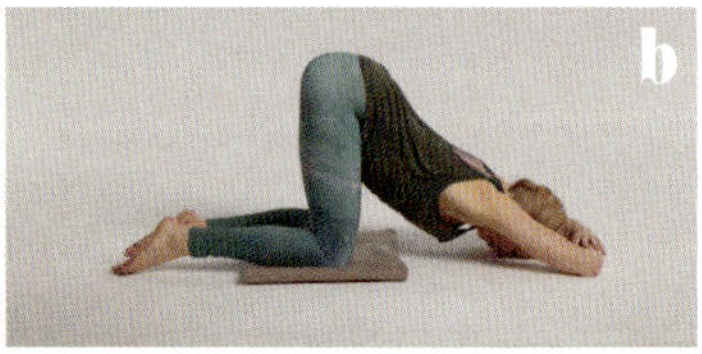
b

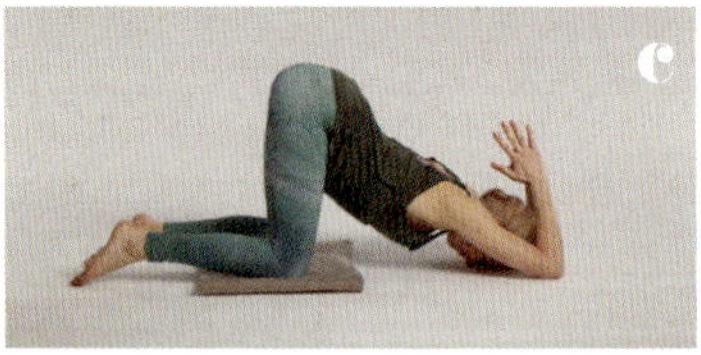
c

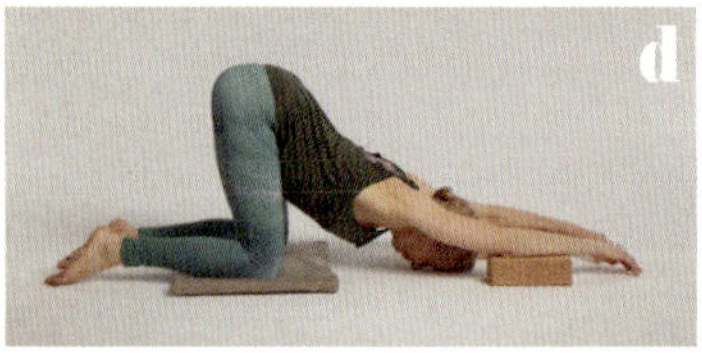
d

Alternativen

a. Lege dir ein Kissen unter die Brust, damit du den Schultergürtel mehr entspannen kannst.
b. Variiere je nachdem, wie es für deine Schultern angenehmer ist, die Ausrichtung deiner Arme, indem du sie beispielsweise anwinkelst und zu den gegenüberliegenden Ellenbogen greifst.
c. Wenn du die Dehnung intensivieren möchtest, stütze die Ellenbogen am Boden ab, lege die Hände aneinander und halte sie über dem Hinterkopf oder platziere die Arme höher, indem du dir Blöcke unter die Ellenbogen legst.
d. Wenn du die Dehnung intensivieren möchtest, kannst du auch die Unterarme auf Yogablöcken ablegen.

3. Halber Schmetterling mit Seitbeuge

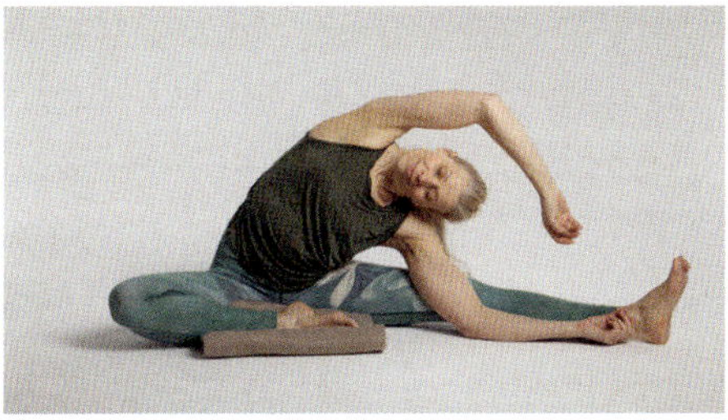
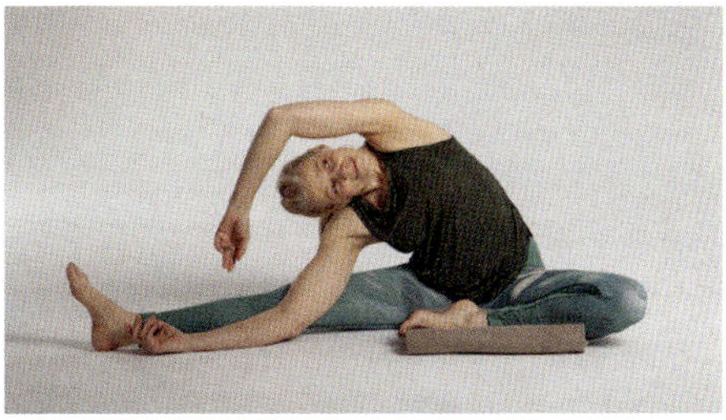

- Setze dich auf deine Matte. Winkle das rechte Bein an und öffne das Knie zur Seite. Strecke das linke Bein zur linken Seite aus.
- Hebe beide Arme über den Kopf und lasse ausatmend den Oberkörper langsam, wie ein Kipferl, über das linke gestreckte Bein in eine Seitbeuge sinken.
- Lasse beide Beine bis über das Gesäß und in den Rücken hinauf vollkommen entspannt. Lasse es zu, dass sich über die Schwerkraft deines Oberkörpers zur linken Seite die rechte Seite der Taille und die Seite des Brustkorbs sanft dehnen. Kopf, Nacken, Schultern und Arme bleiben ebenfalls entspannt.
- Verweile 3 bis 5 Minuten in dieser Position und wechsle dann die Seite.

Alternativen

a. Lege dir einen Block unter das rechte Knie, um die rechte Hüfte beim Entspannen zu unterstützen. Den linken Ellenbogen kannst du ebenfalls gern auf einem Block platzieren.

b. Wenn du Probleme mit der Schulter hast, lege den entsprechenden Arm an den Rücken, statt ihn über den Kopf zu nehmen. Den Ellenbogen des anderen Arms kannst du entweder am Boden oder, wie in Alternative a, auf einem Block abstützen.

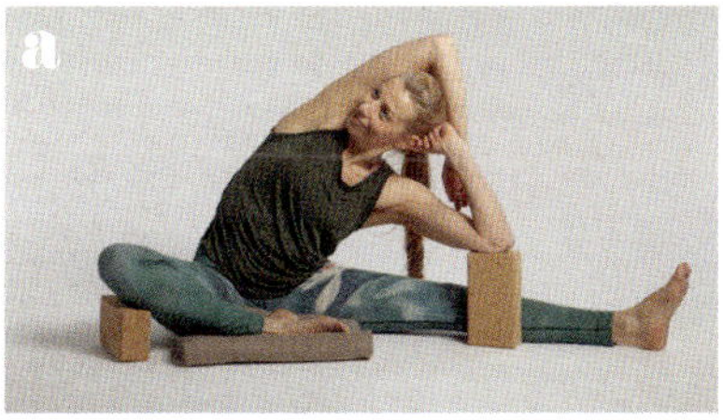

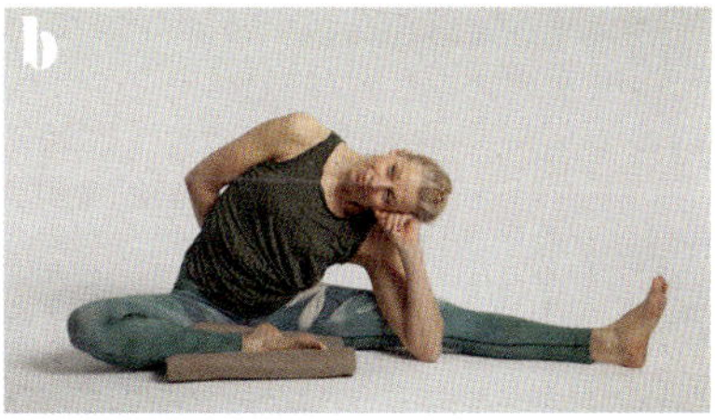

4. Wacher Schwan

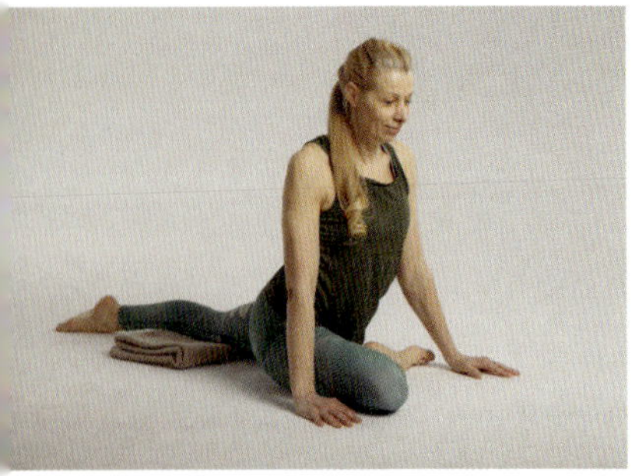

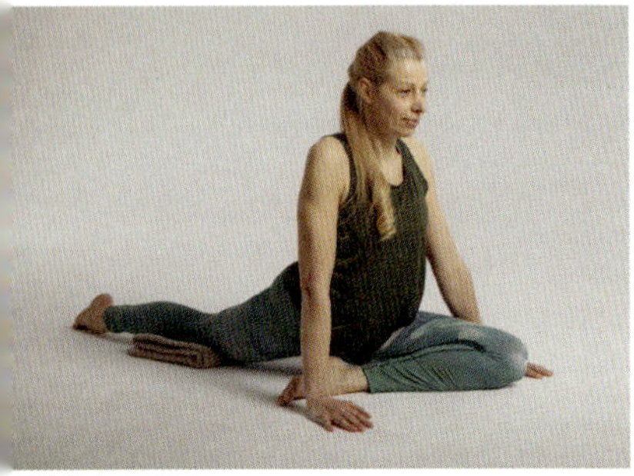

- Beginne im Vierfüßlerstand und lege dir eine Decke unter dein linkes Knie. Ziehe das rechte Knie nach vorn zwischen die Hände und strecke das linke Bein lang nach hinten aus.
- Platziere den rechten Fuß ein wenig weiter links, sodass du mit dem rechten Sitzbeinhöcker auf dem Boden sitzt statt auf der Ferse. Das Becken sollte gerade bleiben und die Hüftknochen sollten parallel über dem Boden ausgerichtet sein.
- Platziere die Hände neben dem Becken auf dem Boden, die Arme sind gestreckt. Lasse den Kopf nach vorn unten locker und schwer werden, die Schultern dürfen dabei zu den Ohren hochwandern und sind ebenfalls locker.
- Lasse es zu, dass sich die Hüfte rechts und die linke Oberschenkelvorderseite sanft öffnen und dehnen, allein über die Schwerkraft der Beine und des Gesäßes. Lasse dich über die aufgestützten Arme schwer werden, so dehnt und öffnet sich auch dein Herzraum. Dein ganzer Körper entspannt sich. Achte dabei vor allem auf einen lockeren Nacken- und Schulterbereich. Dein ganzer Rumpf und Bauchbereich bleiben ebenfalls entspannt.
- Verweile 3 bis 5 Minuten in dieser Position und wechsle dann die Seite.

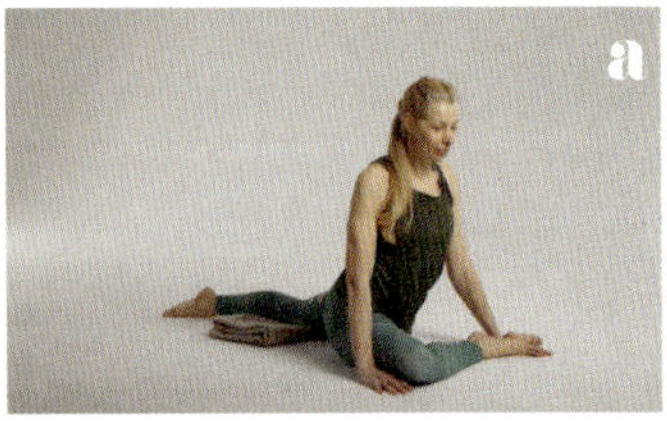

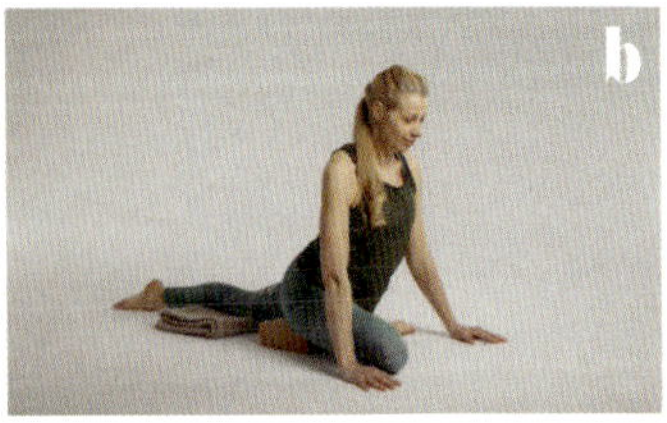

Alternativen

a. Variiere den Winkel im Bein zwischen Ober- und Unterschenkel. Je größer der Winkel ist, also je weiter dein Fuß vom Oberschenkel entfernt ist, umso intensiver wirst du die Dehnung in der entsprechenden Gesäßhälfte, in der Hüfte und in der Oberschenkelaußenseite wahrnehmen.

b. Lege dir einen Block unter die Gesäßhälfte, damit du Becken und Hüfte angenehm parallel zum Boden halten kannst und du nicht mit dem Becken auf eine Seite kippst.

5. Liegende Banane

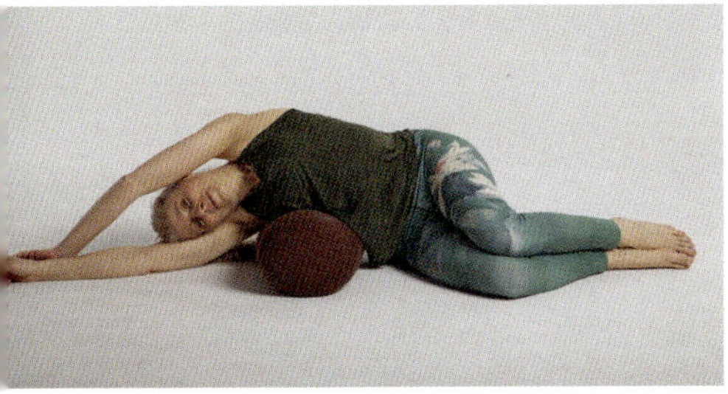

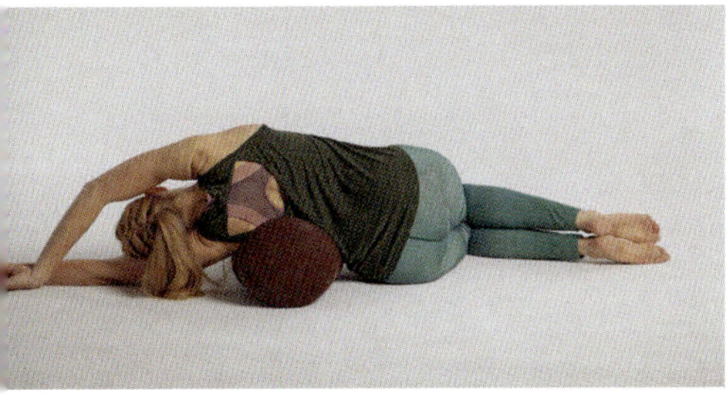

- Lege dir ein Kissen mittig auf die Matte. Setze dich neben das Kissen, sodass es rechts von dir liegt, und winkle die Beine an.
- Lege dich mit der rechten Körperseite auf das Kissen. Strecke die Arme über den Kopf, sodass dein rechtes Ohr angenehm auf dem rechten, gestreckten Oberarm aufliegt. Je nachdem, wie es deiner linken Schulter geht, kannst du den linken Arm über den Kopf oder zum Rücken legen.
- Lasse über die Schwerkraft deiner rechten Körperaußenseite nach unten in den Boden und in das Kissen hinein eine angenehme Dehnung in deiner linken Körperaußenseite entstehen.
- Kopf, Arme und Becken sinken angenehm schwer Richtung Boden. Lasse beide Beine bis in die Fußspitzen hinein entspannt.
- Verweile 3 bis 5 Minuten in dieser Position und wechsle dann die Seite.

Alternativen

a. Strecke das obere Bein aus. Das untere Bein bleibt angewinkelt.

b. Du kannst die Übung auch ohne Kissen ausführen, solltest du keines griffbereit haben. Lege dich hierfür auf den Rücken. Strecke die Beine aus, überkreuze die Füße und lege die Arme über dem Kopf am Boden ab. Wandere dann mit den Füßen zur rechten unteren Mattenecke und mit beiden Händen zur rechten oberen Mattenecke. Achte darauf, dass das Becken, die ganze Wirbelsäule und beide Schulterblätter am Boden bleiben, sodass du eine angenehme Dehnung in deiner gesamten linken Körperaußenseite wahrnehmen kannst.

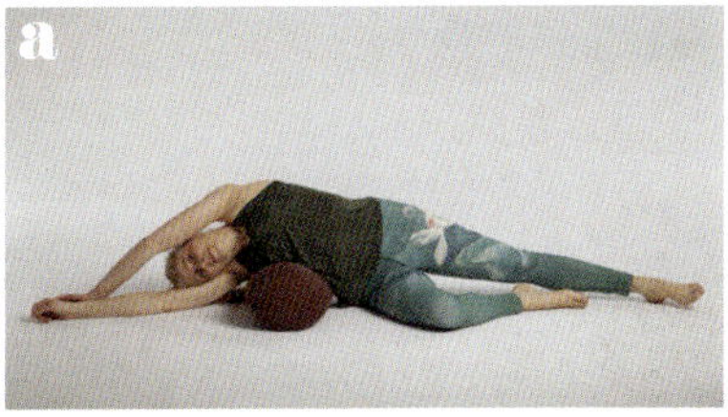

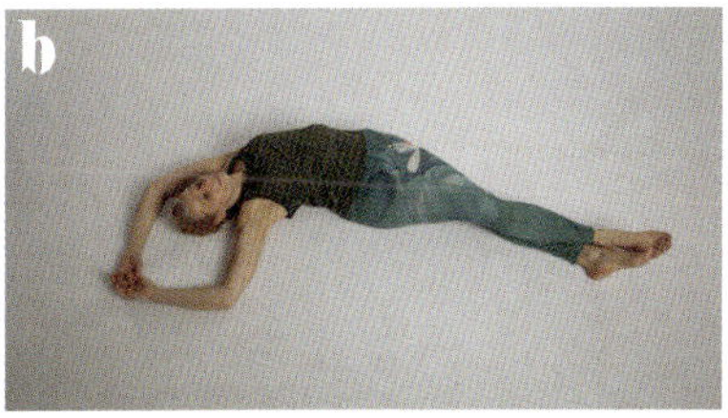

6. Schmetterling in Rückenlage

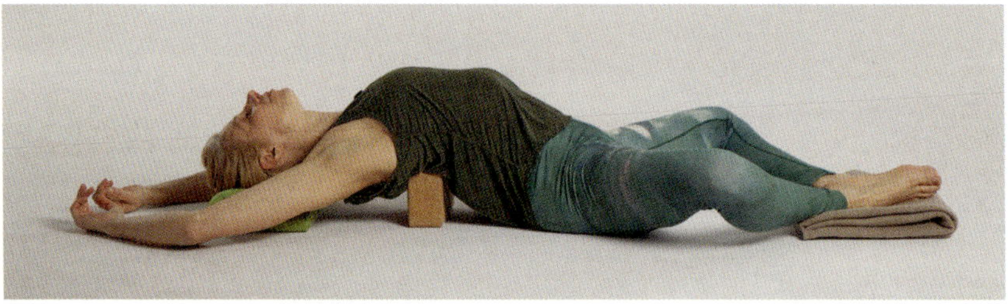

- Lege eine gefaltete Decke oder einen Block ans Kopfende deiner Matte und einen weiteren Block etwa 20 Zentimeter vor die Decke. Eine zweite gefaltete Decke kannst du ans Fußende legen.
- Setze dich mit aufgestellten Füßen auf die Matte und lege den Oberkörper so auf dem Block ab, dass sich dieser in etwa gegenüber deines Brustbeins befindet, am unteren Ende deiner Schulterblätter. Lege den Kopf vorsichtig nach hinten auf die gefaltete Decke. Achte darauf, dass die Decke so hoch ist, damit du den Kopf mit entspannter Halswirbelsäule ablegen kannst.
- Lasse die Knie langsam nach außen fallen. Die Fußsohlen berühren sich. Wähle einen für dich angenehmen Abstand zwischen Füßen und Gesäß, sodass sich deine Hüften und dein gesamtes Becken gut entspannen können.
- Öffne die Arme etwa auf Schulterhöhe zu den Seiten oder lege sie über dem Kopf am Boden ab, je nachdem, was sich für Brust und Schultern angenehm anfühlt.
- Lasse zu, dass sich deine Körpervorderseite über die Schwerkraft sanft vom Bauchnabel weg nach oben bis in dein Herz hinein weitet. Kopf, Arme, Schultern, Becken und Beine bleiben entspannt.
- Verweile 3 bis 5 Minuten in dieser Position.

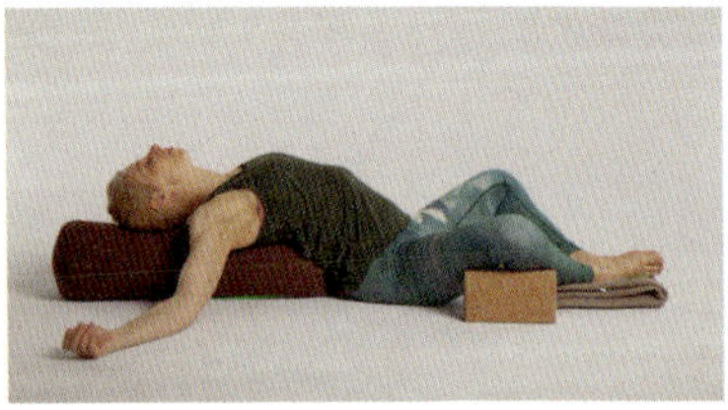

Alternative

Lege dir Blöcke unter die Knie, um deine Hüften zu entlasten. Um die Haltung sanfter zu gestalten und die Halswirbelsäule zu entlasten, lege dir eine Kissenrolle der Länge nach unter Rücken und Kopf.

7. Shavasana

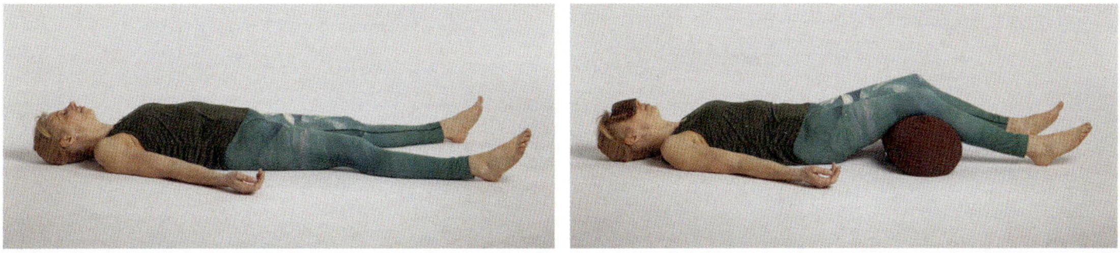

Beende die Sequenz wieder entspannt in der Rückenlage. Strecke entweder die Beine auf dem Boden aus oder lege dir die Rolle unter die Knie. Verweile hier in Stille für etwa 10 Minuten oder wähle die Audiodatei.

Meditation zum Herzchakra

Hier leitet dich meine Stimme durch deine Endentspannung zur sanften Vertiefung der Achtsamkeit auf das Herzchakra. Diese geführte, kurze Entspannungsmeditation hat eine wohltuende, sanft stimulierende Wirkung auf dein Herzchakra. Während dieser Meditation wird der Fokus gezielt auf die Körperregion rund um deinen Brustkorb, zum Anahata-Chakra, gelenkt. Dadurch wird dieses Chakra in einen harmonischen und ausgeglichenen Zustand gebracht. Dies geschieht durch Farbvisualisierungen, Atemlenkung und positive Affirmationen, die mit diesem Chakra in Verbindung stehen. Indem du angeleitet wirst, dich bewusst auf dein Herzchakra zu konzentrieren, und seine spezifischen Qualitäten von mir kurz angesprochen werden, kannst du ein tieferes Verständnis für deinen eigenen Energiekörper entwickeln. Es führt zu einem Gefühl der Entspannung, Ausgeglichenheit und inneren Ruhe. Gleichzeitig können sich auch emotionale Blockaden lösen und ein gesteigertes Bewusstsein für das eigene Wohlbefinden entstehen.

Kapitel 7

Vishuddha-Chakra – das Halschakra

Ausdruckskraft, Kommunikation, Authentizität – essenziell für den Selbstausdruck

Das fünfte Chakra wird auch Hals- oder Kehlkopfchakra genannt. Der Sanskritname Vishuddha wird mit »Reinheit«, »Reinigung« übersetzt. Im Zusammenhang mit dem fünften Chakra ist die innere, mentale Reinigung gemeint. Je klarer der Geist ist, je genauer wir uns darüber bewusst sind, was wir brauchen und was uns guttut, desto genauer können wir uns demgemäß ausdrücken und handeln. Die gesamte Art zu kommunizieren wird feiner, je reiner, klarer und bewusster unsere Vorstellungen von einem guten, gelingenden Leben sind.

Das Element, das diesem Chakra zugeordnet ist, ist der Raum (Äther). Gemeint ist der Raum, in dem sich der Klang ausbreiten kann, der Ermöglichungsraum für den Klang und die Stimme, um uns aus unserem Herzen und Bauch heraus ausdrücken zu können. Wir dehnen uns in den Raum hinein aus und verbinden uns, wir treten in Kontakt mit anderen und tauschen uns aus. Kommunikation ist auch eine Form von Energie: die Energie in der Form unseres Ausdrucks, die sich in die Welt hinein ausdehnt. Dieses Sich-in-die-Welt-Ausdehnen wird in dem Element Äther, dem Raum (Akasha) symbolisiert. Akasha ist ein Raum, der keine Form hat. Es ist ein formloser Raum. Er hat keine Grenzen, keinen Geruch, keinen Geschmack und kann nicht berührt werden.

Das fünfte Chakra wird auch als das Wahrheitszentrum beschrieben. Damit die Energie des Herzzentrums rein und kraftvoll bleibt und weiter aufsteigen kann, ist es wichtig, dass wir unsere Kommunikation auf ihren Wahrheitsgehalt überprüfen. Hier dürfen und sollen auch unangenehme Dinge ihren Ausdruck finden, trotzdem ist es wichtig, dass die Kommunikation gewaltfrei und respektvoll bleibt. Wenn wir erkannt haben, was wir brauchen und was uns guttut, finden wir auch einen Weg, dies anderen angemessen mitzuteilen, beziehungsweise eine Form der Kommunikation, mit der wir unsere Bedürfnisse mit der Welt teilen können. Die Wahrheit ist ein essenzieller Bestandteil von Klarheit und Reinheit. Unwahrheiten führen zu Verblendung und Blockaden in den vier unteren Chakren und sie verhindern, dass die Kundalini in die beiden oberen Chakren aufsteigen kann. Erst wenn wir gelernt haben, unsere Anliegen wahrheitsgetreu und gewaltfrei zu kommunizieren, werden wir im Herzen und im Geist frei werden können. Dies wiederum ist für unsere physische und psychische Gesundheit unerlässlich, da sich Unwahrheiten oder Verdrängtes – zum Beispiel weil Unangenehmes nicht ausgesprochen werden kann – wie Ballast auf unser Gemüt schlagen und unser Gewissen belasten, was psychosomatische Konsequenzen nach sich ziehen kann. Ein Beispiel für eine psychosomatische Konsequenz, die durch eine Lüge oder das Verdrängen unangenehmer Wahrheiten verursacht werden kann, ist der Spannungskopfschmerz. Angenommen, eine Person lügt oder verdrängt ein belastendes Ereignis, das sie erlebt hat, wie zum Beispiel einen Konflikt mit einem geliebten Menschen oder ein traumatisches Erlebnis. Indem die Person die Wahrheit nicht anspricht oder sie verdrängt, schafft sie eine emotionale Spannung und einen inneren Konflikt. Dieser Konflikt kann sich psychosomatisch in Form von regelmäßigen oder chronischen Spannungskopfschmerzen ausdrücken und manifestieren. Die körperliche Reaktion, in diesem Fall der Kopfschmerz, ist die Art und Weise des Unterbewusstseins, um auf die ungelösten emotionalen Probleme hinzuweisen.

Die Arbeit mit dem fünften Energiezentrum ist eine entscheidende Hilfe, auf eine gesunde Weise kommunizieren zu lernen. Wer diesbezüglich ein Defizit hat, wird von der reinigenden Energie des Vishuddha-Chakras dabei unterstützt. Denn sie unterstützt unseren Selbstausdruck in allen Formen, sodass wir uns in die Welt hinein ausdehnen können – in die Welt als Raum, in den hinein wir uns kommunizierend ausbreiten. Auf diese Weise treten wir in eine bewusste, klare Beziehung mit der Welt.

Die Achtsamkeit richtet sich mehr und mehr auf die Gemeinschaft, weg von der Egozentrik. Damit bildet dieses Chakra ein wichtiges zusätzliches Portal auf dem Weg vom Ich zum Wir.

Allgemeine Zuordnungen	
Hauptaspekte	Diese Aspekte beziehen sich auf die Reinigung durch Wahrheit, die Kommunikation und den Klang als Ausdruck der Stimme.

Allgemeine Zuordnungen	
Lebensthemen	Es geht hier um die Kommunikation und den (Selbst-)Ausdruck, das In-Kontakt-Treten und Sich-mit-der-Welt-Verbinden durch die Wahrheit und Klarheit, mit der wir uns in sie hinein ausdehnen. Es betrifft die Fähigkeit, ehrlich zu kommunizieren und authentisch zu sein.
Farbe	Hellblau
Grobstoffliches Element	Äther. Dies symbolisiert den Raum, das Medium, in dem sich Schall und Klang ausbreiten, und damit die Qualitäten des Halschakras.
Bewegung der Lebenskraft	Udana Vayu (nach oben zur Ausatmung)
Mondphase	abnehmender Mond
Symbol 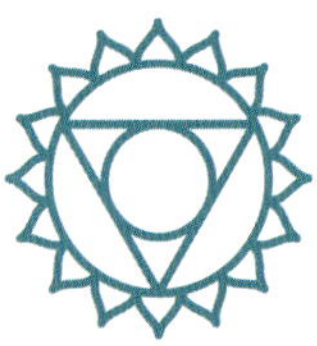	16 hellblaue Lotusblütenblätter, in denen ein Dreieck mit nach unten zeigender Spitze innerhalb eines Kreises liegt. Die 16 Blütenblätter weisen auf die Komplexität und Vielfalt der Kommunikation hin, die durch dieses Chakra fließt. Das Dreieck symbolisiert hier ein Gleichgewicht der Dualität und Integration in die Welt. Es zeigt, dass das Halschakra dazu dient, die gegensätzlichen Kräfte von Yin (passiv, empfangend) und Yang (aktiv, gebend) in Einklang zu bringen. Das Dreieck innerhalb des Kreises, der den Raum oder die Leere symbolisiert, weist auf die Integration von Spiritualität, Stille und innerem Frieden hin, die durch eine harmonische Kommunikation erreicht werden. Der Kreis steht auch für den Vollmond, der das Yin-Prinzip oder Shakti, die weibliche Energie, symbolisiert und ebenfalls auf Intuition, Empfänglichkeit und emotionales Gleichgewicht hinweist und aufzeigt, dass das Halschakra mit der Fähigkeit verbunden ist, auf intuitive Weise zu kommunizieren und die Gefühle anderer zu verstehen.

Körperregion und physische Funktionen	
Lage im physischen Körper	Halswirbelsäulenbereich, im Hals rund um die Kehle
Sinnesorgan und Sinn	Ohren, Hörsinn, was symbolisch eine Verbindung zur Kommunikation herstellt.
Aktionsorgan	Mund
Zugeordnete Körpersubstanz	»Raum« in Form der Haut (als Membran im Sinne der Kommunikation und Begrenzung des Körpers)
Zugehörige Organe und Drüsen	Stimmbänder, Kehlkopf, Schilddrüse
Physische Funktionen	▶ Unterstützt die Nebenschilddrüse und Schilddrüse in ihrer Funktion, die durch die Produktion der Schilddrüsenhormone den Stoffwechsel, die Körpertemperatur und das Körperwachstum reguliert. ▶ Unterstützt die Gesunderhaltung der Halswirbelsäule, des Halses, des Kiefers, des Munds und der Zähne, der Ohren sowie der Stimmbänder, der oberen Teile der Speiseröhre und des oberen Schulterbereichs.

Zugehörige Organe und Drüsen

Die Stimmbänder und der Kehlkopf ermöglichen Töne und die menschliche Stimmgebung. Wenn die Luft aus der Lunge durch die Stimmbänder strömt und sie schwingen lässt, entstehen Schallwellen, die von anderen anatomischen Strukturen im Mund- und Rachenraum moduliert werden, um die verschiedenen Klänge und Töne der menschlichen Stimme zu erzeugen. Die Schilddrüse produziert Hormone und wirkt regulierend auf den Stoffwechsel ein. Sie steuert zudem den Energiehaushalt und ist an Wachstum und Entwicklung des Körpers beteiligt.

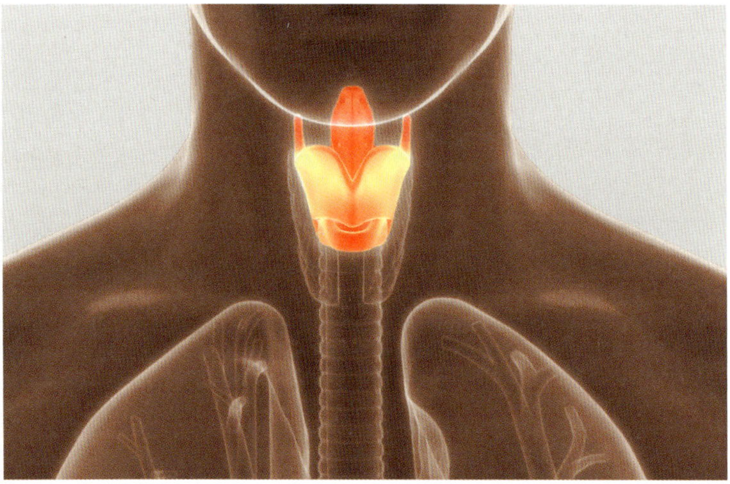

Der Kehlkopf liegt zwischen der unteren Rückseite der Zunge und dem oberen Ende der Luftröhre. Darin liegen die Stimmbänder, die zwei schmale, muskuläre Gewebestrukturen sind, ähnlich den Lippen, also einem hochgestellten Mund.

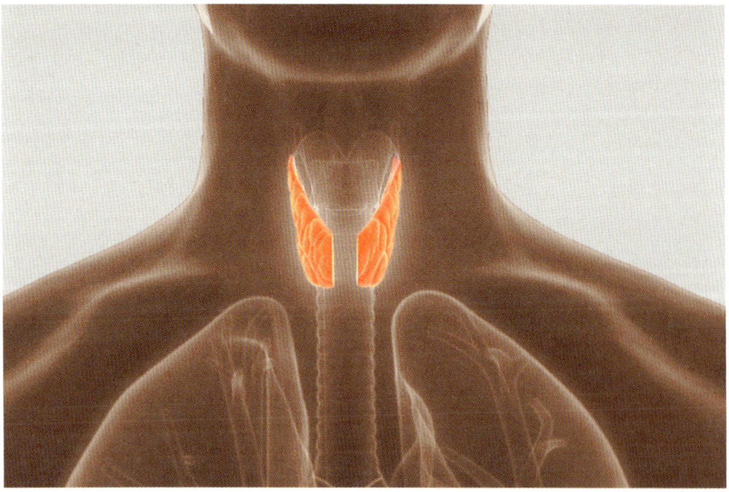

Die Schilddrüse ähnelt der Form eines Schmetterlings und ist im vorderen Teil des Halses verortet, unterhalb des Kehlkopfes. Sie umschließt die Luftröhre.

Psychologische und mentale Funktionen	
Hauptaspekte	Hier geht es um die Art der Kommunikation, des Ausdrucks, und dies in Verbindung mit der Wahrheit und Klarheit. Es betrifft unsere Fähigkeit, uns klar auszudrücken, unsere Wahrheit zu sprechen und authentisch – im Sinne des Selbstausdrucks (Dharma) – mit anderen zu kommunizieren.
Merkmale	Intuition und der Zugang zur inneren Stimme, auch der Umgang mit der eigenen Sprache in Bezug auf den bewussten Umgang mit Worten, Einsatz der Stimmfarbe und des Klanges. Psychologisch öffnet unser Halschakra den Kanal für harmonische Kommunikation und repräsentiert so die Fähigkeit, sowohl aktiv zuzuhören und zu sprechen als auch passiv zu empfangen und zu verstehen, und stellt somit eine tiefe Verbindung zur inneren Stille und zur Intuition her, um eine authentische und einfühlsame Kommunikation zu ermöglichen.

Kommunikation wirkt in alle Bereiche des Lebens hinein. Aber um sich mitteilen zu können, ist es auch wichtig, zuvor in sich selbst hineinzuhören. Der Hörsinn ist dem Vishuddha-Chakra genauso zugeordnet wie der Mund, das Sprechen. Dies steht wiederum in Zusammenhang mit unserer inneren Stimme. Das fünfte Chakra wird außerdem als das Zentrum der Träume gesehen. Um unsere Träume zu verwirklichen, braucht es die Innenschau – den Traum, die Fähigkeit zu träumen – und die Tatkraft, den Ausdruck in der Realität umzusetzen. Erst wenn wir uns soweit selbst kennengelernt haben, um zu verstehen, was für uns bedeutungsvoll ist, können wir dies auch kommunizieren und realisieren. Wir lernen einerseits über unsere eigenen Bedürfnisse diejenigen der Mitmenschen zu verstehen und können uns so achtsamer mit anderen austauschen. Andererseits ist es wichtig, Grenzen setzen zu können und formulieren zu lernen, was wir nicht wollen. Der Umgang mit Worten, Stimmfarbe, Tonalität, Mimik und Gestik ist für unseren Austausch mit anderen genauso wichtig wie der Inhalt dessen, was wir mit Worten sagen. Kommunikation ist ein unendlich vielfältiges Instrument, wie der Raum, in dem sie stattfindet – wie Akasha, der Raum, der keine Form und keine Grenzen hat. Jedes Wort, ob wir es zu jemandem sprechen oder ob wir es uns selbst sagen, hat Bedeutung und eine Wirkung. Auch der Zusammenhang, in dem wir etwas sagen, spielt eine Rolle. Wir prägen uns selbst über die Art und Weise, wie wir mit uns selbst sprechen, und entwickeln so unsere inneren Wahrheiten. Wenn wir mit Affirmationen arbeiten, können wir ganz gezielt unsere inneren Wahrheiten erschaffen und gegebenenfalls ändern und uns mit unseren Worten neu ausrichten.

Das fünfte Chakra gilt darüber hinaus als das Chakra der Wiedergeburt. In ihm liegt die Fähigkeit zu reflektieren und uns zu verändern. Wenn wir erkennen, dass uns anerzogene Glaubenssätze daran hindern, ein erfülltes Leben zu führen, sind wir in der Lage, sie zu verändern. Glaubenssätze wie »Ein Unglück kommt selten allein« haben wir so oft gehört, dass wir sie als selbstverständlich hinnehmen und unreflektiert zu glauben beginnen. Sie werden zu unserer Wahrheit. Mit der Unterstützung der Energien des Halschakras haben wir die Möglichkeit, solche Glaubenssätze, die mit der Zeit zu unserer inneren Stimme geworden sind, zu entlarven. Ich habe mich schon oft gefragt, warum eigentlich nie ein Satz wie »Ein Glück kommt selten allein« ausgesprochen wird. Es wäre doch viel konstruktiver, wenn wir uns dahingehend ausrichten würden. Wir könnten uns in einem Glücksmoment schon vollkommen verinnerlicht darauf einstellen, dass sich dieser Glücksmoment nun wie selbstverständlich häufen wird. Stattdessen scheinen wir Glücksmomente als selten zu betrachten, während wir bei einem Unglück davon ausgehen, dass gleich mehrere unglückliche Momente folgen werden. Ähnlich gehen wir mit Erfolg um. Anstatt dass wir kleine Erfolge feiern und uns auf die nächsten schon vorfreuen, voller Zuversicht, dass sie eintreten werden, hören wir eher warnende Glaubenssätze wie »Freu dich nicht zu früh« oder »Gehe lieber vom Schlimmsten aus, dann kannst du später nicht enttäuscht werden«. Wir Menschen neigen dazu, Negatives zu prophezeien, und nicht selten tritt eine sich selbst erfüllende Prophezeiung dann auch tatsächlich ein. Wenn wir diesen Prozess bewusst durchbrechen möchten, dann sollten wir mit positiven Glaubensätzen und Affirmationen arbeiten, wie »Ich bin erfolgreich« oder »Ich freue mich an meinem Leben«. Wir sollten auch darauf achten, dass wir anderen nicht durch unsere Kommunikation solch negativ-prophezeiende, limitierende Glaubenssätze mitgeben. Wir müssen erkennen, dass solche Glaubenssätze zu unserer Wahrheit werden. Wenn wir nicht wollen, dass sie sich bewahrheiten – zum Beispiel dass »ein Unglück selten allein kommt« –, dann müssen wir auf unsere Worte achten – sowohl auf die, die wir aussprechen, als auch auf die, die wir denken. Wenn wir uns auf unser Vishuddha-Chakra ausrichten, wird es uns leichter gelingen, solche negativen Muster zu erkennen und zu verändern.

Die Entwicklungsphase vom 28. bis zum 35. Lebensjahr

In dieser Lebensphase gelangen viele an einen Punkt des ersten Rückblicks mit Fragen wie: Wie war die bisherige Entwicklung in meinem Leben? Bin ich zufrieden mit meinem Job, meiner Karriere, den sozialen Verbindungen und meinem Umfeld? Im Alter zwischen 28 und 35 Jahren nehmen sich viele Menschen Zeit für einen ersten Rückblick. Vielleicht leben wir bereits in einer Partnerschaft, die von Liebe getragen wird. Dennoch kommt es im alltäglichen Beziehungsleben oft zu Streitereien, die unendlich schmerzen – gerade weil im Grunde eine wundervolle Basis und Liebe vorhanden sind. Über den Zugang und das Aktivieren unseres Vishuddha-Chakras können wir lernen, bewusster zu kommunizieren, um Beziehungen harmonischer zu gestalten und daran zu reifen und zu wachsen. Es ist an der Zeit, uns einzugestehen, dass wir mit manchen Dingen oder Herangehensweisen bisher vielleicht falschlagen, dass manches, was wir gesagt oder getan haben, nicht der Wahrheit entsprochen hat. Verallgemeinerungen und Pauschalisierungen führen auch oft zu Verwirrungen oder sind sogar verletzend. So zum Beispiel, wenn wir unserem Partner oder unserer Partnerin vorwerfen, er oder sie sei »immer« gleich so oder so oder alle Männer seien gefühlskalt oder alle Frauen seien schwach und dergleichen.
Wir dürfen hier lernen, uns die Zeit zu nehmen, genauer und achtsamer zu kommunizieren. Wenn ich etwas möchte, ist es vielleicht ratsam, mir die Zeit zu nehmen, um zu sagen, warum ich das möchte oder warum mir etwas wichtig ist.

In diesem Alter durchlaufen viele auch eine Phase, in der sie frühere Erfahrungen reflektieren. Es wird versucht, anhand dieser Erlebnisse das jetzige Leben und die Zukunft eventuell neu zu ordnen und gegebenenfalls etwas zu verändern. Wir merken in dieser Phase, dass Kommunikation weit umfassender ist als bisher gedacht. Wir lernen, Sprache und Stimme, Mimik und Gestik als einen Schatz für eine aufrichtige, liebevolle Kommunikation zu schätzen und zu nutzen und so bewusster damit umzugehen. Wer sich das klarmacht und entsprechend mit seinen Mitmenschen umgeht, wird sich freier und glücklicher fühlen. Es geht nicht um die Quantität, also darum, was oder wie viel man sagt, sondern vielmehr auch darum, wie man es sagt und sich ausdrückt. Es geht um die tiefere Botschaft, die vermittelt werden soll, also um die Qualität dessen, was gesagt wird. Vielleicht ist es nun an der Zeit, die Karriere voranzubringen und eine Gehaltserhöhung auszuhandeln. Dabei ist es besonders wertvoll, auf das zu achten, was zwischen den Zeilen mitschwingt und ausgedrückt werden soll.

Es kann also die Phase kommen, dass man sich sprichwörtlich »durchs Leben schummelt«, zum Beispiel wenn man in der Universität zum Bestehen einer Prüfung schummelt, weil man sich nicht vorbereitet hat und die Zeit und Anstrengung, die aufzubringen wären, um das erforderliche Wissen zu erwerben, nicht hat (weil man eventuell lange und viel arbeiten muss, um sich das Studium zu finanzieren) oder sich nicht nehmen möchte. Oder wenn man zum Beispiel in der beruflichen Karriere vorankommen möchte und bestimmte Qualifikationen, Fähigkeiten oder Erfahrungen, die für den gewünschten Karriereschritt erforderlich sind, nicht hat und zu ungeduldig ist oder nicht die finanziellen Mittel dazu hat, um sie zu erlangen, und sich entscheidet, im Lebenslauf, bei Bewerbungen und Vorstellungsgesprächen unehrliche Angaben zu machen. Das sind nur Beispiele, um dir zu zeigen, was mit »durchs Leben schummeln« gemeint ist.

Ich lade dich ein, hier direkt dein eigenes Leben zu reflektieren und mal ehrlich mit dir selbst zu sein und zu sehen, ob es hier bei dir Themen oder Beispiele gibt. So kann es zu Blockaden im fünften Chakra kommen. Solche Blockaden äußern sich oft in Problemen mit der Schilddrüse, den Stimmbändern oder im Mund-Hals-Rachen-Raum, oder es kommt zu Hörproblemen oder Tinnitus. Alles scheint zu laut und wir reagieren überempfindlich auf Geräusche. Wahrheit und Klarheit sind bedeutsame Themen in dieser Phase. Es ist wichtig, mit sich und seinen Mitmenschen ins Reine zu kommen, oft wiederkehrende Streitgespräche zu klären und zu lernen, zwischen den Worten zu lesen und zuzuhören. Dies gelingt am besten, wenn wir auch in einer guten Verbindung mit unserem Herzchakra stehen und sich dieses gut entwickelt hat. Wir lernen, uns zurückzunehmen, und auch, uns zu verzeihen.

Wenn sich das Halschakra gut entwickeln kann und es uns gelingt, dass wir achtsam kommunizieren und wahrheitsgetreu bleiben sowie den Dingen, die uns auf dem Herzen liegen, auch über Gestik, Stimmlautstärke, Sprechtempo und Klangfarbe Ausdruck verleihen, werden sich unsere Kontakte, Beziehungen, unser gesamtes künftiges Leben freier und liebevoller gestalten. Zudem eröffnet sich uns der Zugang zu unserer inneren Stimme und Intuition. Wir verstehen intuitiv, was uns guttut, was wir brauchen und wie wir diesen Bedürfnissen Ausdruck verleihen können. Es ist nie verkehrt, mit dem Halschakra zu arbeiten, denn dies ist der Schlüssel, durch den wir uns innerlich von alten, negativen Glaubenssätzen befreien können, um zu mehr geistiger Klarheit und reinen, angenehmen, freudvollen Gefühlen zu kommen.

Spirituelle Funktion	
Keimsilbe	HAM
Feinstoffliches Element	Klang, Schwingung
Träger der Keimsilbe HAM	Weißer Elefant – dieser steht für Harmonie und Ausgeglichenheit.
Aufgaben	Kommunikative Intuition. Das meint das Vermögen, gesprochene Botschaften intuitiv wahrzunehmen, durch sensibles Hören und Zum-Ausdruck-Bringen.

Über das spirituelle Verständnis der Qualitäten und Aufgaben unseres Halschakras ist es uns möglich, unsere Wahrheit zu erkennen und sie auf authentische Weise auszudrücken. Das heißt, unsere Stimme zu nutzen, unsere Gedanken und Gefühle klar zu kommunizieren und eine harmonische und ehrliche Verbindung mit anderen und uns selbst einzugehen. Dadurch klärt sich unser Geist, er wird reiner und führt uns dazu, unser wahres Selbst intuitiv erkennen zu können.

Kennzeichen für ein ausgeglichenes fünftes Chakra

Anhand der folgenden Anzeichen kann man überprüfen, ob das fünfte Chakra gut aktiviert und ausgeglichen ist. Hier einige Merkmale, die dies beim Vishuddha-Chakra zeigen:

- Fähigkeit, sich bewusst aus Reiz-Reaktions-Wellen herauszuhalten
- Fähigkeit, klar zu kommunizieren, was einem am Herzen liegt
- Fähigkeit, Gedanken und Gefühle in klare Worte zu fassen
- Fähigkeit, auch Unangenehmes, Probleme, Ungerechtigkeit und dergleichen offen aus- und anzusprechen
- Fähigkeit, die Körpersprache, Stimme (Tonalität, Tempo, Rhythmus und Lautstärke) und Wortwahl bewusst für den eigenen Ausdruck in der Kommunikation zu nutzen
- Fähigkeit zur Kommunikation mit dem Unterbewussten – die innere Kommunikation, die Klarheit ins Denken und Fühlen bringt
- Freundlichkeit und Feinfühligkeit im eigenen Ausdruck und im Verstehen und Deuten des Ausdrucks anderer
- Ausstrahlen von Authentizität (eine Einheit bildendes Denken, Sprechen, Handeln) und Inspiration
- Mut und Einfühlungsvermögen, die Wahrheit zu sagen, ohne jemanden dabei zu verletzen
- Klar verständliche Ausdrucksweise
- Freude an Gesprächen und dem Austausch mit anderen
- Fähigkeit, Gehörtes in eigenen Worten wiederzugeben oder niederzuschreiben
- Fähigkeit, komplizierte Sachverhalte verständlich und auf den Punkt gebracht zu erklären (Eloquenz)
- Schreibfreudigkeit – Gedanken zu Papier bringen können
- Bewusst gewaltfreie Mimik und Gestik bei der Kommunikation
- Wohlgefühl beim Agieren in sozialen Gruppen
- Fähigkeit, auch mal Nein sagen zu können und Grenzen zu kommunizieren, ohne jemanden zu verletzen

- Fähigkeit, mit Freude und Enthusiasmus vor Gruppen zu sprechen (zum Beispiel Vorträge, in der Lehre oder der Politik)
- Fähigkeit, luzide zu träumen und sich an das Geträumte zu erinnern
- Physische Gesundheit in den nachfolgend beschriebenen körperlichen Regionen und Funktionen

Zugeordnete Beschwerden (Blockaden, Disbalancen)

Es gibt sowohl auf körperlicher also auch auf mentaler Ebene Anzeichen, die dir zeigen, ob dein Halschakra Blockaden aufweist und es somit für dich gesundheitsfördernd und wohltuend ist, mit diesem Chakra zu arbeiten.

Auf körperlicher Ebene

Probleme oder Beschwerden in den folgenden Bereichen:

- Über- oder Unterfunktion von Schild- und Nebenschilddrüse
- Halsschmerzen
- Mandelentzündungen
- Mumps
- Entzündungen im Mund-Rachen-Raum
- Heiserkeit
- Probleme mit den Zähnen und dem Zahnfleisch, zum Beispiel Karies, Parodontitis (Zahnfleischentzündung)
- Kehlkopfentzündung bis hin zu Stimmverlust
- Kiefergelenkserkrankungen, zum Beispiel Kiefergelenksyndrom, auch als myofasziales Schmerzsyndrom des Kiefergelenks bekannt
- Erkrankungen im Bereich der Ohren, zum Beispiel Tinnitus, Mittelohrentzündung
- Schulter- und Nackenschmerzen

- Steifer Nacken oder chronische Nackenverspannung
- Probleme im Bereich der Halswirbelsäule, zum Beispiel aufgrund eines zervikalen Bandscheibenvorfalls
- Übermäßiger Speichelfluss oder Mundtrockenheit
- Stottern
- Stimmprobleme, zum Beispiel Dysphonie

Auf psychischer Ebene

Probleme oder Beschwerden in den folgenden Bereichen:

- Unwohlsein beim Sprechen vor anderen oder Gruppen
- Unsicherheit beim Sprechen oder Singen
- Schwierigkeiten bei der Wortwahl, beim Finden der passenden Worte für Gefühle und Gedanken
- Schwierigkeiten bei der inneren Kommunikation, beim Wahrnehmen der eigenen Gefühle, Gedanken und Bedürfnisse
- Schwierigkeiten, die eigene Meinung zu kennen und diese nach außen zu vertreten und zu äußern
- Sprach- und Stimmprobleme (logopädische Probleme)
- Unkontrollierte, hastige Reaktionen auf äußere Reize (Aussagen anderer Menschen beispielsweise), die sich in einer hastigen Sprechweise oder unkontrollierter Mimik oder Gestik äußern
- Schwierigkeiten mit der Selbstbeherrschung und dabei, in schwierigen Situationen Haltung zu bewahren
- Nervosität beim Kommunizieren
- Allgemeiner Drang und Streben zur Wahrheit im negativen Sinne, zum Beispiel missionieren (und sich dabei nicht darüber bewusst sein, dass Wahrheit immer subjektiv und relativ ist)
- Bewusste Manipulation durch Sprache und Rhetorik
- Schwierigkeiten, sich verständlich und klar auszudrücken, sich nicht verstanden fühlen
- Gefühl von vielen Missverständnissen und Verstrickungen beim Kommunizieren oder in der Gemeinschaft

- Sich fremd, missverstanden oder bedroht fühlen, bis hin zu Paranoia
- Verwendung von vielen Füllwörtern (»oder so«, »ähm«, »ah …«) beim Erzählen
- Unbewusstes, unkontrollierbares Gestikulieren
- Hören von Stimmen
- Angewohnheit, alles schlechtzureden
- Reden mit nicht vorhandenen Personen
- Unkontrollierbarer Redezwang/-drang
- Schwierigkeiten oder Unlust, anderen in Ruhe zuzuhören und den anderen aussprechen zu lassen
- Ruhmsucht
- Lügen beziehungsweise pathologisches Lügen oder sich sehr schwer dabei tun, bei der Wahrheit zu bleiben
- Hang zum Geschichtenerzählen ohne Wahrheitsgehalt (Geschwätzigkeit)
- Ständiges Räuspern (Globussyndrom) und Schluckzwang
- Probleme beim Loslassen oder Annehmenkönnen (Loslassen und Annehmen sind dasselbe!)
- Starrköpfigkeit, mangelnde Flexibilität, Verbissenheit – was sich in einem verspannten Nacken oder Stiernacken äußern kann
- Gefühl der Verschlossenheit, Isoliertheit, Zurückgezogenheit
- Schüchternheit, Hemmungen (vor allem auf das Sprechen bezogen)
- Depression in Zusammenhang mit einem Gefühl von Nicht-verstanden-Werden, Alleinsein

Sequenz 5: **Reinheit und Wahrheit**

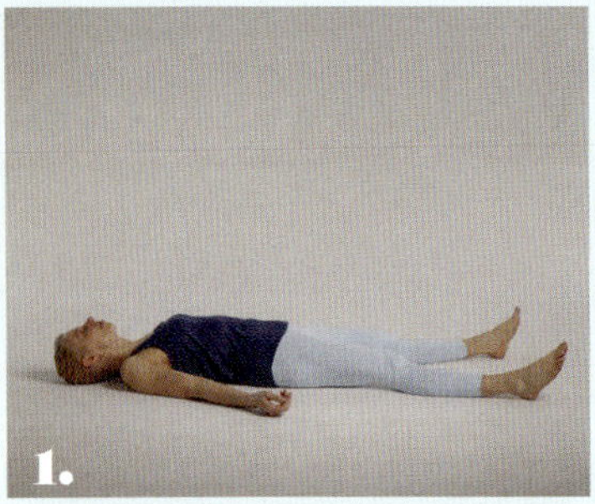
1.

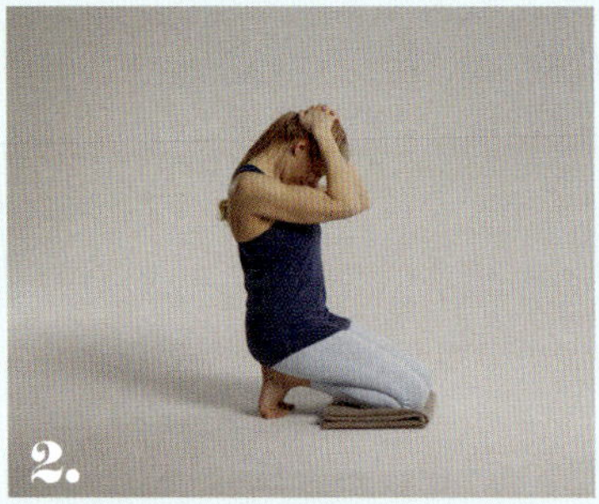
2.

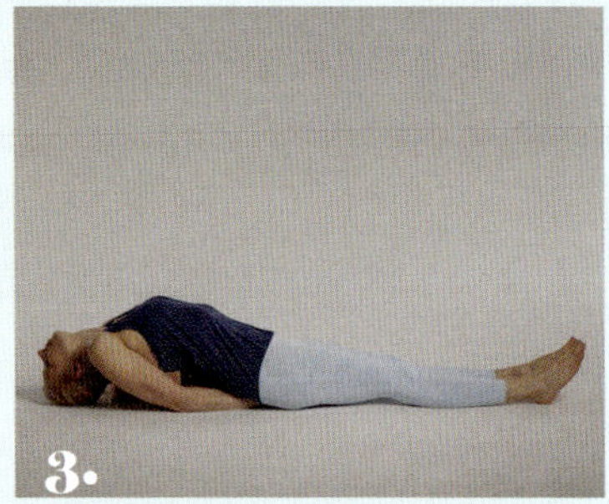
3.

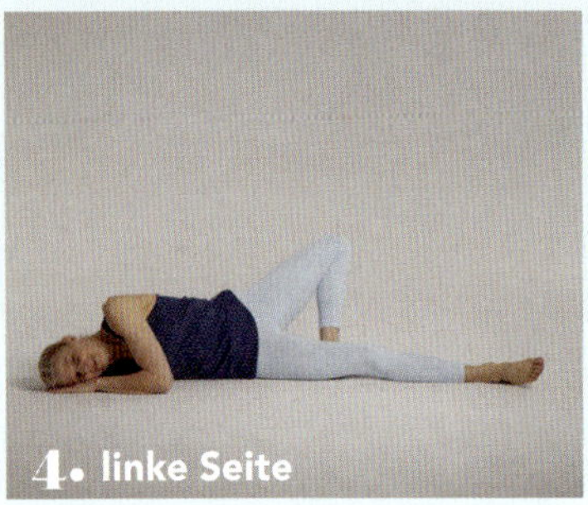
4. linke Seite

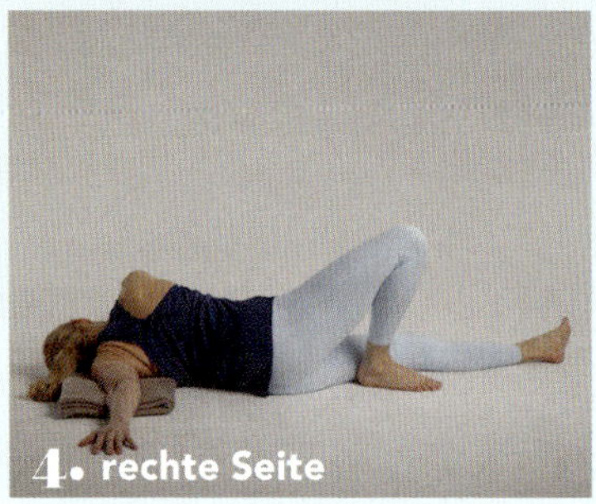
4. rechte Seite

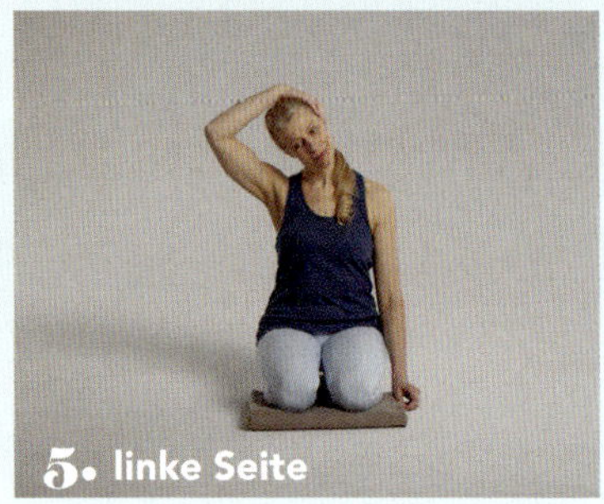
5. linke Seite

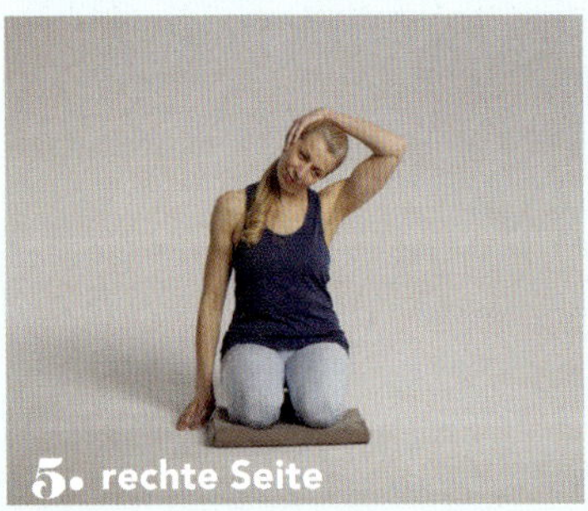
5. rechte Seite

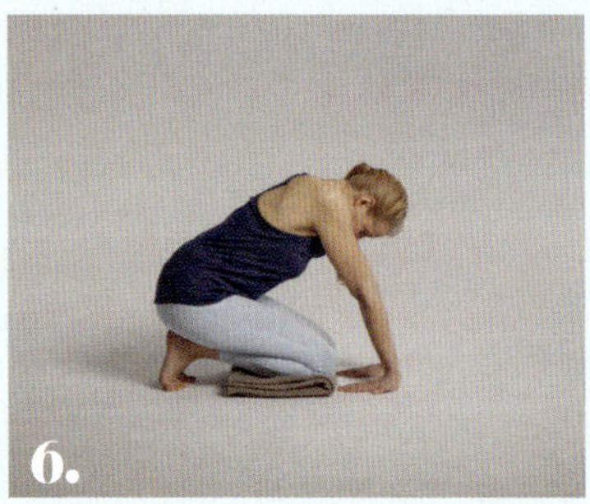
6.

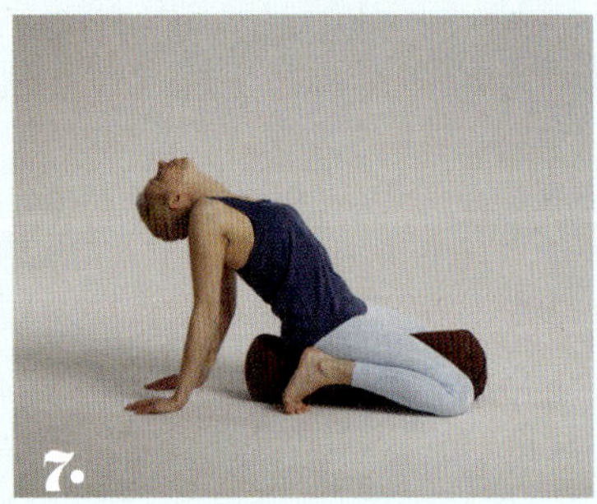
7.

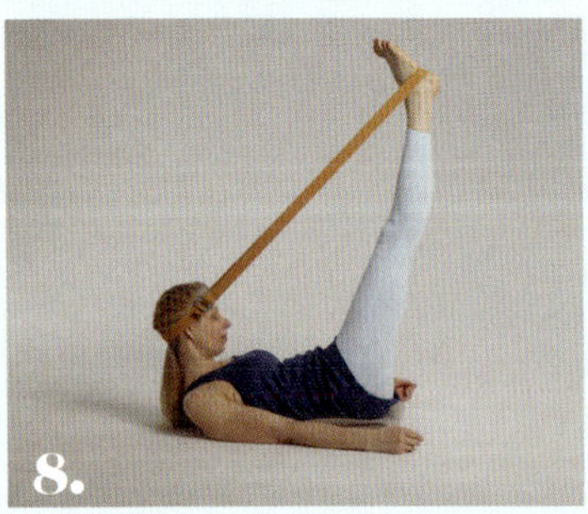
8.

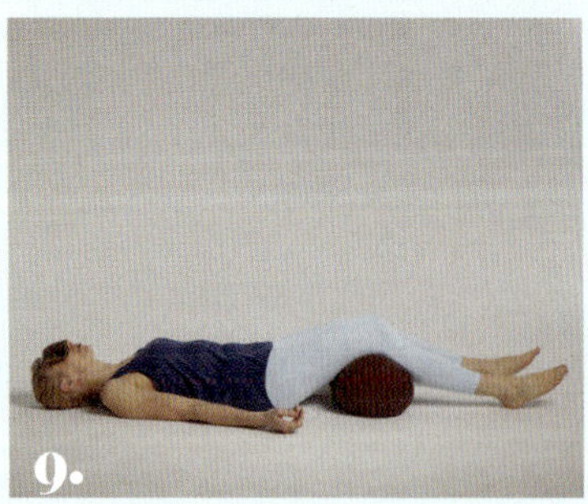
9.

1. Shavasana **2.** Nackendehnung **3.** Fisch **4.** Geöffneter Flügel **5.** Seitliche Nackendehnung **6.** Dehnung der Arminnenseiten **7.** Yin-Kamel **8.** Hängematte **9.** Shavasana

Fokus für das Halschakra während der Praxis

- Beanspruchte Körperregion ist der Hals-, Arm- und Schultergürtelbereich.
- Gedehnt und geöffnet wird mit Vor-, Rück- und Seitbeugen.
- Richte dich geistig auf bewusstes Entspannen aller wahrnehmbaren Muskelanspannungen im ganzen Körper aus sowie auf deine innere Stimme und deine inneren Worte, deine Gedanken.
- Wenn alle Muskeln entspannt sind, richte den Fokus immer wieder auf deine Kehle zum Vishuddha-Chakra und zum Atem.

Hinweise

- Versuche immer wieder, die tiefen, ruhigen Atemzüge als innerlich reinigend in dir wahrzunehmen und deiner inneren Stimme zu lauschen, den Worten, die du zu dir sprichst. Achte dabei besonders auf mögliche Formulierungen wie »Ich bin zu alt/zu jung« – »Ich bin zu ungelenkig« – »Ich bin zu dick« – »Das schaffe ich niemals« – »Das werde ich nie können« – »Ich habe kein Talent dazu« … Mache dir solche inneren Aussagen bewusst und versuche, sie loszulassen und deine innere Stimme dahingehend zu reinigen, dass es mehr deiner gewünschten Wahrheit entspricht.
- Beobachte, wie dein Atem fließt und wie diese natürliche Aktivität deines Körpers dich Atemzug für Atemzug klarer werden lässt. Dein Atem fließt ganz ohne dein Zutun.

Tipp: Mache eine Audioaufnahme, bei der du dir selbst einmal die folgende Anfangsentspannungsanleitung vorliest. Beende die Aufzeichnung mit einem Klang, zum Beispiel mit einem von dir gechanteten Om oder mit dem sanften Anschlagen einer Klangschale. Spiele die Aufnahme ab, bevor du mit der Yin-Yoga-Asana-Praxis beginnst. Dies ist deine Anfangsentspannung. So kannst du dich von deiner eigenen Anleitung führen lassen und dich ganz von deinen Worten getragen fühlen.

1. Shavasana – Anfangsentspannung zur Wahrnehmungslenkung und Energieaktivierung im Halschakra

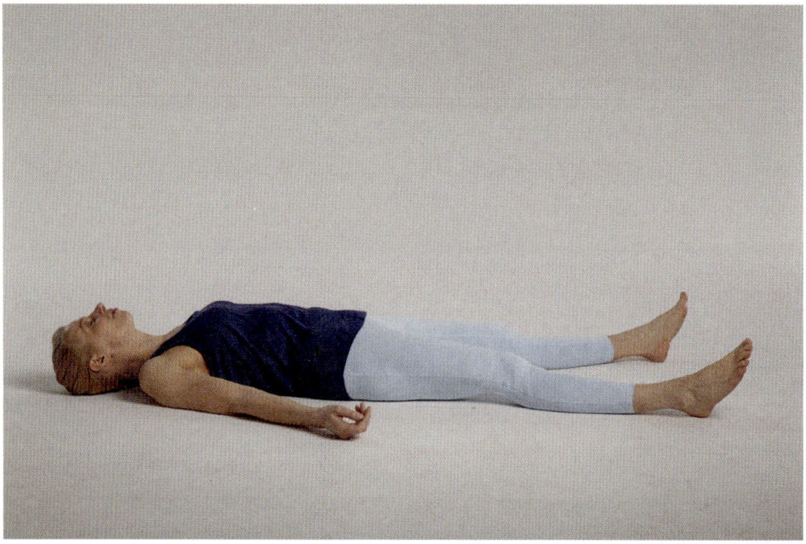

Lege dich auf den Rücken, platziere die Hände neben deinem Körper und drehe die Handflächen nach oben.

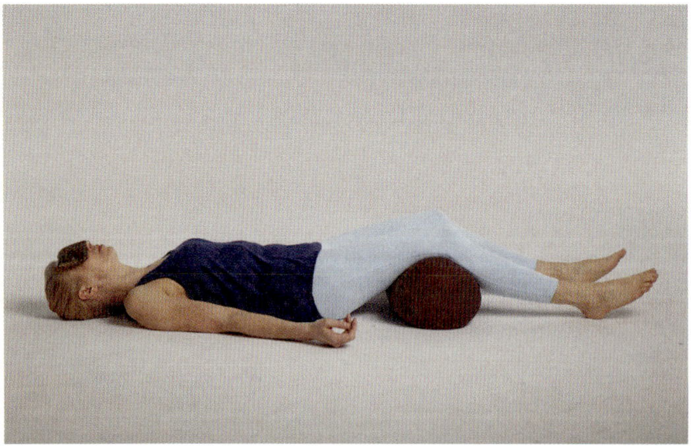

Alternative

Wenn du magst, lege dir ein Augenkissen auf die geschlossenen Augen und eventuell ein Kissen unter die Knie.

- Nimm die Shavasana-Position ein. Beginne damit, deinen natürlich fließenden Atem zu beobachten. Sieh einfach nur dabei zu, wie es dich atmet, ohne einzugreifen. Nimm wahr, wie rein und klar dein Atem fließt, ganz ohne etwas dafür tun zu müssen, wie dein Körper für dich atmet.
- Wenn du merkst, wie dein ganzes System langsam zur Ruhe kommt, legst du die Hände behutsam auf deinen Kehlkopf. Atme einige Male (mindestens 10 Atemzüge, gern länger) bewusst und langsam zu deinem Vishuddha-Chakra ein und aus. Mit der Einatmung stelle dir vor, wie sich dieses Energiezentrum ausdehnt und angenehm weit wird (sanft, nicht übertrieben). Mit der Ausatmung stelle dir vor, wie alle Blockaden und »alten Lügen« aus diesem Bereich sich lösen dürfen. Nimm wahr, wie du in deinem Hals mit jeder Ausatmung weiter wirst. Du darfst es einfach zulassen und reiner, klarer werden.
- Nach einigen Atemzügen stelle dir vor, wie du einatmend reine, frische Energie (Prana) in deine Hände einatmest und diese ausatmend in dein Halschakra fließen lässt. Bleibe bei dieser Atmung für etwa 10 bis 20 Atemzüge.
- Dann lege die Hände links und rechts neben deinem Körper auf dem Boden ab, die Handflächen sind nach oben gedreht, und lasse diese Energiewahrnehmung noch einige Momente lang auf dich wirken, bevor du mit der Praxis beginnst.
- Ziehe dann zuerst langsam ein Knie nach dem anderen zu deiner Brust heran und massiere mit ein paar tiefen Atemzügen deinen Rücken am Boden rollend. Dabei kannst du die Knie kreisen oder einfach nur zur Brust herangezogen halten. Wenn sich dein Rücken gut anfühlt, rollst du dich auf oder kommst über die Seitenlage zum Sitzen hoch.

2. Nackendehnung

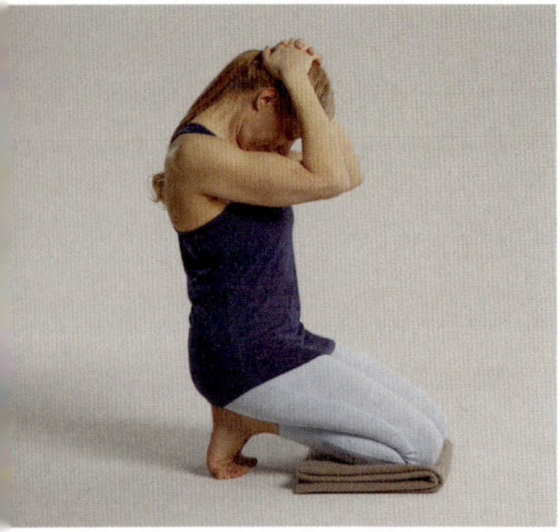

- Komme in den Fersensitz und lege dir eine Decke unter die Knie.
- Verschränke die Finger am Hinterkopf. Lasse den Kopf vorsichtig nach unten sinken, mit dem Kinn zum Brustbein. Halte dabei den unteren Teil deiner Wirbelsäule aufrecht, sodass der Fokus dieser Vorbeuge bei der Halswirbelsäule bleibt. Achte auf deine Halswirbelsäule. Neige den Kopf nur so weit nach unten, wie es sich für deinen Nacken gut anfühlt – nicht zu tief! Du kannst die Intensität variieren, indem du die Hände anstelle an den Hinterkopf direkt auf den Nacken (sehr sanfte Dehnung), zur Hinterkopfmitte oder weiter oben zur Kopfkrone hin (verstärkte Dehnung) anlegst. Manchmal genügt es auch, den Kopf ganz ohne Hände abzusenken.
- Lasse Schultern und Arme entspannt. Lasse die Ellenbogen locker zueinander sinken, vielleicht berühren sie sich auch. Dein Kiefer und deine Gesichtszüge bleiben ebenfalls locker und entspannt. Dein ganzer Körper darf entspannen, ohne dabei mit dem ganzen Rücken rund abzusinken. Halte die Wirbelsäule entspannt aufrecht und nur die Halswirbelsäule nach vorn geneigt. Es darf ein warmer Strahl von deiner Kopfkrone bis in deinen Rücken hinein spürbar werden.
- Verweile 3 bis 5 Minuten in dieser Position.

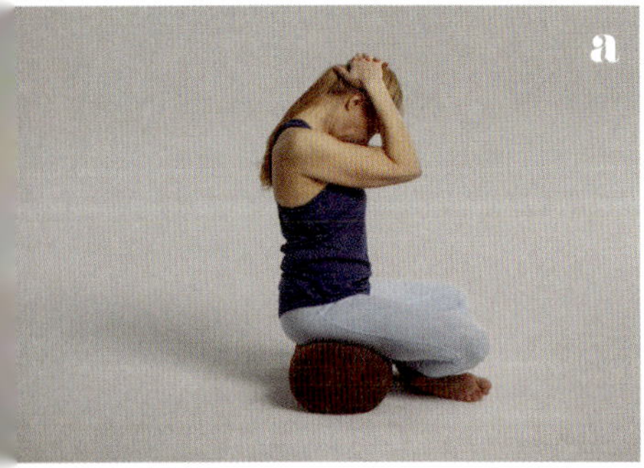

a

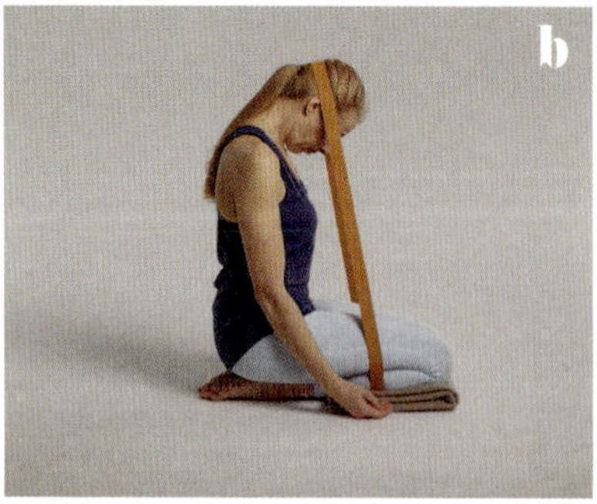

b

Alternativen

a. Setze dich auf ein Kissen, um deine Knie zu schonen.

b. Lege anstelle deiner Hände einen Gurt um Kopf und Beine, um Schultern und Arme zu entlasten.

3. Fisch

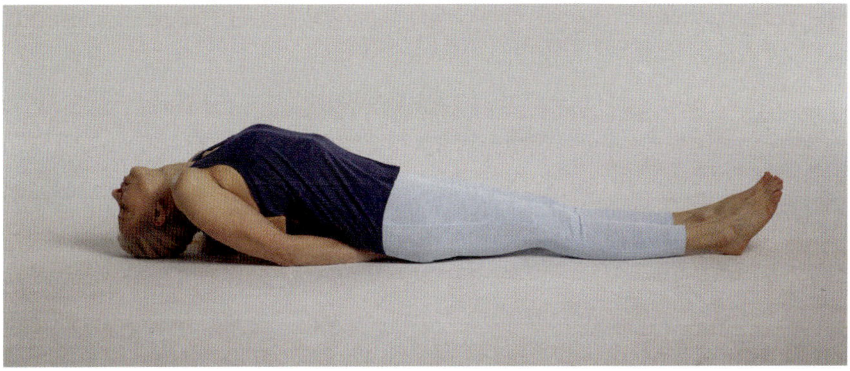

- Setze dich auf deine Matte. Lege dir einen Block unter den oberen Rücken. Lasse die Beine aufgestellt und lehne dich mit dem Oberkörper nach hinten. Platziere die Unterarme auf dem Boden und klemme den Block zwischen deine Ellenbogen.
- Platziere die Hände unter deinem Gesäß mit den Handflächen auf dem Boden.
- Lasse den Kopf vorsichtig nach hinten auf die Matte absinken, bis du den Boden mit deiner Kopfkrone berührst, und lege den oberen Rücken auf dem Block ab.
- Strecke nun die Beine aus. Lasse die Füße und Beine bis über das Gesäß und in den Rücken hinauf vollkommen entspannt. Lasse es zu, dass deine Handrücken und die Handgelenke durch das Gewicht des Gesäßes sanft massiert werden und dass deine Kehle und dein Brustkorb sanft gedehnt werden, indem dein Kopf mit der Schwerkraft nach unten sinkt. Gesichtszüge, Nacken, Schultern und Arme, bis in die Hände hinein, bleiben ebenfalls entspannt.
- Verweile 3 bis 5 Minuten in dieser Position.

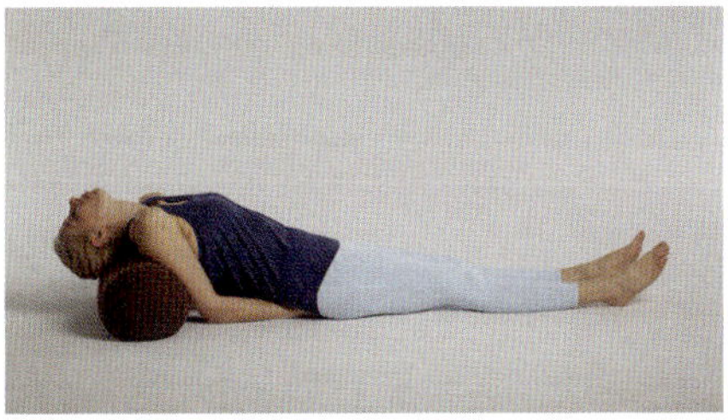

Alternative

Verwende anstelle des Blocks ein Kissen. Lege es dir am oberen Ende der Matte bereit. Lege dich mit dem Schulterbereich und dem oberen Rücken darüber. Lasse den Kopf entspannt nach hinten sinken. Diese Variante entlastet Schultern und Arme.

4. Geöffneter Flügel

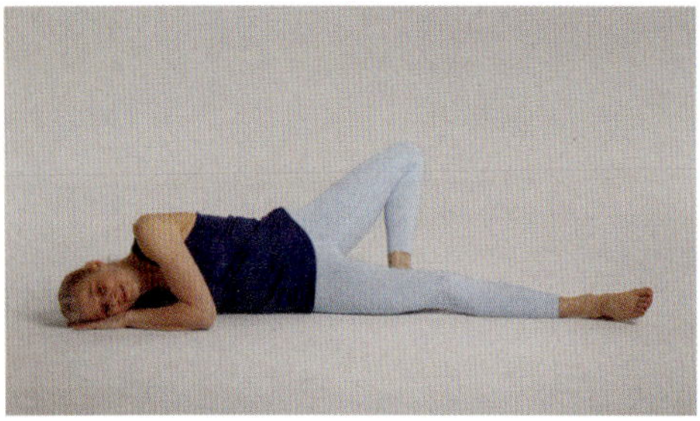

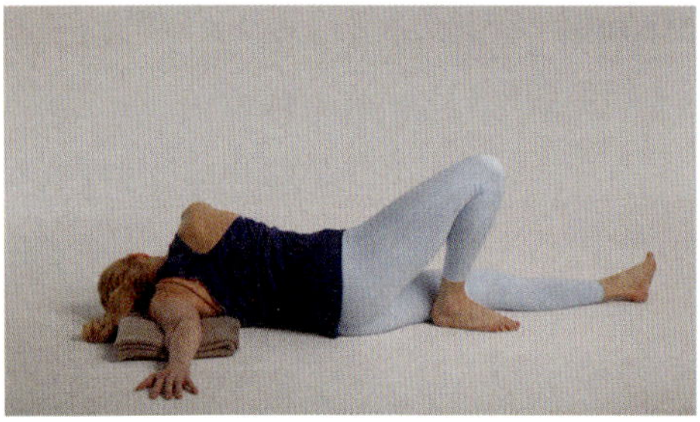

- Lege dich auf den Bauch und platziere eine Decke unter deiner rechten Schulter. Strecke den rechten Arm auf Schulterhöhe zur Seite und drehe die Handfläche zum Boden. Drehe den Kopf nach links, sodass dein rechtes Ohr am Boden liegt.
- Stütze dich mit der linken Hand vor deinem Gesicht am Boden ab. Winkle das linke Bein nach oben an und stelle es hinter deinen rechten Oberschenkel. Das rechte Bein bleibt gestreckt. Lasse die linke Gesäßhälfte so weit Richtung Boden sinken, wie es sich von der Dehnung im rechten Brustmuskel und Schulterbereich für dich angenehm anfühlt.
- Lege den linken Arm entspannt ab, vielleicht wie ein Kopfpolster unter deine Wange oder auch zum Rücken nach hinten.
- Lasse dein Gesäß immer mehr nach hinten Richtung Boden sinken und genieße die Drehung in der Wirbelsäule und die Dehnung in Brust, Arm und Schulter. Entspanne beide Schulterblätter, den Kopf, den Nacken und die Beine.
- Verweile 3 bis 5 Minuten in dieser Position und wechsle dann die Seite.

Alternative

Strecke das obere, nach hinten aufgestellte Bein aus, winkle das Knie des anderen Beins an und ziehe es ein wenig nach vorn, wenn du im Beckenbereich eine unangenehme Spannung spürst. Auch in dieser Variante sinkt das Gesäß Richtung Boden.

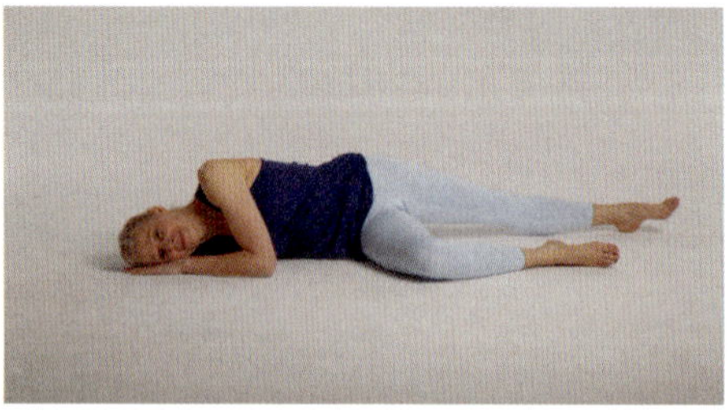

5. Seitliche Nackendehnung

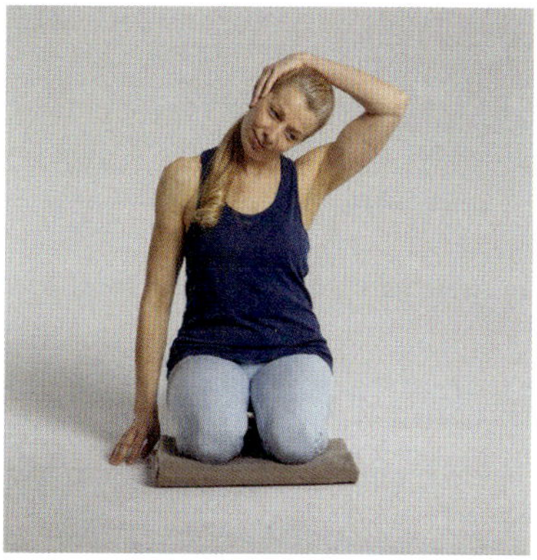

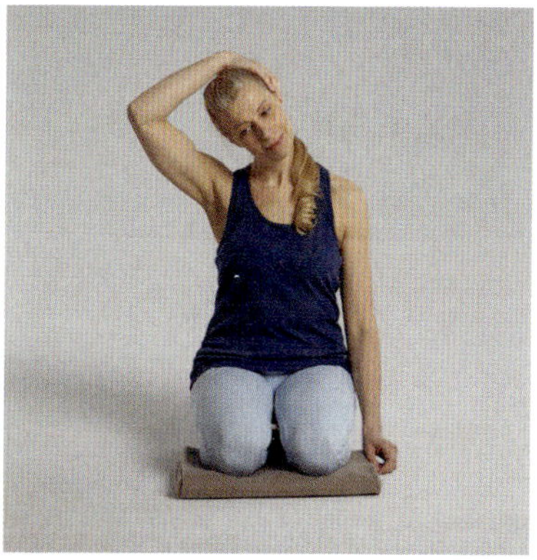

- Komme in den Fersensitz auf deine Matte und lege dir eine Decke unter die Knie.
- Lege deine linke Hand auf dein rechtes Ohr und neige den Kopf langsam nach links. Variiere die Position, indem du dein Kinn ein wenig nach oben oder unten bewegst, bis du eine für dich passende Dehnung im seitlichen Nacken gefunden hast.
- Achte auf deine Halswirbelsäule, indem du den Kopf nur so weit zur Seite neigst, wie es sich für deinen Nacken gut anfühlt – gehe nicht zu tief! Manchmal genügt es auch, den Kopf ganz ohne Hände zur Seite zu neigen.
- Lasse beide Schultern und Arme entspannt schwer werden. Dein linker Ellenbogen sinkt locker nach unten, entspanne den ganzen linken Arm. Dein Kiefer und deine Gesichtszüge sind ebenfalls locker und entspannt.
- Halte die Wirbelsäule entspannt aufrecht, nur die Halswirbelsäule neigt sich zur Seite.
- Verweile 3 bis 5 Minuten in dieser Position und wechsle dann die Seite.

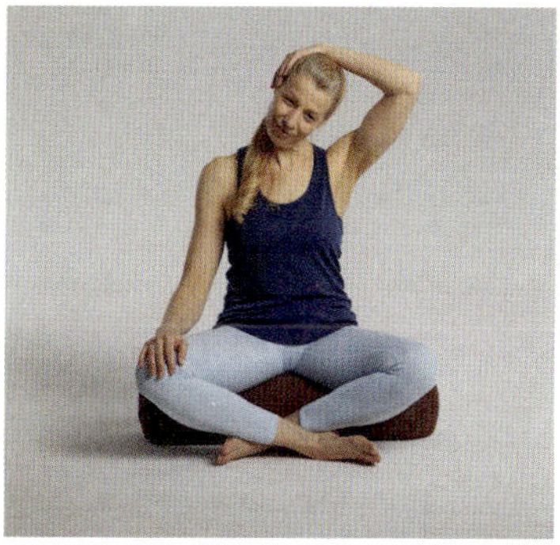

Alternative
Setze dich auf ein Kissen, um deine Knie zu schonen.

6. Dehnung der Arminnenseiten

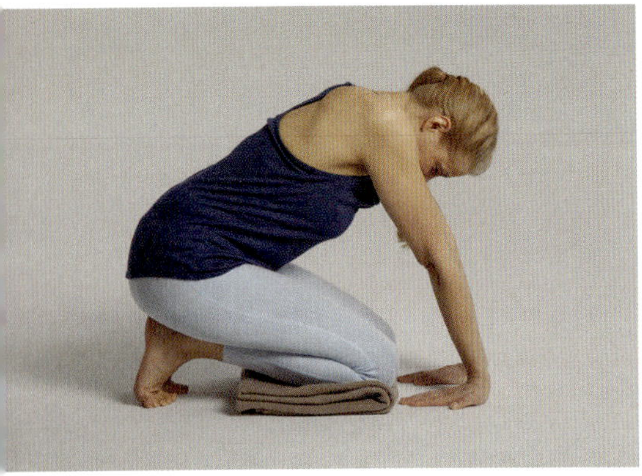

- Komme in den Fersensitz. Lege dir eine Decke unter die Knie. Stelle die Zehen auf. Lege deine Handflächen mit den Fingern zu den Knien zeigend vor die Knie auf den Boden, sodass die Ellenbeugen von dir weg und die Ellenbogen zu dir zeigen. Strecke beide Arme.
- Lehne dich mit dem Gesäß nach hinten und lasse es zu deinen Fersen sinken, so weit, bis du eine angenehme Dehnung in den Arminnenseiten wahrnimmst. Vielleicht kannst du dich ganz auf deinen Fersen absetzen. Lasse aber beide Handflächen ganz auf dem Boden liegen.
- Lasse deine Schultern entspannt und den Kopf gern nach vorn sinken. Die Schultern dürfen dabei zu den Ohren hochwandern. Lasse die Dehnung in den Arminnenseiten über die Schwerkraft deines Gesäßes wirken.
- Verweile 3 bis 5 Minuten in dieser Position.

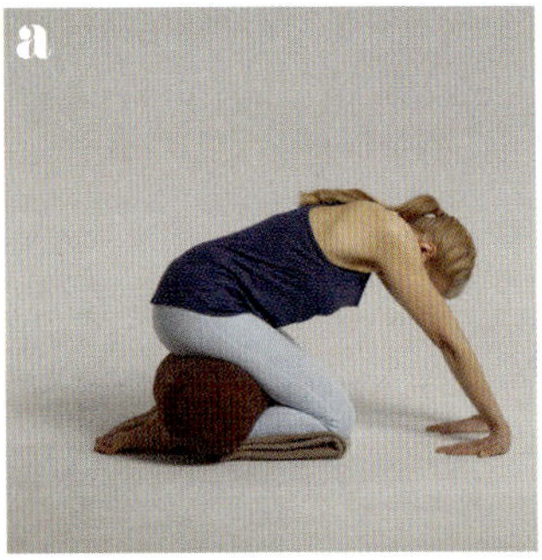

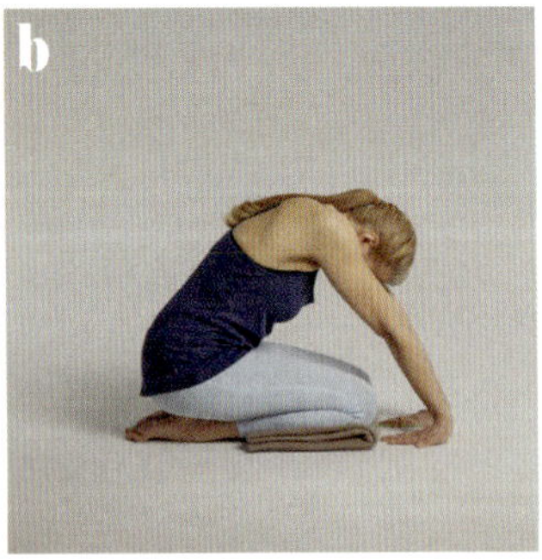

Alternativen

a. Lege dir ein Kissen zwischen Gesäß und Waden, um deine Knie zu schonen. Oder lasse dich nicht zu weit nach hinten Richtung Fersen sinken. Vergrößere zum Intensivieren der Dehnung den Abstand zwischen Knien und Fingern und platziere die Hände weiter vorn auf dem Boden. Je weiter die Hände von den Knien entfernt sind, umso intensiver wird die Dehnung.

b. Du kannst die Fußriste auf dem Boden ablegen. Dadurch setzt du dich noch weiter nach hinten unten ab, was ebenfalls die Dehnung intensiviert. Die Dehnung intensiviert sich, je weiter du dich nach hinten absetzt, ohne dabei die Handflächen vom Boden zu lösen. Gehe nur so weit, wie es sich für dich gut anfühlt.

7. Yin-Kamel

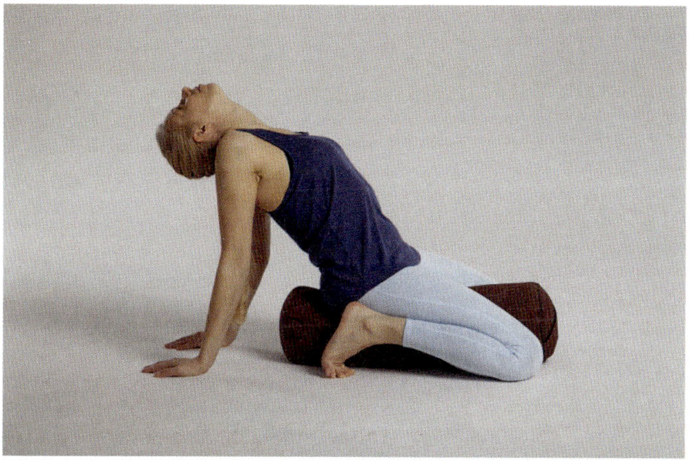

- Komme in den Fersensitz. Lege dir ein Kissen unter das Gesäß. Setze die Hände mit den Fingern von dir weg zeigend hinter deinen Füßen am Boden ab. Lasse den Kopf vorsichtig nach hinten absinken und dabei die Kehle weit werden. Lasse den Kopf nur so weit nach hinten sinken, wie es für deine Halswirbelsäule angenehm ist.
- Lasse deine Arme, Schultern und Schulterblätter, den Kopf, Kiefer und Gesichtszüge völlig entspannt. Beine und Gesäß werden schwer und bleiben locker. Auch Brust und Bauch entspannen sich.
- Verweile 3 bis 5 Minuten in dieser Position.

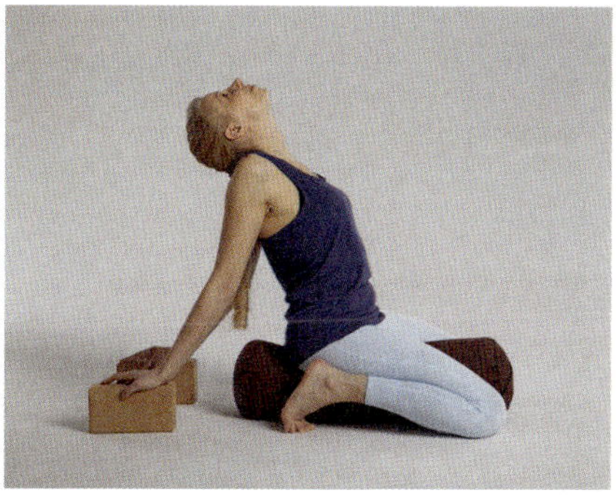

Alternative

Platziere die Hände auf zwei Blöcken, um die Dehnung und Öffnung im Brust- und Halsbereich zu reduzieren und damit die Rückbeuge sanfter zu gestalten.

8. Hängematte

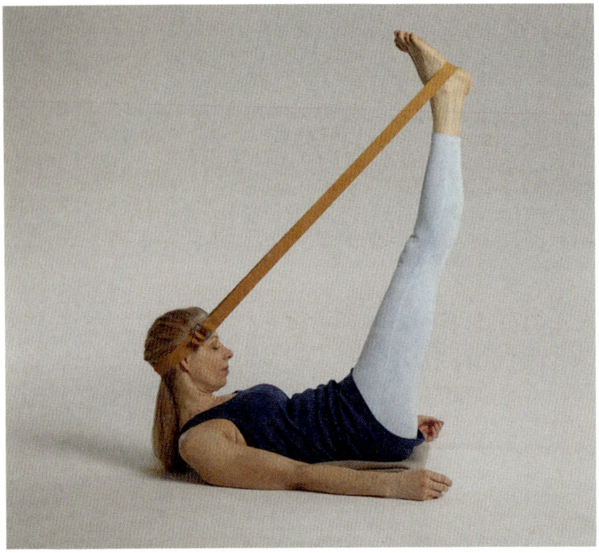

- Nimm einen Gurt und verschließe ihn. Setze dich auf deine Matte und lege dir eventuell eine Decke unters Gesäß.
- Lege dir den Gurt um den Hinterkopf, halte den Gurtverschluss mit einer Hand fest und lege dich auf den Rücken ab. Der Kopf liegt ebenfalls am Boden.
- Hebe die Beine angewinkelt an und lege dir den Gurt um die Fußsohlen. Halte den Gurt mit beiden Händen nahe am Kopf fest und strecke langsam beide Beine aus. Hebe dabei vorsichtig den Kopf vom Boden ab, während die gestreckten Beine Richtung Boden hin schwer werden und ihr Gewicht nach unten in den Gurt abgeben.
- Wenn du hier eine angenehme Balance zwischen deinem Kopf und deinen Beinen gefunden hast, lege die Arme neben dem Körper auf dem Boden ab und lasse dich wie in einer Hängematte in diese Position hineinsinken.
- Lasse Beine und Kopf entspannt nach unten Richtung Boden hin schwer werden, sodass sich dein Nacken angenehm dehnt. Kiefer, Schultern, Arme und Beine sind entspannt. Dein Rücken wird rund und auch dein Bauch und die Brustmuskulatur entspannen sich.
- Verweile 3 bis 5 Minuten in dieser Position.

Hinweis: Für diese Übung benötigst du einen Gurt mit mindestens 2,5 Metern Länge. Du kannst auch zwei kürzere Gurte miteinander verbinden.

9. Shavasana

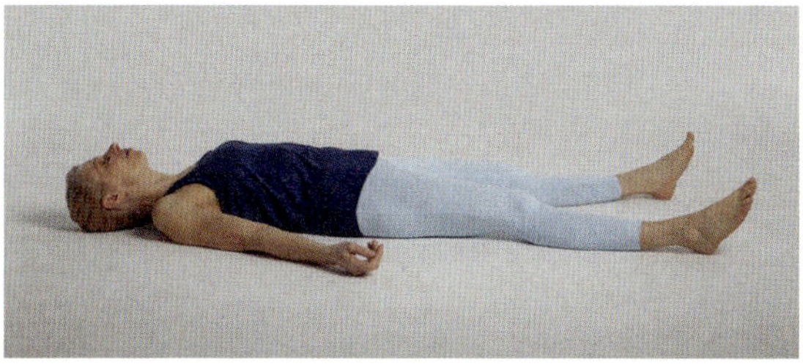 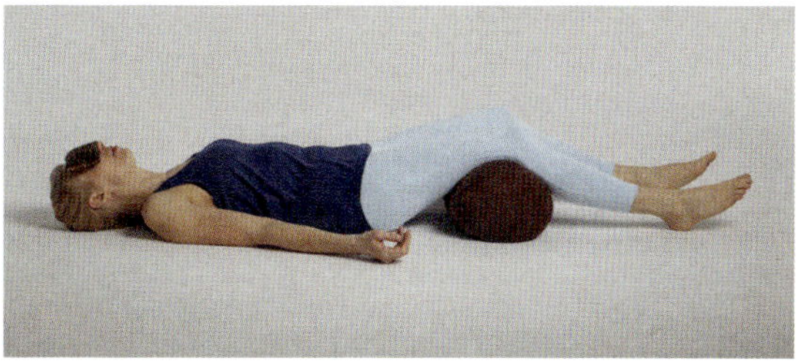

Beende die Sequenz wieder entspannt in der Rückenlage. Strecke entweder die Beine auf dem Boden aus oder lege dir die Rolle unter die Knie. Verweile hier in Stille für etwa 10 Minuten oder wähle die Audiodatei.

Meditation zum Halschakra

Hier leitet dich meine Stimme durch deine Endentspannung zur sanften Vertiefung der Achtsamkeit auf das Halschakra. Diese geführte, kurze Entspannungsmeditation hat eine wohltuende, sanft stimulierende Wirkung auf dein Halschakra. Während dieser Meditation wird der Fokus gezielt auf die Körperregion rund um deine Halswirbelsäule und deine Kehle, zum Vishuddha-Chakra, gelenkt. Dadurch wird dieses Chakra in einen harmonischen und ausgeglichenen Zustand gebracht. Dies geschieht durch Farbvisualisierungen, Atemlenkung und positive Affirmationen, die mit diesem Chakra in Verbindung stehen. Indem du angeleitet wirst, dich bewusst auf dein Halschakra zu konzentrieren, und seine spezifischen Qualitäten von mir kurz angesprochen werden, kannst du ein tieferes Verständnis für deinen eigenen Energiekörper entwickeln. Es führt zu einem Gefühl der Entspannung, Ausgeglichenheit und inneren Ruhe. Gleichzeitig können sich auch emotionale Blockaden lösen und ein gesteigertes Bewusstsein für das eigene Wohlbefinden entstehen.

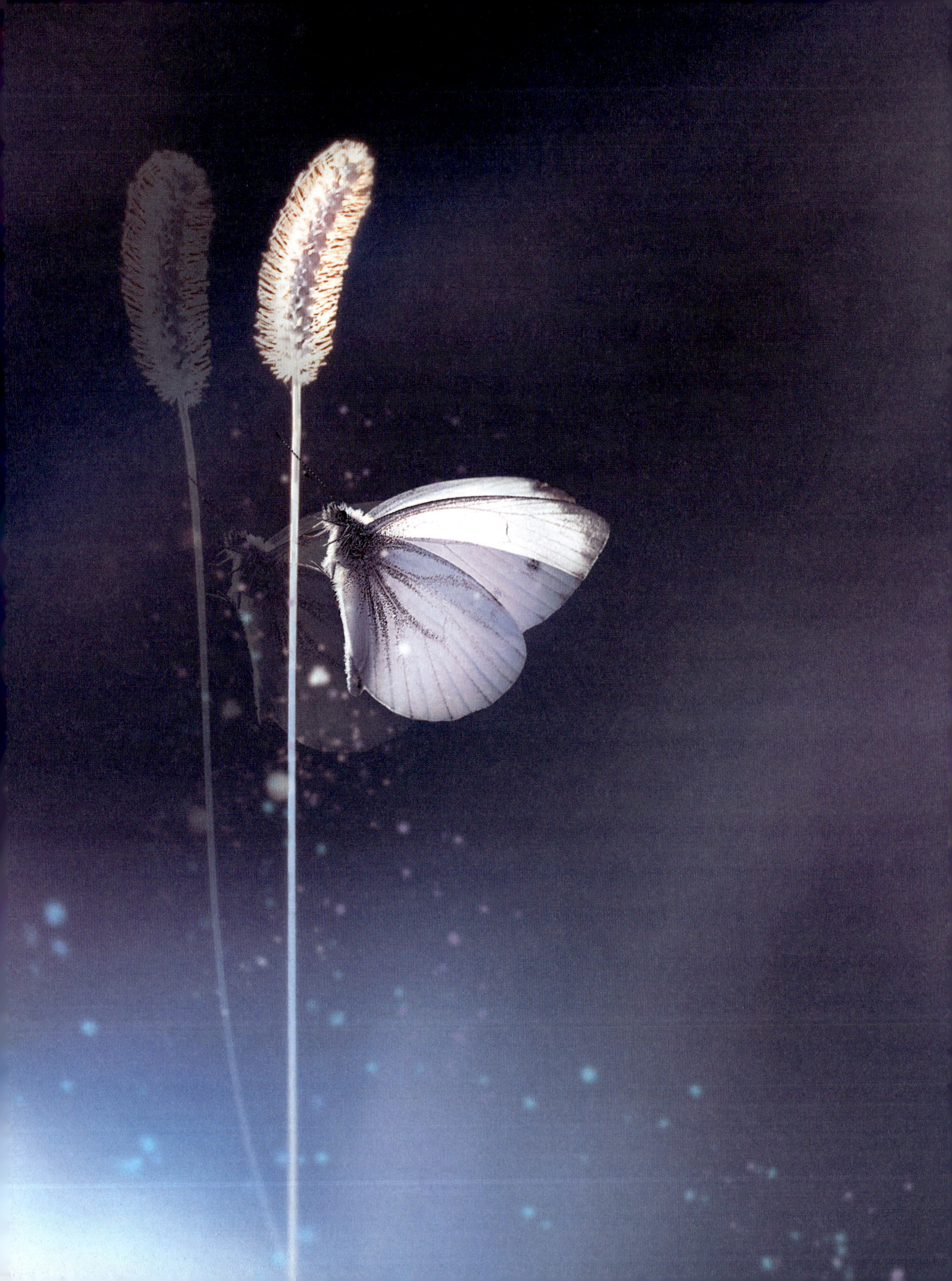

Kapitel 8

Ajna-Chakra – das Stirnchakra

Intuition, Klarheit, Weisheit – grundlegend für das innere Wissen und die Erkenntnis

In der Kopfmitte wird das Stirn- oder Drittes-Auge(Trikuti)-Chakra, das manchmal auch Guru-Chakra genannt wird, verortet. Es ist das sechste Chakra. Das Sanskritwort *ajna* wird mit »Befehl«, »Autorität« übersetzt, und *jna* bedeutet »erkennen« oder »wissen«. Die Übersetzung zeigt, dass dieses Energiezentrum im direkten Zusammenhang mit der Steuerung und Kontrolle unseres denkenden Schlussfolgerns und Erkennens steht und mit unserer Intuition oder dem intuitiven Erkennen beziehungsweise mit der Unterscheidungskraft verbunden ist. Über die Aktivierung der Energie in diesem Chakra lernen wir eine ungeteilte Aufmerksamkeit zu halten, das heißt, uns auf eine Sache ganz und gar auszurichten und unsere Konzentration zu halten. Das bedeutet, die Welt und das Leben in ihr klarer zu sehen und zu erkennen. In diesem Chakra fließen die drei Hauptenergiekanäle Sushumna, Ida und Pingala zusammen und vereinen sich. Die Dualität von männlich, aktiv, und weiblich, passiv, löst sich auf und wir sind imstande, jegliche Wertung, jegliches »gut« oder »schlecht« zu überwinden.

Das Element, das diesem Chakra zugeordnet wird, ist das Licht. Wie sich im Licht alle Farben vereinen, auflösen oder aus ihm entstehen, geschieht dies auch in diesem Chakra: Was in den anderen Elementen und damit in den anderen Chakren thematisiert wird, fließt hier zusammen, Widersprüche lösen sich auf und alle anderen Elemente entstehen aus dem Licht aus diesem Chakra heraus. Alles, was an separierten Themen in den bisherigen Chakren und an Aufgaben zu lösen war, lässt sich nun im Zusammenhang erkennen und kontrollieren. Alles, was getrennt war, findet hier seine Verbindung. Erst wenn wir ein Bild des Ganzen, also nicht nur einzelne Fragmente, sehen, lässt sich die Bedeutung des Inhaltes erkennen. Die Achtsamkeit fokussiert auf das Dritte-Auge-Chakra zu richten, ist eine sehr häufig angewandte Technik bei der Meditation. Die Konzentration auf den Punkt in der Mitte unserer Augenbrauen, Trikuti genannt, gerichtet zu halten, fällt den meisten recht leicht, wohingegen eine Konzentration auf irgendeinen anderen Punkt in unserem Körper oder auf ein Objekt den meisten von uns etwas schwererfällt.

Trikuti, das dritte Auge, ermöglicht es uns, mit unserer Seele zu sehen und so intuitiv wahrzunehmen. Anders als die spontane Intuition aus dem Bauch heraus ist hier eine Form der unmittelbaren Wahrnehmung und Erfahrung möglich, die die Spontanität mit allem, was es darum herum zu erkennen gibt, in eines – in ein zusammenhängendes Bild – zusammenfügt. Es handelt sich mehr um ein intuitives Verstehen oder Wissen. Dazu regt die Energie des Ajna-Chakras an. Sie unterstützt auch unsere aktive Vorstellungskraft und Fantasie. Ohne diese wären wir nicht zu einer solch intuitiven und vollständigen Erkenntnis fähig. Wann immer uns jemand darauf hinweist, wir sollten unsere lebhafte Fantasie ablegen oder zügeln – Kinder bekommen so etwas oft gesagt –, wäre es gut, einem solchen Rat nicht zu folgen. Wenn wir unsere Fantasie vernachlässigen, verdrängen wir einen wichtigen Teil unseres vollen Bewusstseins, der ein Geschenk ist. Verdrängtes wieder an die Oberfläche des Bewusstseins zu holen, ist viel schwieriger, als es, wenn es schon mal da ist, zu nutzen und zu lernen, es zu kontrollieren, sinnvoll damit umzugehen und es zu verstehen.

Im Ajna-Chakra liegt der dritte und damit letzte Energieknotenpunkt (Granthi) und wird »der Knoten Rudras« (*Rudra* ist ein anderer Name für Shiva der Zerstörer) genannt. Über das Lösen dieses letzten Knotens entlang unserer feinstofflichen Wirbelsäule können wir uns aus unserer menschlichen Natur als ein »Mangelwesen«, das immer von dem angetrieben wird, was es noch glaubt zu brauchen, weil es so, wie es ist, nicht genug ist (*Raga* = »haben wollen« und *Dvesha* = »nicht haben wollen«), lösen und endlich erkennen, dass es zum Glücklichsein nicht mehr braucht, als zu sein. Das genügt. Innere Ruhe, innerer Frieden lassen sich nur erfahren, wenn wir es schaffen, uns von unseren Wünschen und Zwängen zu lösen. Ruhe ist Ruhe. Da ist kein Platz für Raga oder Dvesha. Ruhe ist Frieden und damit eine der beglückendsten und befreiendsten Erfahrungen, die man erleben darf. Die Kundalini, die bis hierhin ins sechste Chakra aufsteigen konnte, lässt uns aus unserem vollen Potenzial heraus das Leben erfahren. Indem wir mit dem Ajna-Chakra arbeiten, unterstützen wir uns in diesem Prozess.

Allgemeine Zuordnungen	
Hauptaspekte	Diese Aspekte beziehen sich auf die Fantasie, Gedankenkontrolle, Konzentration, Vorstellungskraft und den Verstand.
Lebensthemen	Es geht hier um die Innenschau und Intuition (unmittelbare Wahrnehmung und Erfahrung; mit der Seele sehen) und damit auch um die Vorstellungskraft, ebenso um Klarheit und Weisheit für die Erkenntnis und um Visionen zu entwickeln.
Farbe	Indigoblau
Grobstoffliches Element	Licht (liegt jenseits der grobstofflichen Elemente). Aus ihm heraus sind alle Elemente entstanden.
Bewegung der Lebenskraft	harmonisch (kein bestimmter Vayu)
Mondphase	abnehmender Mond
Symbol 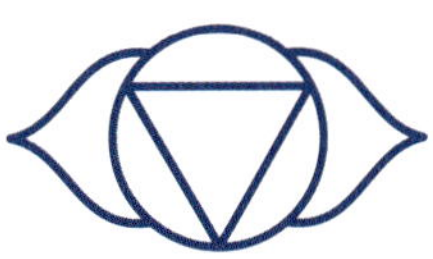	Zwei indigoblaue oder violette Lotusblütenblätter, in denen ein Dreieck mit nach unten zeigender Spitze liegt, das aus Licht besteht und innerhalb eines Kreises liegt. Die Blütenblätter stehen für die Vereinigung von zwei gegensätzlichen Kräften, auch bekannt als Shiva und Shakti, die die männlichen und weiblichen Aspekte des Universums symbolisieren. Diese Vereinigung symbolisiert Harmonie und Gleichgewicht. Das Dreieck repräsentiert hier die spirituelle Entwicklung, indem es darauf hindeutet, dass die Energie des Chakras nach innen gerichtet ist, auf das Innere des Geistes und die innere Erkenntnis. Das Licht im Dreieck symbolisiert das Erwachen des Geistes und die Erleuchtung. Es steht für höhere Einsicht, Wissen und Weisheit, die durch das geöffnete Dritte Auge empfangen werden können. Der Kreis repräsentiert Einheit und Vollständigkeit.

Allgemeine Zuordnungen	
Lingum/Granthi	Knoten Rudras (anderer Name für Shiva) – das Lösen dieser Blockade ermöglicht die Entwicklung einer Fähigkeit, um zur Einsicht und Ruhe zu kommen, sowie die Überwindung der Wahrnehmung, ein Mangelwesen zu sein.

Körperregion und physische Funktionen	
Lage im physischen Körper	In der Mitte der Stirn oder des Kopfes, zwischen den Augenbrauen, an der Schädelbasis am obersten Punkt der Wirbelsäule
Sinnesorgan und Aktionsorgan	▶ Geist; verstehen, was mit einem intuitiven beziehungsweise dem inneren Sehsinn oder mit dem sogenannten sechsten Sinn in Verbindung gebracht werden kann. ▶ Wahrnehmung und Intuition als Verbindung zur inneren Weisheit und zum überbewussten Geist
Zugeordnete Körpersubstanz	»Physische Essenz«, was das Knochenmark meint und metaphorisch das Innerste einer Person repräsentiert.
Zugehörige Organe und Drüsen	Hypophyse (Hirnanhangdrüse)
Physische Funktionen	▶ Unterstützt die Hypophyse in ihrer Funktion als Hauptdrüse in unserem Körper, da sie die meisten anderen endokrinen Drüsen steuert. Die Hormone, die diese Drüse produziert, sind unter anderem zuständig für das Wachstum und die Sexualität. ▶ Unterstützt das Gehirn in seiner Leistung. ▶ Unterstützt das Nervensystem. ▶ Unterstützt die Augen.

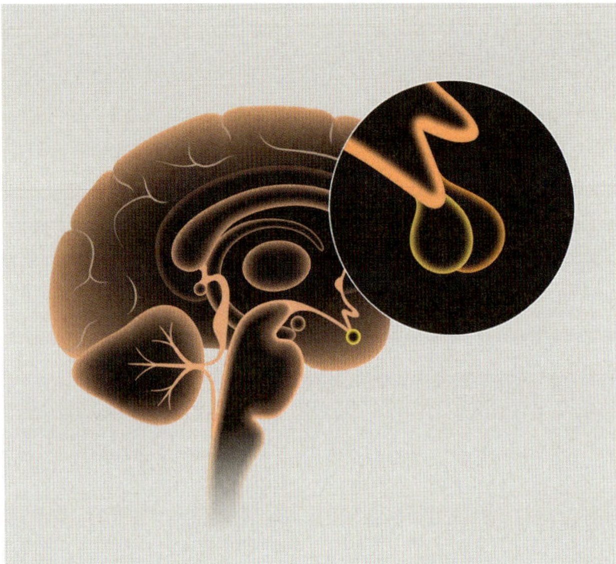

Die Hypophyse (Hirnanhangdrüse) liegt im Hirn und befindet sich in einer kleinen Knochenkammer des Schädels unterhalb des Hypothalamus, mit dem sie eng verbunden ist.

Zugehörige Organe und Drüsen

Die Hypophyse arbeitet eng mit dem Hypothalamus zusammen. Der Hypothalamus signalisiert der Hypophyse die Regulation von Hormonen wie Melatonin, um den Schlaf-wach-Rhythmus zu steuern. Bei Tageslicht hemmt der Hypothalamus die Melatoninproduktion, um Wachheit zu fördern. In der Dunkelheit stimuliert der Hypothalamus die Hypophyse zur Freisetzung von Melatonin, das in der Zirbeldrüse produziert wird, um den Schlaf einzuleiten. So arbeiten sie zusammen, um den Schlaf-wach-Zyklus zu regulieren. Oft wird auch die Zirbeldrüse selbst dem Ajna-Chakra zugeordnet.

Psychologische und mentale Funktionen	
Hauptaspekte	Hier geht es um die Wahrnehmung an sich. Es betrifft unsere Fähigkeit, über die Grenzen des Verstandes hinauszugehen, intuitive Einsichten zu empfangen, es geht um das Erkennen des Großen und Ganzen, aber auch um Logik und Intellekt (Buddhi).

Psychologische und mentale Funktionen	
Merkmale	Selbstverwirklichung und die Fähigkeit, über die physische Realität hinauszublicken, die eigene Intuition zu nutzen, um ganzheitliche Einsichten zu gewinnen, stehen hier im Mittelpunkt. Dieses Chakra wird über dieses Merkmal auch als das Zentrum der inneren Führung angesehen. Ein Wahrnehmen der inneren Impulse und ihnen zu vertrauen und zu folgen, zeigt, dass dieses Chakra gut entwickelt ist. Darüber hinaus sind Vorstellungskraft und Visualisierungsfähigkeit, Visionen und Ziele klar vor dem geistigen Auge zu sehen und sie zu manifestieren, sowie die geistige Klarheit und Fokussierung, die helfen, den Geist zu beruhigen und sich zu konzentrieren, Fähigkeiten, die im sechsten Chakra verortet werden.

Die aktiven und gut ausbalancierten Energien des Ajna-Chakras ermöglichen es uns, uns selbst zu verwirklichen. Hier sind wir an einer Stufe der Selbsterkenntnis angelangt, aus der heraus wir den bisherigen Verlauf unseres Lebens klarer und reflektierter sehen können. Unser Geist ist hochaktiv und will gefordert werden.

Im Ajna-Chakra wird Buddhi, der Intellekt, verortet. Dieser wird dem Stirnchakra sowie dem Nabelchakra, das auch Bauchhirn genannt wird, zugeordnet. Es besteht jedoch ein kleiner Unterschied, ob wir unsere Entscheidungen aus dem Bauch heraus oder mit dem Kopf fällen. Über das sechste Chakra können wir das Puzzle des Lebens dank unserer aktiven Vorstellungskraft zu einem wunderbaren Gesamtbild zusammenfügen und Dinge oder Situationen neu ordnen, ändern oder erweitern, um eine Struktur für unser künftiges Leben zu schaffen, die tiefsinnig und befriedigend für uns ist. Im Ajna-Chakra ist der Intellekt (Buddhi) dazu da, um uns bei dieser Aufgabe zu unterstützen. Er reflektiert, analysiert, beobachtet und führt uns zu einer Einsicht, die über reine Logik hinausgeht. Es ist möglich, dass wir ganz klare Visionen für unsere Zukunft erhalten und intuitiv wahrnehmen, was die Welt als Ganzes zusammenhält, wie wir uns in dieses Ganze fügen können, sodass es Sinn ergibt.

Was hier oft an Stolpersteinen auf uns wartet, ist, dass die Energie des sechsten Chakras stark aktiviert wird, ohne die unteren Chakren ausbalanciert zu haben. Oft kommt es vor, dass sich Personen von diesem Chakra und dessen Themen so angesprochen fühlen, dass sie aktiv und intensiv damit arbeiten und die unteren Chakren unberücksichtigt lassen. Das kann dazu führen, dass wir von einer übermäßigen Fantasie und Vorstellungskraft ergriffen werden, die wir nicht zu kontrollieren vermögen. Hier verfällt man oft der Idee zu meditieren, aber verwechselt dabei Meditation damit, sich völlig den inneren Bildern und Gedanken hinzugeben und sich vielleicht sogar damit zu identifizieren. Eine solche Intensität von Visionen will gelenkt werden, damit wir nicht anstelle einer tiefen Einsicht in eine völlige Verwirrtheit geraten und möglicherweise sogar paranoiden Wahnvorstellungen unterliegen. Es ist wichtig zu lernen, unseren Geist zu kontrollieren, sodass er nicht umgekehrt uns beherrscht.

Ein häufiges Phänomen eines unkontrollierten Geistes ist es, wenn wir nachts einschlafen wollen, aber unser Geist gerade dann so rege arbeitet, dass wir keine Ruhe finden. Meist hängt das mit Dingen zusammen, die wir als unerledigt erachten oder mit denen wir unzufrieden sind, was wiederum mit der Thematik des bereits genannten Mangelwesens zusammenhängt. Irgendwie scheint alles, was ist, nicht ausreichend genug zu sein. Es sollte sich noch etwas ändern, dazukommen oder weggehen. Um ins Handeln zu kommen, ist das eine brauchbare Energie, aber sie gehört ins Manipura-Chakra. Im Ajna-Chakra unterstützt uns die Energie vor allem beim Denken, Schlussfolgern und Visualisieren. Aber ein reines Grübeln und Fantasieren macht uns auf Dauer verrückt. Den Geist unter Kontrolle zu bringen, ist das größte Geschenk, bei dem uns die Energie des Stirnchakras unterstützt. Wir müssen nur wissen, wie.

Eine wunderbare Möglichkeit bietet hier die Meditation in Form reiner Beobachtung, mit liebevoller Konzentration. Hier liegt oft ein weiterer Stolperstein. Viele gehen mit der Erwartung in die Meditation, sich in ihr tief und vollkommen zu entspannen. Das trifft auch zu, wenn man gelernt hat, seine Konzentration zu halten und sukzessive loszulassen, um unmittelbare Wahrnehmungen geschehen zu lassen und in ein »offenes Gewahrsein« überzugehen. Dazu bedarf es einer Übung und Beständigkeit. Sich einmal hinzusetzen, die Augen zu schließen und sich in Ruhe den Gedanken und Bildern innerlich hinzugeben, ist nicht das, was hilft, den Geist unter Kontrolle zu bekommen. Ganz im Gegenteil, denn dabei kann man maximal zusehen, wie der Geist uns kontrolliert. Die

Erwartung, dass man den Geist mit einmal Meditieren alle paar Tage, Wochen oder in längeren Abständen beherrscht und lenken lernt, ist leider ein Irrglaube. Wie alles, was man erlernen möchte, bedarf es vor allem auch bei der Meditation einer regelmäßigen, bewussten Praxis. Hilfreich ist es, sich zusätzlich mit reinen Konzentrationsübungen zu beschäftigen. Beispielsweise über das Lösen von Sudokus, rückwärts buchstabieren, aber auch Kopfrechnen, Schritte zählen, Zahlenreihen merken, rückwärts zählen oder in 2er- oder 3er-Gliederketten zählen, wie 2, 4, 6, 8, 10 – 10, 8, 6, 4, 2 und dergleichen.

Das unterstützt uns dann auch dabei zu erkennen, wenn wir auf eine Mangelwahrnehmung in uns stoßen, wie zum Beispiel »Ich bin nicht intelligent genug« oder »Ich bin nicht erfahren genug«, »Ich bin nicht ausreichend gebildet«, »Ich bin nicht schön genug« und so weiter. Erst wenn wir dies erkennen, können wir damit beginnen, uns klarzumachen, dass wir, solange wir etwas wollen und tun, nicht in Ruhe sind. Und erst dann kann es uns gelingen, zu innerer Ruhe zu finden. Wir können immer handeln und uns entwickeln. Es soll hier nicht heißen, dass wir nichts mehr tun sollen. Aber wir dürfen uns Momenten hingeben, in denen wir einfach nur sind, ohne zu glauben, mehr oder weniger sein zu müssen, ohne uns als gut oder schlecht, falsch oder richtig zu beurteilen. Genau diese Momente erlauben es uns dann nämlich, klarer zu sehen, Frieden zu empfinden und damit intuitiv zu verstehen – zu verstehen, was unsere Visionen bedeuten, was sie uns zeigen. Dazu ist es notwendig, den Geist zu beherrschen und zur Ruhe zu bringen, nur zu beobachten, nicht zu werten, nur zu sein. Dazu braucht es Konzentration, und die Energie für Konzentration und das Aufrechterhalten eines Fokus liefert uns das Stirnchakra. Nach diesen Momenten der Ruhe, des Friedens, der Wachheit können wir wieder handeln, und zwar unserem Dharma (unserer Bestimmung) entsprechend handeln.

Die Entwicklungsphase vom 35. bis zum 42. Lebensjahr

Diese Zeit, in der das höchste Entwicklungspotenzial des Ajna-Chakras verortet wird, wird oft als Midlife-Crisis bezeichnet. Es ist eine Phase unseres Lebens, in der wir uns oft gewillt sehen, all die Dinge, die wir bisher an Träumen und Wünschen nicht realisieren konnten, endlich umzusetzen. Unsere (bildliche) Vorstellungskraft, die durch die Energie dieses Chakras gefördert wird, ermöglicht es uns, die Ziele, die wir bisher in unserem Leben nicht erreicht haben, aus einer neuen Perspektive zu betrachten und neue Lösungswege zur Manifestierung zu erkennen. Unser Gehirn ist besonders offen für Rekonstruktionen vergangener Erfahrungen und fähig zur Neuausrichtungen, zur Verwirklichung all dessen, was wir vielleicht noch vor einigen Jahren als unerreichbar angesehen haben. Unser geistiges Potenzial wird angeregt, und so kommt es vor, dass man sich vielleicht dazu entschließt, ein neues Studium zu beginnen, sich umschulen zu lassen oder an Kursen für die persönliche und intellektuelle Weiterbildung teilzunehmen. Spätestens jetzt kommen wir in eine Phase unseres Lebens, in der es uns wichtig ist, dem Leben mehr Sinn zu verleihen und das Leben als solches tiefer zu ergründen und zu verstehen.

Manchmal entsteht in dieser Zeit eine tiefe Unzufriedenheit mit all dem bisher Erreichten und es kann sein, dass dies in eine Depression führt. Vor allem wenn wir in der Ajna-Chakrenphase kein Ventil, also keine Möglichkeit, haben, uns den nun erweckten geistigen Fähigkeiten zu widmen. Der Geist stellt das Leben und seinen Sinn und unser Wirken darin infrage, aber manchmal haben wir nicht die Zeit oder den Mut, uns dementsprechend weiterzubilden und zu entwickeln, um die gestellten Fragen zu beantworten und den Geist zu befriedigen, was zu Frust oder Lethargie führen kann.

Wenn wir versäumen, uns diesen Fragen und dem geistigen Potenzial zu öffnen, beginnt der nun so rege arbeitende Geist sich oft unkontrolliert zu verselbstständigen. Wir können nicht mehr einschlafen, weil unsere Gedanken ständig kreisen und wir sie nicht mehr beherrschen können. Es kann zu Verwirrtheit führen, sich in Gedanken zu verlieren und keine Struktur zu finden. Der Körper reagiert auf diese Überforderung des nicht beherrschten oder genutzten geistigen Potenzials oft mit Schwindel, Blutdruckproblemen, Kopfschmerzen, Migräneanfällen bis hin zu Schlaganfällen, Sehstörungen oder sogar Nervenzusammenbrüchen.

In dieser Phase ist es wichtig, den Geist bewusst und kontrolliert zu fordern, um ihn formen und beherrschen zu lernen, was allgemein als tief erfüllend gesehen wird. Vielleicht kannst du dir aufgrund einer neu geschaffenen Strategie und eines Perspektivenwechsels einen lang gehegten Wunsch erfüllen. Auch Meditationen mit dem Fokus auf das Dritte Auge wirken besonders guttuend und haben großes Heilpotenzial. Ebenso eignen sich die hier vorgestellten Yin-Yoga-Übungen mit der immerwährenden Achtsamkeit auf das sechste Chakra, um unser geistiges Potenzial weiterzuentwickeln und neue Herzenswünsche umzusetzen.

Spirituelle Funktion	
Keimsilbe	AUM (OM)
Feinstoffliches Element	Höchstes Element, das alle Elemente enthält
Träger der Keimsilbe AUM	Schwarze Antilope – diese ist das Reittier für den Gott der Winde; manchmal wird dem Ajna-Chakra auch kein Träger zugeordnet.
Aufgabe	Visuelle Fähigkeit – die Fähigkeit der bildhaften Vorstellungskraft, das meint auch Visionen und Hellseherei.

Über das spirituelle Verständnis der Qualitäten und Aufgaben unseres Stirnchakras ist es uns möglich, unser Bewusstsein zu erweitern, damit ein tieferes Verständnis der Zusammenhänge zu gewinnen, eine Verbindung zur inneren Weisheit und dem überbewussten Geist herzustellen und unsere Intuition zu nutzen, um spirituelle Einsichten zu gewinnen.

Kennzeichen für ein ausgeglichenes sechstes Chakra

Ob das sechste Chakra gut aktiviert und ausgeglichen ist, zeigt sich anhand der folgenden Merkmale:

- Fähigkeit, logisch zu denken und folgerichtige Schlüsse zu ziehen
- Freude an Arbeiten und Tätigkeiten, die eine hohe Konzentration erfordern
- Rasche, gute Auffassungsgabe
- Fähigkeit, Gehörtes leicht zu merken und zu lernen
- Gute Gedächtnisleistung und Erinnerungsvermögen, auch fotografisches Gedächtnis
- Gut strukturierte Arbeitsweise und Organisationsgeschick
- Fähigkeit, klar, präzise, strukturiert und schnell zu denken
- Fähigkeit, den Überblick zu bewahren, und zum Perspektivenwechsel
- Intuition und Durchblick, um aus vielen Kleinigkeiten das große Ganze zu erkennen
- Fähigkeit, Zusammenhänge zu sehen und zu verstehen, unabhängig zu denken
- Visionäre Fähigkeiten und gutes, ausgeprägtes Vorstellungsvermögen
- Freude am Lösen von Aufgaben mit Fantasie und Logik
- Gut ausgeprägte Sinne – Seh-, Geschmacks-, Geruchs-, Gehör- und Tastsinn sind sehr fein justiert
- Physische Gesundheit in den nachfolgend beschriebenen körperlichen Regionen und Funktionen

Zugeordnete Beschwerden (Blockaden, Disbalancen)

Es gibt sowohl auf körperlicher als auch auf mentaler Ebene Anzeichen, die dir zeigen, ob dein Stirnchakra Blockaden aufweist und es somit für dich gesundheitsfördernd und wohltuend ist, mit diesem Chakra zu arbeiten.

Auf körperlicher Ebene

Probleme oder Beschwerden in den folgenden Bereichen:

- Beeinträchtigungen der Gehirnfunktionen, Gedächtnisprobleme, Lernschwächen, Legasthenie

- Thalamus und Hypothalamus, wie zum Beispiel sensorische Störungen, etwa Verminderung der Berührungsempfindlichkeit, oder motorische Beeinträchtigungen, Koordinationsstörungen
- Hormonhaushalt, Hormonstörungen wie zum Beispiel in den Wechseljahren
- Nervensystem, Nervenleiden
- Stirn- und Nebenhöhlenentzündungen
- Augenprobleme wie Sehstörungen, -schwächen
- Bindehautentzündung
- Schlaganfall
- Kopfschmerzen und Migräne
- Blutdruckprobleme
- Schwindel

Auf psychischer Ebene

Probleme oder Beschwerden in den folgenden Bereichen:

- Schlafprobleme wie Ein- und Durchschlafstörungen
- Depressionen
- Angstzustände
- Nervenzusammenbrüche
- Verwirrtheit, Zerstreutheit
- Gedankenflucht (schnelles Herumspringen von Gedanken ohne Zusammenhang)
- Denkstörungen
- Vergesslichkeit
- Ziellosigkeit
- Lethargie
- Schwierigkeiten, Schlussfolgerungen zu ziehen und klar zu denken
- Probleme beim logischen Denken/mit der Logik
- Schlechtes Kurzzeitgedächtnis oder Erinnerungslücken

Sequenz 6: **Konzentration und Vision**

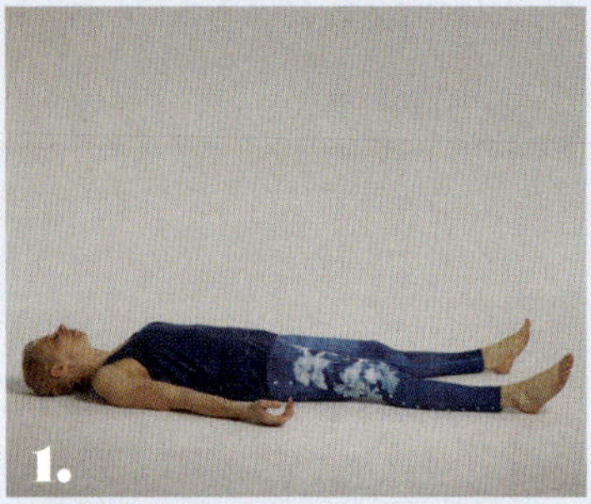
1.

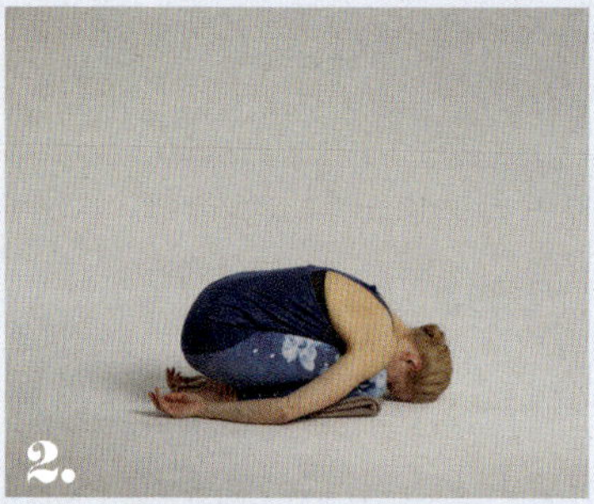
2.

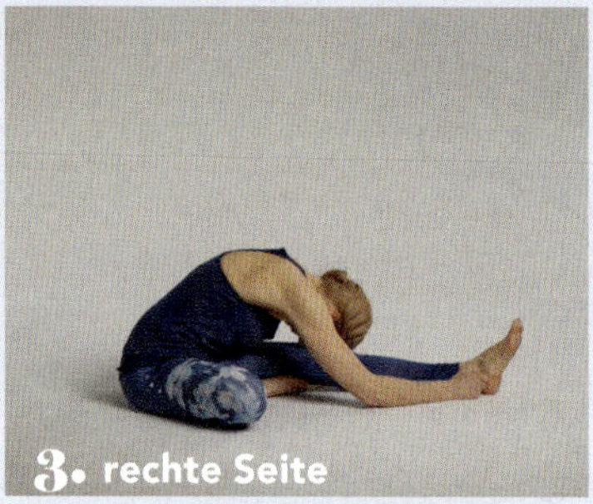
3. rechte Seite

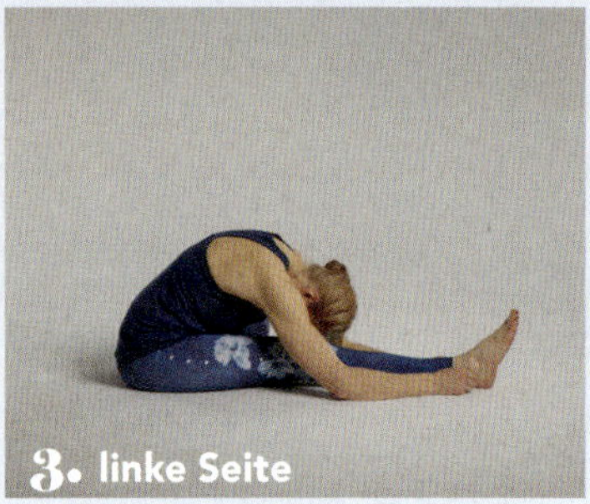
3. linke Seite

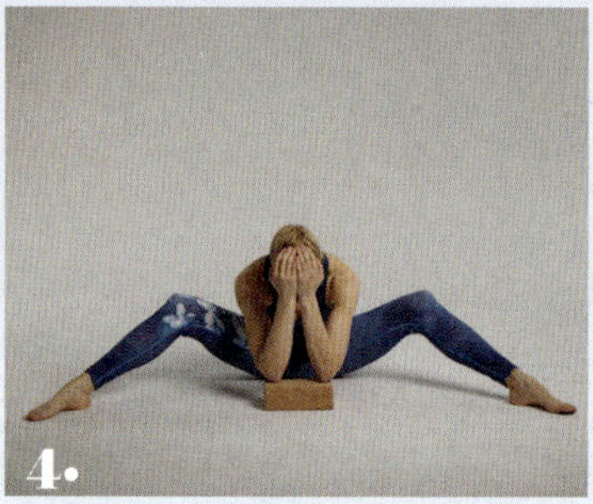
4.

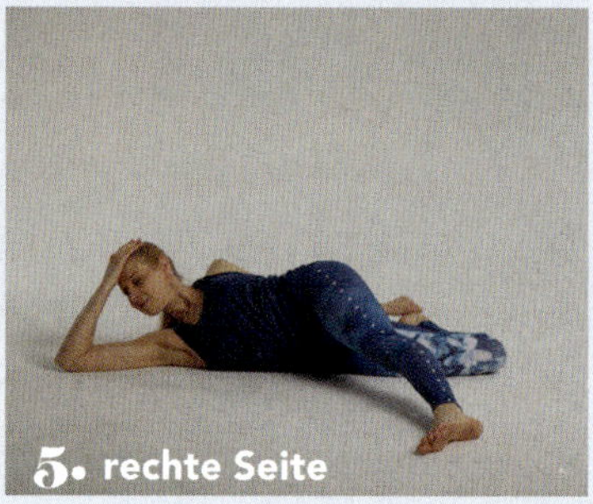
5. rechte Seite

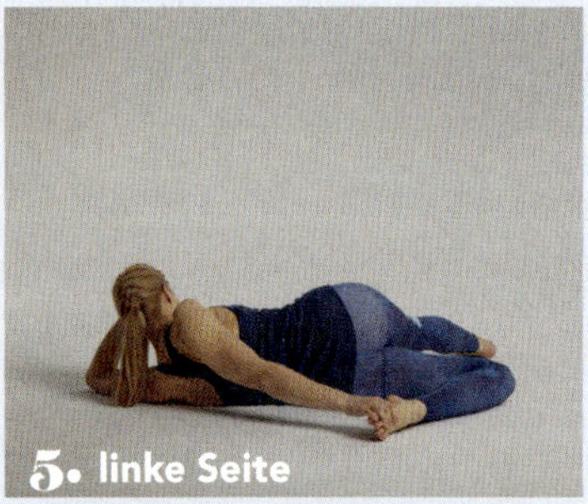
5. linke Seite

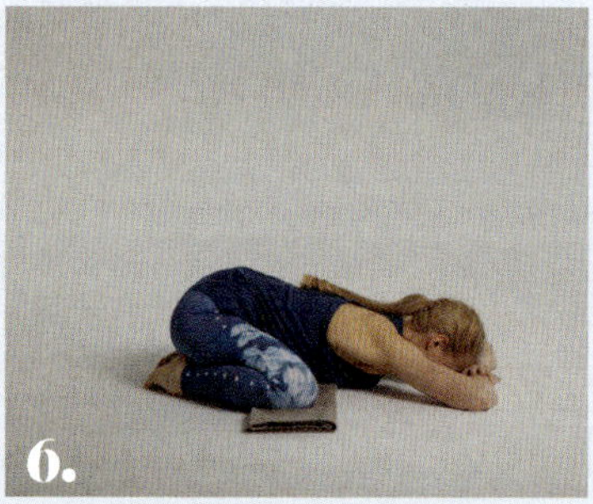
6.

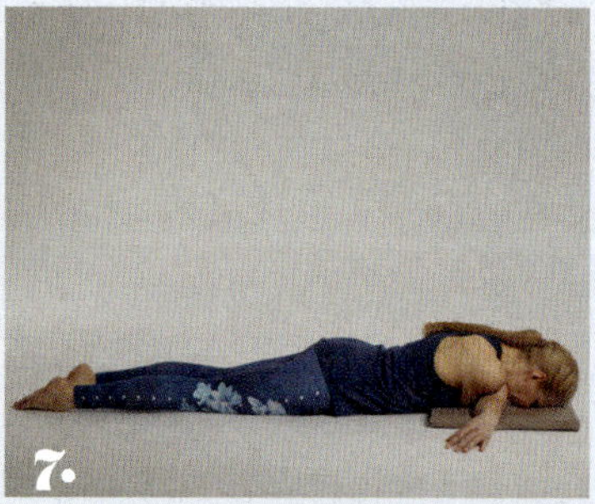
7.

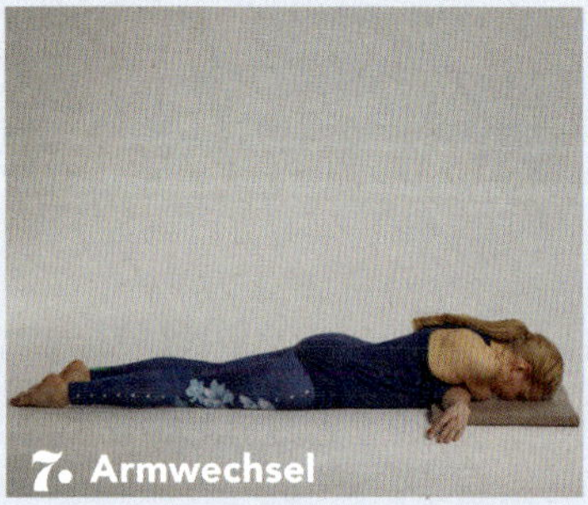
7. Armwechsel

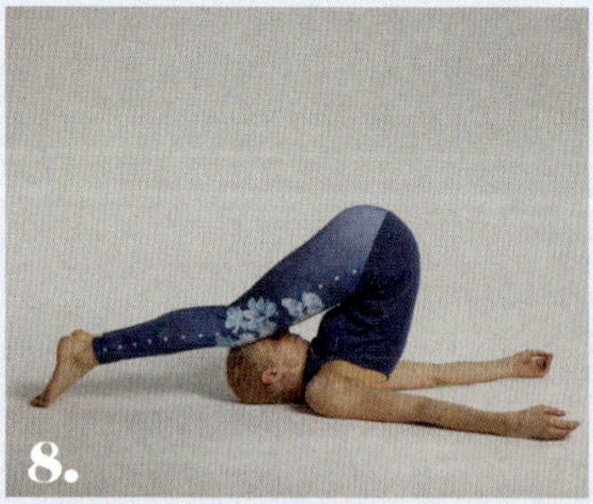
8.

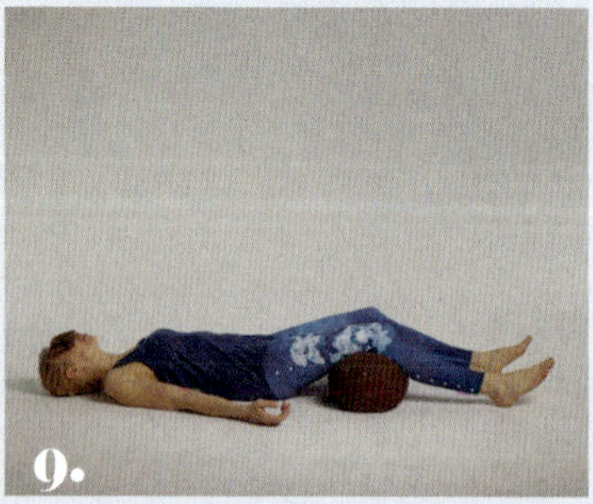
9.

Fokus für das Stirnchakra während der Praxis

- Beanspruchte Körperregion ist der Kopf und die Stirn.
- Gedehnt und geöffnet wird mit Vorbeugen und Twists.
- Richte dich geistig auf bewusstes Entspannen aller wahrnehmbaren Muskelanspannungen im ganzen Körper aus.
- Wenn alle Muskeln entspannt sind, richte den Fokus immer wieder auf deine Stirn zum Ajna-Chakra und zum Atem.

Hinweis: Versuche während der Praxis immer wieder, die tiefen, ruhigen Atemzüge genüsslich in dir weit werden zu lassen und dir innerlich zuzulächeln. Beobachte auch immer wieder, wie »es dich atmet«, und nimm diese natürliche Aktivität deines Körpers immer bewusster wahr. Dein Atem fließt ganz ohne dein Zutun, und das ist genug.

Tipp: Mache eine Audioaufnahme, bei der du dir selbst einmal die folgende Anfangsentspannungsanleitung vorliest. Beende die Aufzeichnung mit einem Klang, zum Beispiel mit einem von dir gechanteten Om oder mit dem sanften Anschlagen einer Klangschale. Spiele die Aufnahme ab, bevor du mit der Yin-Yoga-Asana-Praxis beginnst. Dies ist deine Anfangsentspannung. So kannst du dich von deiner eigenen Anleitung führen lassen und dich ganz von deinen Worten getragen fühlen.

1. Shavasana **2.** Kind **3.** Halber Schmetterling mit Vorbeuge **4.** Libelle mit aufgestellten Beinen **5.** Liegende Katze **6.** Babyfrosch **7.** Umarmender Flügel **8.** Pflug **9.** Shavasana

1. Shavasana – Anfangsentspannung zur Wahrnehmungslenkung und Energieaktivierung im Stirnchakra

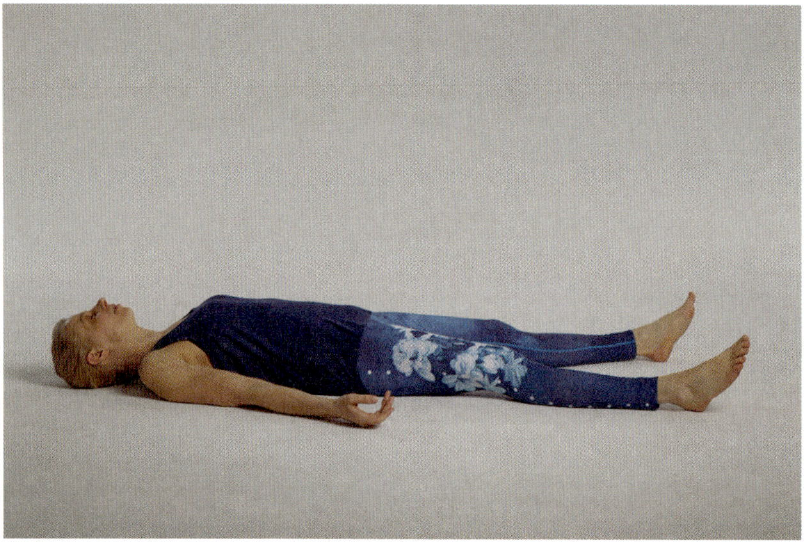

Lege dich auf den Rücken, platziere die Hände neben deinem Körper und drehe die Handflächen nach oben.

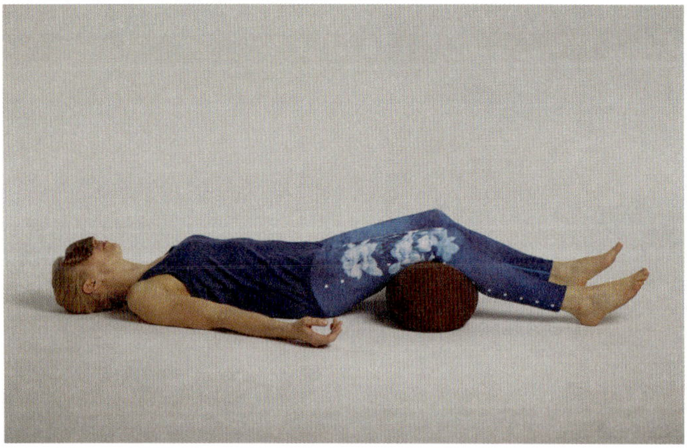

Alternative

Wenn du magst, lege dir ein Augenkissen auf die geschlossenen Augen und eventuell ein Kissen unter die Knie.

- Nimm die Shavasana-Position ein. Beginne damit, deinen natürlich fließenden Atem zu beobachten. Sieh einfach nur dabei zu, wie es dich atmet, ohne einzugreifen. Nimm mit einer liebevoll gehaltenen Konzentration deinen Atem wahr, wie dein Atem fließt, ganz ohne etwas dafür tun zu müssen, wie dein Körper für dich atmet.
- Wenn du merkst, wie dein ganzes System langsam zur Ruhe kommt, legst du die Hände auf deine Stirn. Atme einige Male (mindestens 10 Atemzüge, gern länger) bewusst und langsam zu deinem Ajna-Chakra ein und aus. Mit der Einatmung stelle dir vor, wie sich dieses Energiezentrum ausdehnt und angenehm weit wird (sanft, nicht übertrieben). Mit der Ausatmung stelle dir vor, wie alle Blockaden und offenen Fragen aus diesem Bereich sich lösen dürfen. Nimm wahr, wie du in deinem Kopf mit jeder Ausatmung leichter und freier wirst. Du darfst es einfach zulassen.
- Nach einigen Atemzügen stelle dir vor, wie du einatmend reine, frische Energie (Prana) in deine Hände einatmest und diese ausatmend in dein Stirnchakra fließen lässt. Bleibe bei dieser Atmung für etwa 10 bis 20 Atemzüge.
- Dann lege die Hände links und rechts neben deinem Körper auf dem Boden ab, die Handflächen sind nach oben gedreht, und lasse diese Energiewahrnehmung noch einige Momente lang auf dich wirken, bevor du mit der Praxis beginnst.
- Ziehe dann zuerst langsam ein Knie nach dem anderen zu deiner Brust heran und massiere mit ein paar tiefen Atemzügen deinen Rücken am Boden rollend. Dabei kannst du die Knie kreisen oder einfach nur zur Brust herangezogen halten. Wenn sich dein Rücken gut anfühlt, rollst du dich auf oder kommst über die Seitenlage zum Sitzen hoch.

2. Kind

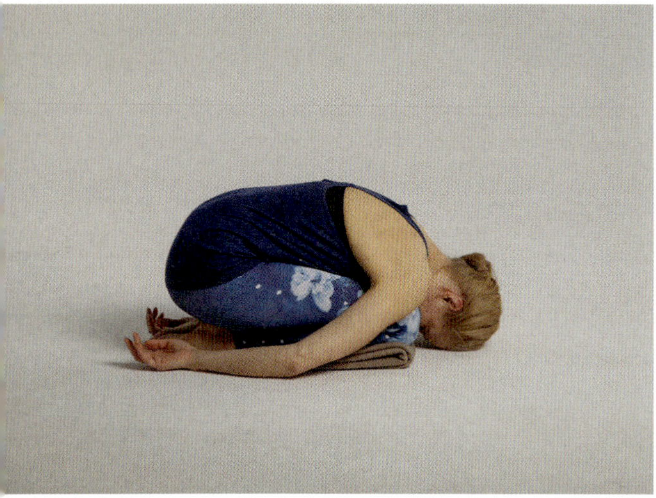

- Komme in den Fersensitz auf deine Matte und lege dir eine Decke unter die Knie.
- Lasse den Oberkörper mit runder Wirbelsäule langsam über die Oberschenkel nach unten sinken und lege die Stirn auf dem Boden ab. Lasse die Arme neben deinen Beinen am Boden liegen.
- Lasse deine Schultern und Arme, Kopf und Wirbelsäule entspannt. Auch deine Beine und dein Gesäß bleiben entspannt.
- Verweile 3 bis 5 Minuten in dieser Position.

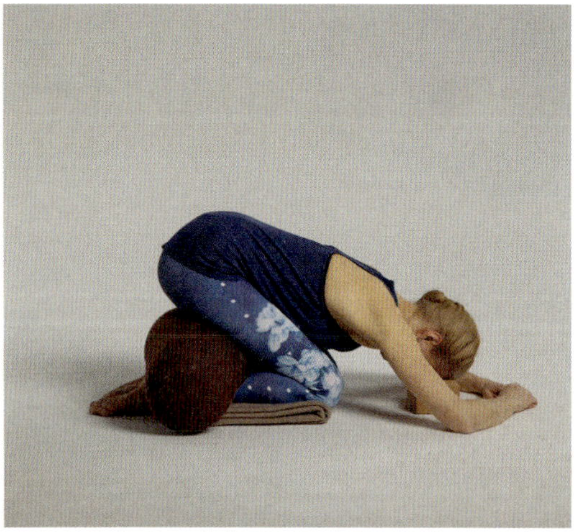

Alternative

Du kannst dir gern einen Block unter die Stirn legen und ein Kissen unters Gesäß, um so die Knie und die Halswirbelsäule zu schonen.

3. Halber Schmetterling mit Vorbeuge

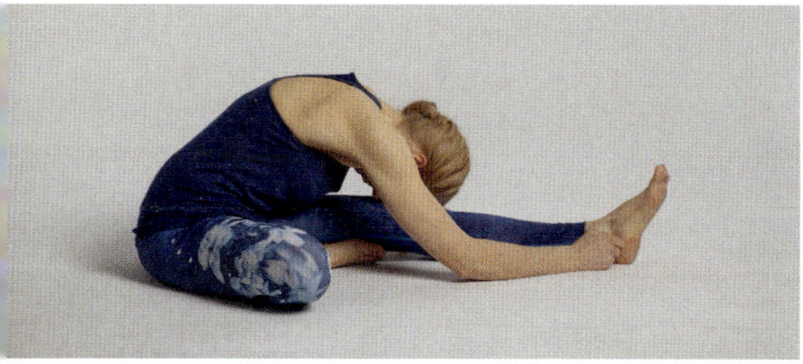

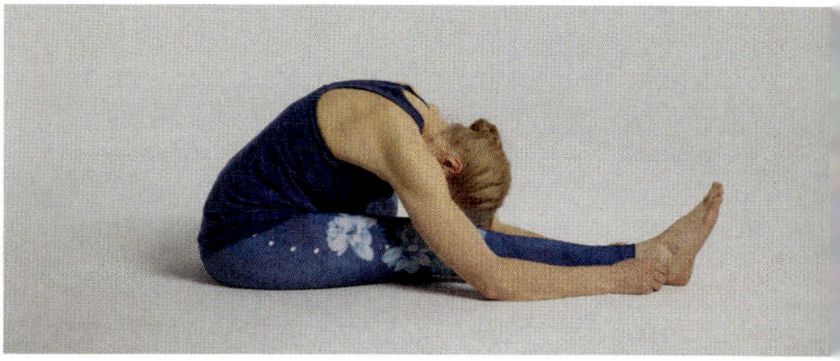

- Setze dich auf deine Matte. Winkle das rechte Bein an und öffne das Knie zur Seite. Strecke das linke Bein nach vorn aus.
- Hebe beide Arme über den Kopf, lasse ausatmend den Oberkörper langsam in eine Vorbeuge über dein gestrecktes linkes Bein sinken. Lege die Arme entspannt neben dem linken Bein am Boden ab.
- Lasse beide Beine bis über das Gesäß und in den Rücken hinauf vollkommen entspannt. Lasse es zu, dass sich deine rechte Hüfte und deine linke Beinrückseite sanft dehnen, indem dein Oberkörper mit der Schwerkraft nach unten sinkt.
- Kopf, Nacken, Schultern und Arme bleiben ebenfalls entspannt.
- Verweile 3 bis 5 Minuten in dieser Position und wechsle dann die Seite.

Alternative

Lege dir ein Kissen an die Oberschenkelinnenseite des gestreckten Beins, sodass du deine Stirn darauf ablegen kannst, und einen Block unter das Knie des anderen, angewinkelten Beins, um die Hüfte beim Entspannen zu unterstützen.

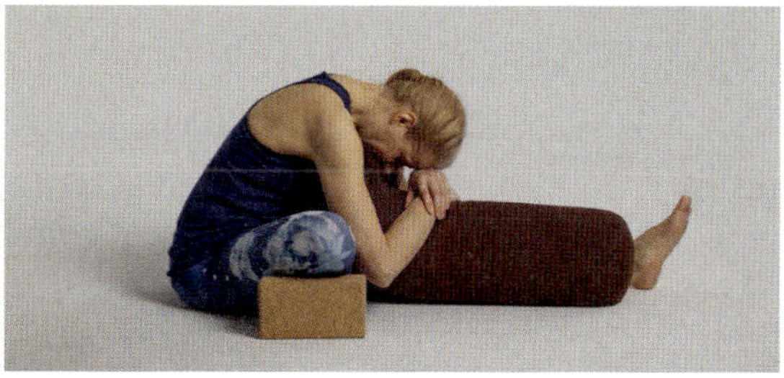

4. Libelle mit aufgestellten Beinen

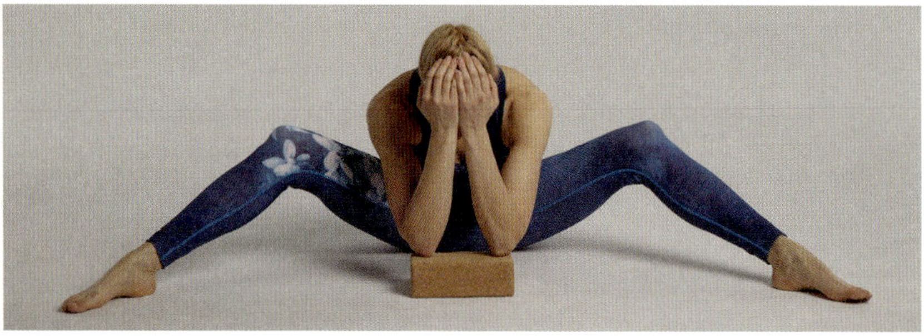

- Setze dich auf die Matte. Grätsche die Beine, winkle sie etwas an und stelle die Füße auf.
- Lasse den Oberkörper mit rundem Rücken langsam nach vorn zwischen die Beine sinken und stütze die Ellenbogen auf einem Block vor dir auf. Lege die Stirn in die Hände.
- Lasse beide Beine, die Hüften und Leisten bis über das Gesäß und in den Rücken hinauf vollkommen entspannt. Kopf, Arme, Schultern und Oberkörper bleiben ebenfalls entspannt. Lasse eine sanfte Öffnung und Dehnung in Hüften und Beininnenseiten zu, indem Oberkörper und Kopf mit der Schwerkraft nach unten sinken.
- Verweile 3 bis 5 Minuten in dieser Position.

Alternativen

a. Lege dir eine gefaltete Decke oder einen Block unter das Gesäß, damit du leichter in die Vorbeuge sinken kannst. Dabei wird dein Becken automatisch ein wenig nach vorn gekippt. Die Ellenbogen kannst du gern auf einem Block oder auf einem Kissen erhöht ablegen.
b. Wenn du die Hüften entlasten möchtest, schiebe eine Kissenrolle unter die Knie und lege die Oberschenkel darauf ab.

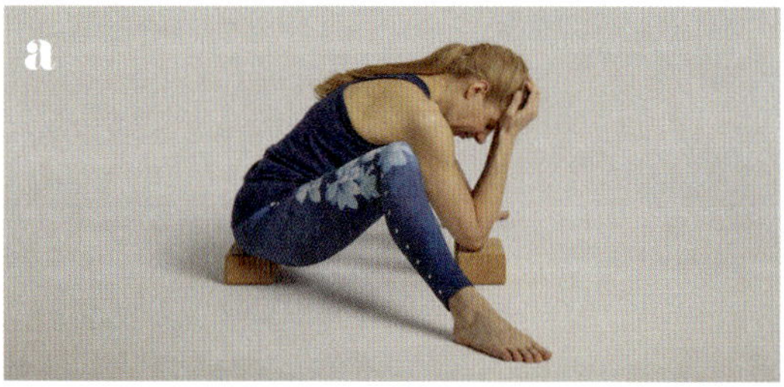

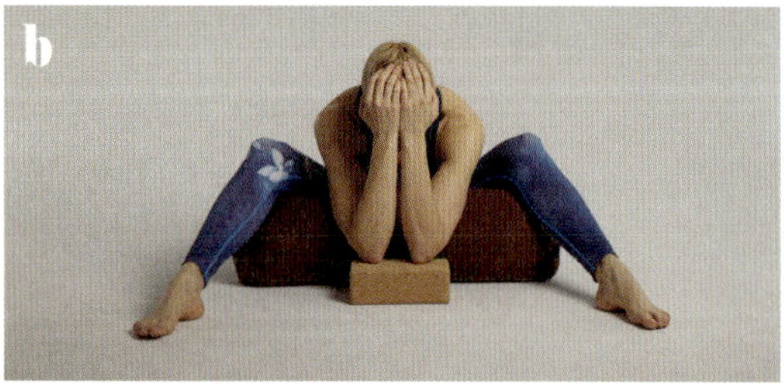

5. Liegende Katze

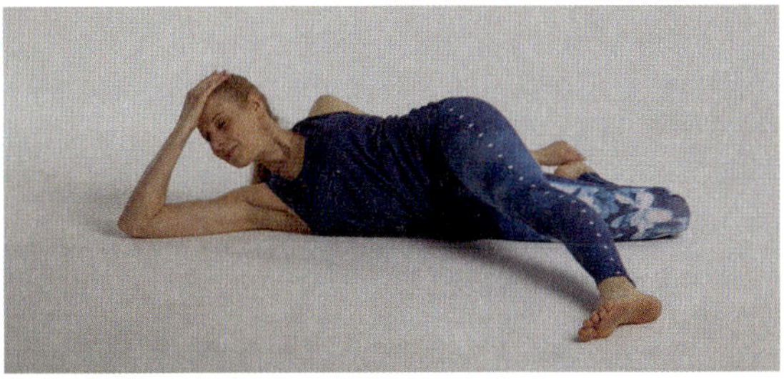
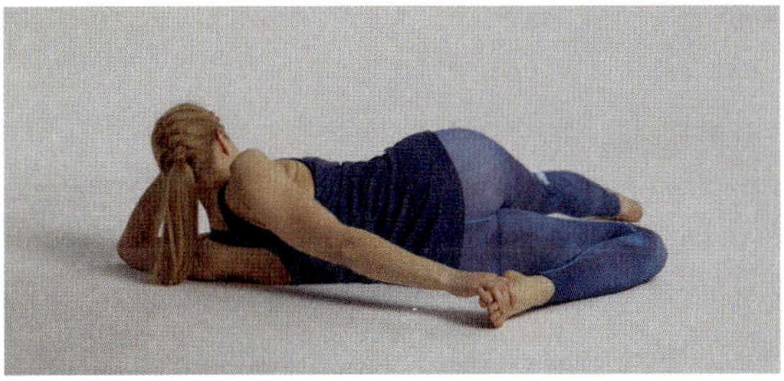

- Lege dich seitlich mit der rechten Hüfte auf deine Matte. Stütze den rechten Ellenbogen am Boden ab und den Kopf oder die Stirn in die rechte Hand.
- Lege das obere linke Bein gestreckt nach vorn auf dem Boden ab. Winkle das rechte Bein nach hinten an und greife mit der linken Hand den rechten Fuß.
- Lasse Arme, Schultern, Beine und Gesäß entspannt sinken und schwer werden.
- Verweile 3 bis 5 Minuten in dieser Position und wechsle dann die Seite.

Hinweis: Lasse es zu, dass deine Wirbelsäule sich sanft von deinem Bauchnabel weg nach oben dreht. Atme dabei ganz bewusst weiter in den Bauch. Achte darauf, dass trotz der Drehung der Wirbelsäule dein Atem weiterhin bis in den Bauch fließt und nicht zu flach in der Brust endet.

Alternativen

a. Intensiviere die Drehung und Dehnung, indem du die obere Schulter langsam weiter nach hinten Richtung Boden sinken lässt. Du kannst auch den Kopf auf dem Boden ablegen und mit der anderen Hand den Fuß des gestreckten Beins greifen.
b. Anstatt den Fuß zu greifen, kannst du einen Gurt um den Fuß des gestreckten Beins legen und diesen greifen.

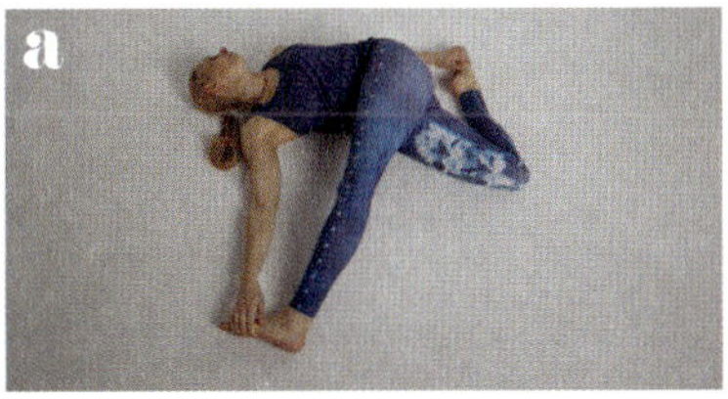

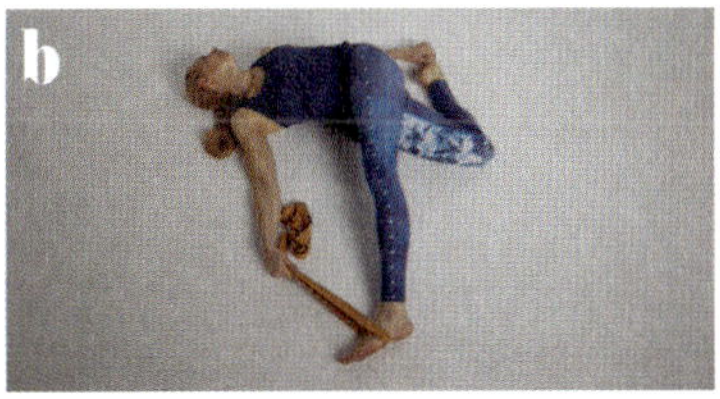

6. Babyfrosch

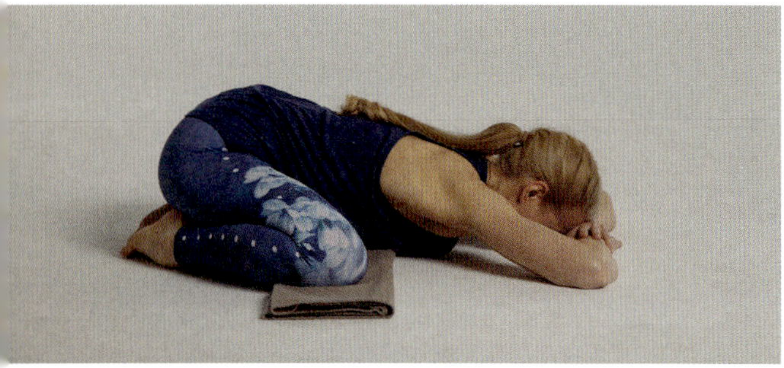

- Knie dich aufrecht auf deine Matte und lege dir eine Decke unter die Knie. Bringe die großen Zehen zueinander, bis sie sich berühren. Öffne die Knie so weit, bis du eine angenehme Dehnung in den Beininnenseiten wahrnimmst.
- Setze dich auf den Fersen ab und lege Oberkörper und Stirn langsam nach vorn auf dem Boden ab. Nimm dabei die Arme mit nach vorn über den Kopf und lege sie ebenfalls am Boden ab. Lasse beide Schultern und Arme entspannt schwer werden. Deine Stirn liegt am Boden oder auf einem Kissen, halte Kopf und Nacken ebenfalls entspannt. Auch Bauch, Brust und Rücken entspannen sich.
- Dein Gesäß darf immer schwerer zu den Fersen oder zum Boden sinken. Hüften und Oberschenkel dürfen sich über die Schwerkraft, die auf das Becken wirkt, tief mit entspannen und sanft dehnen.
- Verweile 3 bis 5 Minuten in dieser Position.

Alternativen

a. Lege dich mit dem Bauch auf ein Kissen, um deine Hüften zu entlasten, oder setze dich auf ein Kissen, um deine Knie zu schonen.

b. Wenn du die Dehnung intensivieren möchtest, ziehe beide Füße mit den Zehen nach außen gedreht auseinander bis in etwa auf Knieweite. Auch bei dieser Variante sinkt dein Gesäß schwer zu den Fersen und zum Boden nach hinten unten ab.

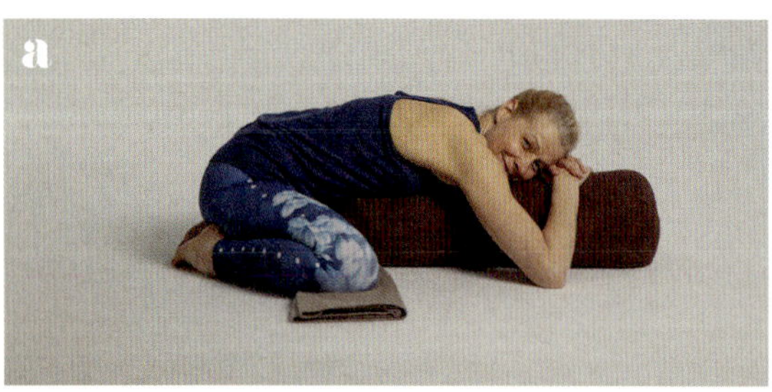

a

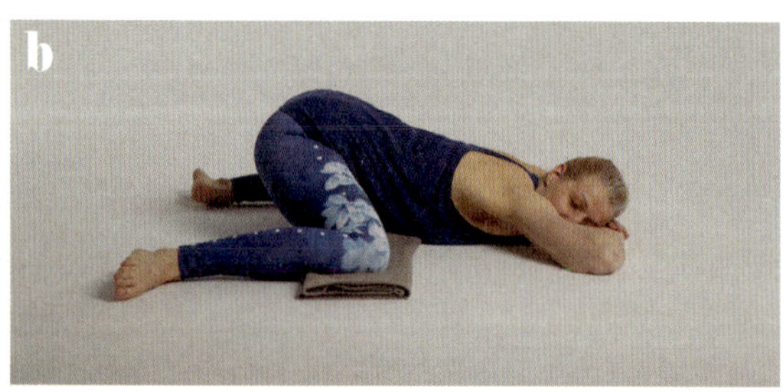

b

7. Umarmender Flügel

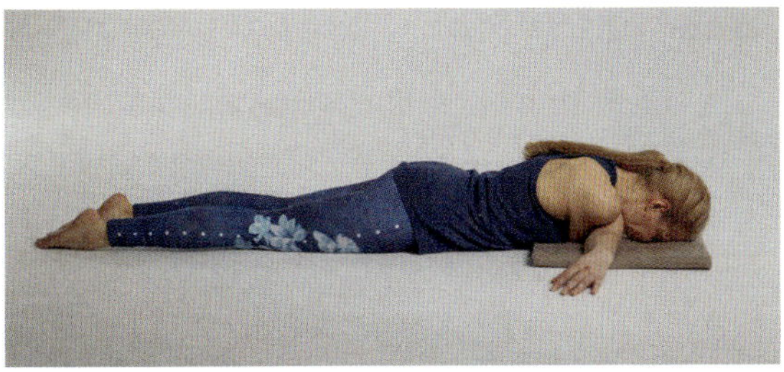
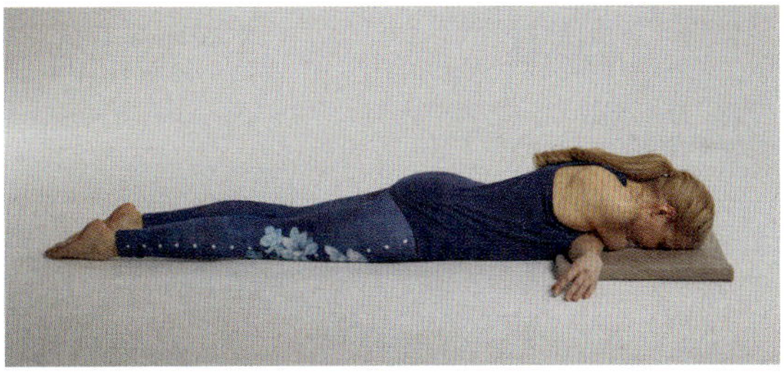

- Lege dich auf den Bauch und platziere eine zusammengefaltete Decke unter deiner Brust. Stütze die Unterarme auf dem Boden so ab, dass jeweils die Finger der einen Hand den Ellenbogen des anderen Arms berühren. Dabei liegt dein linker Unterarm vor dem rechten.
- Wandere von hier mit den Fingern beider Hände langsam weiter nach außen, bis dein Oberkörper am Boden beziehungsweise deine Brust auf den Oberarmen liegt.
- Lasse den Kopf über die Arme sinken und lege die Stirn auf dem Boden beziehungsweise auf der Decke ab.
- Lasse Schultern, Schulterblätter, Nacken und Kopf entspannt. Der ganze Körper darf entspannen, von den Füßen und Beinen über dein Gesäß bis in den Rücken hinein.
- Lasse deine Arme und die Schulterblätter sinken, sodass sie sich angenehm weiten und dehnen, indem du den Oberkörper mit der Schwerkraft sinken lässt.
- Atme ganz bewusst weiter in den Bauch. Achte darauf, dass trotz der Schwere der Brust auf den Armen dein Atem weiterhin bis in den Bauch fließt und nicht zu flach in der Brust endet.
- Verweile 3 bis 5 Minuten in dieser Position und wechsle dann die Seite.

Hinweis: Achte bitte darauf, dass beide Schultern etwa den gleichen Abstand zum Boden haben. Vermeide es, auf eine Seite zu kippen.

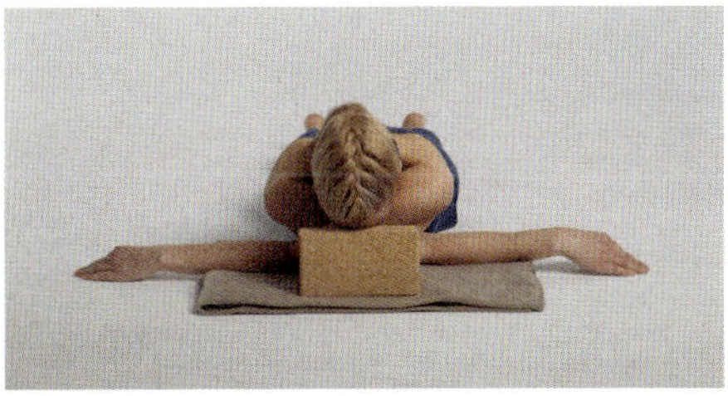

Alternative

Lege dir einen Block oder ein Kissen unter die Stirn.

8. Pflug

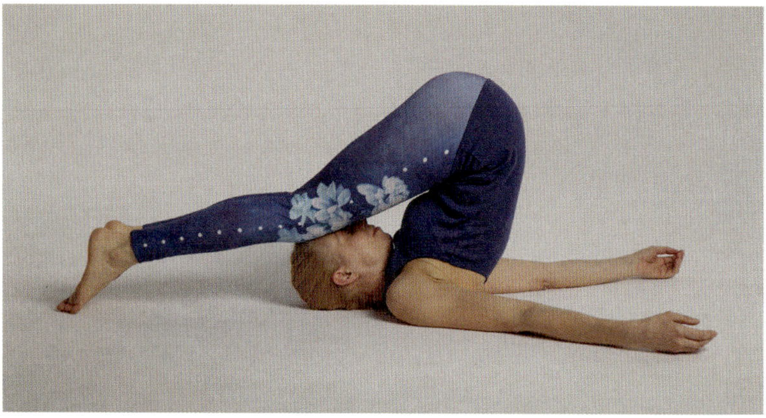

- Lege dich auf den Rücken und ziehe die Knie zur Brust heran. Lege die Arme neben deinem Körper ab.
- Drücke die Arme ein wenig in den Boden, um dich dabei zu unterstützen, das Gesäß langsam hochzuheben, und rolle die Wirbelsäule so weit nach hinten zu deinem Kopf auf, bis du die Knie auf der Stirn ablegen kannst. Wenn du magst, lässt du die Zehen auf den Boden sinken.
- Halte die Schultern, Arme, Beine, das Gesäß, die Wirbelsäule und den Nacken vollkommen entspannt. Atme dabei ganz bewusst weiter in den Bauch.
- Verweile 3 bis 5 Minuten in dieser Position.

Hinweise

- Achte darauf, dass trotz der intensiven Beugung der Wirbelsäule dein Atem weiterhin bis in den Bauch fließt und nicht zu flach in der Brust oder gar im Hals endet.
- Führe diese Übung bitte nur aus, wenn du entlang der Wirbelsäule keine Bandscheibenvorfälle hast oder hattest. Andernfalls lasse diese Übung bitte einfach aus oder mache an ihrer Stelle die Übung »Schnecke« (die Anleitung findest du auf Seite 119).

9. Shavasana

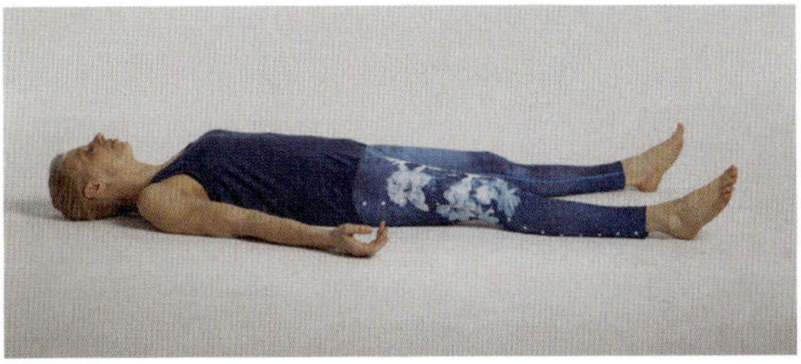 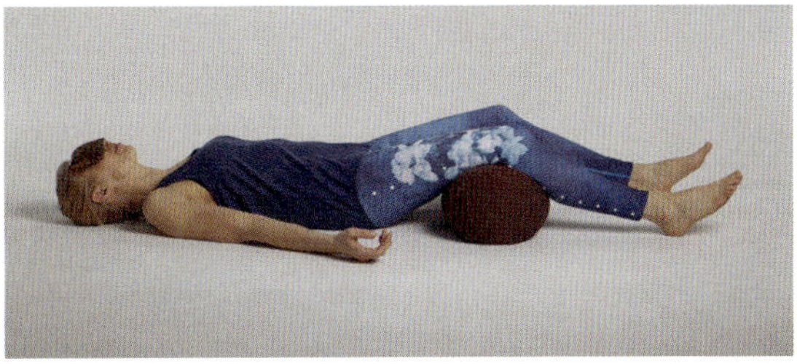

Beende die Sequenz wieder entspannt in der Rückenlage. Strecke entweder die Beine auf dem Boden aus oder lege dir die Rolle unter die Knie. Verweile hier in Stille für etwa 10 Minuten oder wähle die Audiodatei.

Meditation zum Stirnchakra

Hier leitet dich meine Stimme durch deine Endentspannung zur sanften Vertiefung der Achtsamkeit auf das Stirnchakra. Diese geführte, kurze Entspannungsmeditation hat eine wohltuende, sanft stimulierende Wirkung auf dein Stirnchakra. Während dieser Meditation wird der Fokus gezielt auf die Körperregion um deinen Kopf, zum Ajna-Chakra, gelenkt. Dadurch wird dieses Chakra in einen harmonischen und ausgeglichenen Zustand gebracht. Dies geschieht durch Farbvisualisierungen, Atemlenkung und positive Affirmationen, die mit diesem Chakra in Verbindung stehen. Indem du angeleitet wirst, dich bewusst auf dein Stirnchakra zu konzentrieren, und seine spezifischen Qualitäten von mir kurz angesprochen werden, kannst du ein tieferes Verständnis für deinen eigenen Energiekörper entwickeln. Es führt zu einem Gefühl der Entspannung, Ausgeglichenheit und inneren Ruhe. Gleichzeitig können sich auch emotionale Blockaden lösen und ein gesteigertes Bewusstsein für das eigene Wohlbefinden entstehen.

Kapitel 9

Sahasrara-Chakra – das Kronenchakra

Ganzwerdung, Transzendenz, Einheit - bewusstes Erfahren spiritueller Verbundenheit

Das siebte Chakra befindet sich am obersten Punkt des Scheitels. Deswegen wird es auch Kronen- oder Scheitelchakra genannt. Der Sanskritname Sahasrara wird mit »eintausend« übersetzt und meint die in dem Symbol dieses Chakras sich zeigenden tausend Blütenblätter einer Lotusblüte. Dieses »eintausend« steht dafür, dass alles miteinander vereint ist, letztlich steht es für die Unendlichkeit: ohne Ende oder Anfang, kein Ort oder Raum oder Klang. Es gibt kein dual oder zweifach (*dvaita*) wie Shiva und Shakti, männlich und weiblich, Geist und Materie, sondern nondual oder einfach (*advaita*). Es ist ein Zustand des Bewusstseins, wie *Samadhi* (gleichbedeutend mit *Moksha, Nirwana* und *Kaivalya*) was auf Deutsch sowohl »Befreiung«, »Vereinigung« oder auch »Losgelöstheit« bedeutet. Dieses Chakra ist in jeder Hinsicht anders als alle vorherigen. Es geht über alle Sinneswahrnehmungen hinaus und gilt als transzendierende Wahrnehmung der Losgelöstheit. Es wird oft als außerhalb des Körpers liegend bezeichnet, also oberhalb der Kopfkrone, oder aber am höchsten Punkt des Kopfes, am Scheitel. Hier haben wir die Möglichkeit, über die Grenzen der Körperlichkeit, aber dennoch nicht davon getrennt, wahrzunehmen und so ein Gefühl von Glückseligkeit *(Ananda)* zu erlangen – eine vollkommene Verbindung allen Seins.

Jeglicher Versuch, dieses Chakra und seine Wirkung aus unserem reinen Verstand heraus zu beschreiben, scheitert. Es kann letztlich nur wahrgenommen werden, was es sehr schwierig bis unmöglich macht, es mit Worten zu beschreiben oder zu erklären oder über Worte zu verstehen. Hier endet unsere Chakrenreise und wir tauchen ein in reines Bewusstsein.

Dieses Chakra öffnet sich, wenn alle anderen Chakren aktiviert sind. Ein reines, ausschließliches Arbeiten mit dem Kronenchakra ist nicht empfehlenswert. Zur Aktivierung genügt es, mit den darunterliegenden sechs Chakren zu arbeiten. Daher wird die Yin-Yoga-Praxis für das Sahasrara-Chakra eine Übungsfolge sein, die die gesamte Wirbelsäule bewegt und lockert, um so noch mal alle drei Energiekanäle – Sushumna, Ida, Pingala – zu mobilisieren und zu aktivieren. Dies führt meist zur heilvollsten Wahrnehmung. Und Heilsein, Vollkommensein, Einssein sind die Themen dieses schwer in Worte zu fassenden siebenten Chakras. Damit kann die hier im Folgenden gezeigte Yin-Yoga-Praxis ohne Bedenken jederzeit allein oder in Verbindung mit den anderen in diesem Buch vorgestellten Yogasequenzen praktiziert werden. Sie wird immer heilvoll sein und nicht zu einer Überkompensierung der Energien des Sahasrara-Chakras, sondern zu einem Gefühl der Harmonie und Ausgeglichenheit führen.

Allgemeine Zuordnungen	
Hauptaspekte	Diese Aspekte beziehen sich auf die Spiritualität und das Wahrnehmen von Einheit im Sinne von Einssein.
Lebensthemen	Hier geht es um Themen wie Meditation, spirituelle Entwicklung, Erlangung von Harmonie und tiefem Frieden, Bewusstwerdung des eigenen Göttlichen und die Erkenntnis der Einheit allen Seins.
Farbe	Gold (manchmal auch Weiß oder Lila)
Grobstoffliches Element	keine Zuordnung
Bewegung der Lebenskraft	keine Zuordnung
Mondphase	Neumond
Symbol 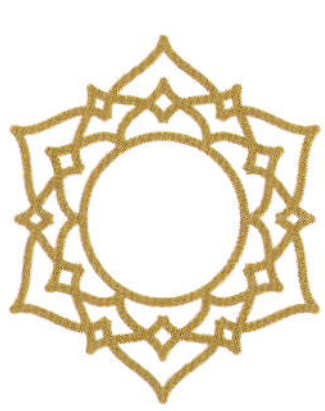	Eine Lotusblume, bestehend aus tausend Blütenblättern, in denen sich ein Kreis befindet, der aus Licht besteht. Die tausend Blätter symbolisieren die unendliche Fülle und das grenzenlose Potenzial des Kronenchakras oder werden auch als tausend Sonnenstrahlen, die von der Lotusblume ausgehen, und die Verbindung zur kosmischen Energie und die Fähigkeit des Kronenchakras, das Göttliche oder das

Allgemeine Zuordnungen	
	Universelle zu empfangen und zu integrieren, interpretiert. Auch der Kreis aus Licht soll die höchste spirituelle Verbindung zur göttlichen Energie und Erkenntnis betonen sowie die Erreichung von Erleuchtung durch die Vereinigung mit dem Göttlichen. Es symbolisiert damit eine tiefere Ebene des Bewusstseins, die jenseits der materiellen Welt existiert und zu deren Dimension wir Zugang haben können.

Körperregion und physische Funktionen	
Lage im physischen Körper	am obersten Scheitelpunkt oder über dem Kopf
Sinnesorgan und Sinn	keine Zuordnung
Aktionsorgan	Zirbeldrüse (Epiphyse)
Zugeordnete Körpersubstanz	keine Zuordnung
Zugehörige Organe und Drüsen	Großhirnrinde, Zirbeldrüse, Schädeldecke
Physische Funktionen	▶ Unterstützt die Funktion der Zirbeldrüse, die Hormone produziert beziehungsweise auf Hormone reagiert, die unter anderem den Schlafrhythmus beeinflussen. ▶ Unterstützt das Nervensystem und vor allem die Hirnnerven und den Hirnstamm.

Zugehörige Organe und Drüsen

Die Zirbeldrüse, auch Epiphyse genannt, ist eine kleine endokrine Drüse im menschlichen Gehirn. Manchmal wird sie auch »drittes Auge« genannt und damit oft auch mit dem Stirnchakra in Verbindung gebracht. Sie hat die Form eines kleinen Kiefernzapfens, was sich in vielen spirituellen Symboliken widerspiegelt, zum Beispiel als Skulptur vor dem Vatikan. Ihre wichtigste Aufgabe ist die Produktion von Melatonin, die vor allem während der Dunkelheit erfolgt und durch Licht beeinflusst wird. Spezielle Lichtrezeptoren in den Augen nehmen Informationen über die Helligkeit der Umgebung auf und übermitteln sie an die Zirbeldrüse. Bei geringer Helligkeit, insbesondere in der Nacht, wird die Produktion von Melatonin erhöht, was den Körper auf den Schlaf vorbereitet. Bei zunehmender Helligkeit, vor allem bei Tageslicht, nimmt die Produktion von Melatonin ab, was den Körper auf den Wachzustand einstellt. Die Regulation der Abgabe des in der Zirbeldrüse produzierten Hormons Melatonin wird über den Hypothalamus und die Hypophyse gesteuert. Melatonin beeinflusst neben dem Schlaf auch die Körpertemperatur, den Blutdruck und andere physiologische Prozesse.

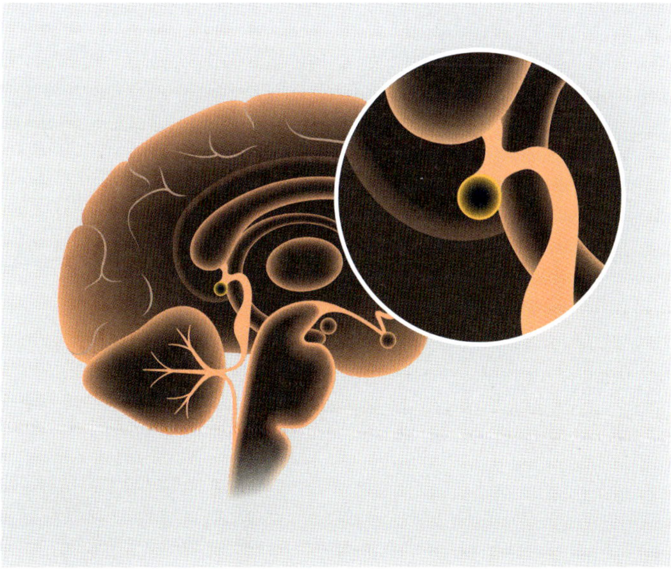

Die Epiphyse (Zirbeldrüse) liegt in der Mitte des Kopfes im Bereich des Zwischenhirns und befindet sich in unmittelbarer Nähe zum Thalamus.

Psychologische und mentale Funktionen	
Hauptaspekte	Hier geht es um Weisheit versus Wissen und um das Gefühl der allumfassenden Verbundenheit. Es geht um das Bewusstsein an sich und die spirituelle Erleuchtung und die Verbindung zum Göttlichen.
Merkmale	Fähigkeit, ein höheres Bewusstsein zu erreichen, spirituelle Erfahrungen zu machen und mit dem transzendenten Aspekt unseres Seins in Verbindung zu treten; Gefühl des Befreit- und Verbundenseins von und mit allem, ein sich Sammeln in die Einheit und Unendlichkeit hinein, Gelassenheit, absolute Glückseligkeit (Ananda, Samadhi).

Ein gut geöffnetes Sahasrara-Chakra zeigt sich oft in der Wahrnehmung des Freiseins von jeglichen Identifizierungen. Wir haben alle unsere Rollen erkannt und leben ganz natürlich mit ihnen, wir identifizieren uns aber nicht mehr damit und können daher viel freier und ungebundener leben. Die drei Granthis sind gelöst, sodass wir das Leben nicht weiter als Qual empfinden, uns mit unserem Ego identifizieren oder uns als Mangelwesen erleben. Alles ist, so wie es ist, Punkt. Dieses tiefe Gefühl der Zufriedenheit ist eine unglaublich heilvolle Erfahrung des reinen Seins in einer tiefen Verbindung mit allem, was uns umgibt. Wir leben im Fluss des Lebens und entwickeln uns spontan und an die jeweiligen Gegebenheiten angeglichen, wir sind in Verbindung mit allem. Wir lösen uns von Themen wie Vorverurteilungen, Pauschalisierungen, Egozentrik und jeglichen Du-und-ich-Vergleichen sowie all den Problemen und Gefühlen, die damit zusammenhängen. Das Leben wird leicht und kann in Glückseligkeit (Ananda) gelebt werden. Diese Glückseligkeit geht weit über ein genüssliches Leben hinaus. Was genüsslich scheint, ist gut. Was im Regelfall Unlust bereitet oder schafft, ist auch gut, da sich eine erweiterte Wahrnehmung geöffnet hat, eine Weisheit, die all die Auslöser von guten oder schlechten Gefühlen erkannt hat und auflöst. Daher ist alles einfach nur. Eigentlich ist »gut sein« schon falsch formuliert, denn das schließt immer ein Nicht-gut-Sein als sein Gegenteil mit ein. Hier im Sahasrara-Chakra stehen wir über diesen Dualitäten und Gegensätzen.

Grundsätzlich kennen wir die Welt als geteilt durch ihre allumfassenden Gegensätze: Licht – Dunkelheit, weich – hart, groß – klein, angenehm – unangenehm, schnell – langsam, weit – eng … und endlos so weiter. All diese Gegensätze lösen sich in der Erfahrung des Kronenchakras auf. In der Sprachphilosophie beschäftigen wir uns damit, wie Bezeichnetes in der Sprache entsteht, und kommen zu dem Schluss, dass alles durch sein Gegenteil oder durch das, was es nicht ist, in Worte gefasst und kommuniziert, also auch verstanden werden kann. Ein Beispiel: Was ein Baum ist, wird von allen deshalb verstanden, weil es Dinge gibt, die eindeutig kein Baum sind. Oder: Wir wissen, was gut ist, nur weil es etwas gibt, das nicht gut ist. Beim Denken in Gegensätzen geht es um das, was über unseren Verstand zu einem allgemeinen Verständnis führt. Da sich aber im Sahasrara-Chakra all diese Gegensätze auflösen, kann ein Gefühl oder eine Wahrnehmung hier nicht mit Worten erklärt oder mit dem Verstand begriffen, sondern nur erlebt werden – indem alle sechs vorherigen Chakren aktiviert und in Harmonie miteinander gebracht und deren Themen und alle drei Granthis aufgelöst wurden. Alles ist.

Die Entwicklungsphase vom 42. bis zum 49. Lebensjahr

In dieser Lebensphase sind wir prädestiniert dazu, angenehme Gelassenheit zu entwickeln. Die Wahrnehmung, mit allem verbunden zu sein, wird in dieser Zeit intensiver erlebt. Wenn wir durch die bisherigen Chakren-Entwicklungsphasen gereift sind, kann diese Zeit zu einer wunderbar erfüllenden und erhebenden Phase unseres Lebens werden. Viele Menschen haben aber in den Lebensjahren der Sahasrara-Chakrenphase noch Nachholbedarf bei der Entwicklung und Harmonisierung der vorherigen Chakren und ihrer Qualitäten und es fällt ihnen schwer, gelassen zu bleiben und aus dem Gefühl der Einheit zu leben. Viele fühlen sich sogar von dem, womit sie konfrontiert werden, regelrecht überfordert. Auch sich innerhalb einer Gruppe einsam zu fühlen, kann ein Zeichen dafür sein, oder sich unverstanden zu empfinden und vielleicht sogar innerhalb der eignen Familie fremd zu fühlen, passt hier dazu. Der Körper kann hierauf mit chronischer Erschöpfung, Psychosen oder auf physischer Ebene mit Muskel-, Gelenk-, Knochenproblemen, Demenz und dergleichen heftig reagieren. In dieser Lebensphase kann es sein, dass sich Krankheiten auftun, deren Ursprung von Ärzten nicht ausfindig gemacht werden kann, und manchmal eine Diagnose gestellt wird, die uns sagt, dass wir eigentlich gesund sind. Dennoch spüren wir, dass der Körper auf die eine oder andere Weise heftig reagiert. Spätestens dann ist es allerhöchste Zeit, sich mit den Themen der vorherigen Chakren auseinanderzusetzen und die unerledigten Aufgaben und Wünsche zu erkennen. Wenn das gelingt, lösen sich undefinierbare Schmerzen oft wie von selbst – nun ja, nicht ganz von selbst, denn wir arbeiten ja an und mit der Aktivierung und Harmonisierung der Chakren.

Oft werde ich gefragt, was denn dann ab 50 Jahren folgt, wenn die Entwicklung der sieben Chakras abgeschlossen scheint, und was dann an eventuell neuen Aufgaben auf den Menschen zukommt. Es gibt hierauf keine konkrete oder einheitliche Antwort zu finden. Zwei Ansätze, die ich aus meiner langjährigen Praxis heraus empfehle: Wir beginnen wieder mit den Themen des ersten Chakras und kümmern uns um alles Unerledigte. Da wir dann auf einigen Erfahrungen aufbauen können, werden wir rascher vorankommen und neue Möglichkeiten entdecken. Die Entwicklung wird einfacher. Wir durchlaufen in unserem eigenen Tempo noch einmal alle Phasen. Die zweite Möglichkeit ist meiner Meinung nach die bessere: Wir kümmern uns darum, fortan alle Chakren in Balance zu halten, und zwar alle zugleich. Es gibt immer wieder Phasen, in denen aufgrund von widrigen Lebensumständen oder schwierigen Situationen mal das eine, dann das andere Chakra ein bisschen weniger aktiv ist und wieder andere vielleicht überaktiv sind. Vielleicht wurden Chakren in ihren Entwicklungsphasen nicht optimal aktiviert und haben ein wenig Nachholbedarf. Wir können dann mit einem solchen Chakra anfangen zu arbeiten und uns von hier ausgehend immer in beide Richtungen mit den Energiezentren, die direkt darüber und darunter liegen, beschäftigen. Insgesamt empfehle ich, nach Abschluss einer Chakren-Entwicklungsphase mit den verbindenden Chakren, die direkt darüber und darunter liegen, zeitgleich zu arbeiten, da sie nie nur für sich allein und isoliert stehen, sondern immer zusammen ein System ergeben. Sie sind gleichzeitig aktiv und bilden eine Synergie.

Spirituelle Funktion	
Keimsilbe	AUM (OM) oder der Hauchlaut »Visarga« – das ist ein Laut, wie er zum Beispiel bei der Ujjayi-Atmung vorkommt, ein hauchendes h durch die leicht geöffneten Stimmritzen; oft wird diesem Chakra auch kein Klang beziehungsweise keine Keimsilbe zugeordnet.
Feinstoffliches Element	keine Zuordnung
Träger der Keimsilbe AUM	keine Zuordnung
Aufgabe	Spiritualität – diese meint das Vermögen, sich als Einheit und in Verbindung mit allem wahrzunehmen.

Über das spirituelle Verständnis der Qualitäten und Aufgaben unseres Kronenchakras ist es uns möglich, Spiritualität grundsätzlich zu verstehen und zu erleben, also unsere spirituelle Erkenntnis, Erleuchtung und damit die spirituelle Verbindung zum Göttlichen, zur Quelle, zum Bewusstsein oder Prana zu erlangen. Es offenbart sohin den Zugang zur spirituellen Dimension selbst, zur universellen Energie und zur Erkenntnis der Einheit allen Seins, und zeigt uns unsere Fähigkeit, ein höheres Bewusstsein zu erreichen, spirituelle Erfahrungen zu machen und mit dem transzendenten Aspekt unseres Seins in Verbindung zu treten.

Kennzeichen für ein ausgeglichenes siebtes Chakra

Das Sahasrara-Chakra öffnet und aktiviert sich in Verbindung mit den anderen sechs Chakren. Ob die Energie harmonisch durch alle Chakren fließt, lässt sich anhand einiger hier folgender Merkmale erkennen:

- Wahrnehmung eines tiefen Gefühls der Einheit in sich und mit allem um sich herum – ein Gefühl von Freiheit und bedingungsloser Freude, Zuversicht und Ruhe
- Insgesamt eine ausgezeichnete körperliche, mentale und seelische Stabilität
- Ausgezeichneter Schlaf-wach-Rhythmus
- Physische Gesundheit in den nachfolgend beschriebenen körperlichen Regionen und Funktionen

Zugeordnete Beschwerden (Blockaden, Disbalancen)

Es gibt sowohl auf körperlicher also auch auf mentaler Ebene Anzeichen, die dir zeigen, ob dein Kronenchakra Blockaden aufweist und es somit für dich gesundheitsfördernd und wohltuend ist, mit diesem Chakra oder den darunterliegenden Chakren zu arbeiten.

Auf körperlicher Ebene

Probleme oder Beschwerden in den folgenden Bereichen:

- Muskel-, Haut-, Knochenerkrankungen wie zum Beispiel Muskeldystrophie, Schuppenflechte, Osteoporose
- Erkrankungen am Gehirn, zum Beispiel Tumore
- Eingeschränktes Erinnerungsvermögen bis hin zu Demenz

- Epilepsie
- Multiple Sklerose
- Parkinson
- Überempfindlichkeiten, zum Beispiel auf Licht, Lärm, Temperatur
- Migräne
- Schwindel

Auf psychischer Ebene

Probleme oder Beschwerden in den folgenden Bereichen:

- Schlafprobleme wie Ein- und Durchschlafstörungen
- Gefühl von Sinnlosigkeit (das gesamte Sein betreffend)
- Gefühl der Leere und Unzufriedenheit
- Unglücklich sein, ohne zu wissen, warum; Weltschmerz
- Lernschwäche
- Depressionen
- Angstzustände bis hin zu Wahnvorstellungen
- Erschöpfungszustände, chronische Erschöpfung
- Psychosen, Geisteskrankheiten, zum Beispiel Schizophrenie
- Neurosen
- Hang zum Aberglauben

Sequenz 7: **Harmonie**

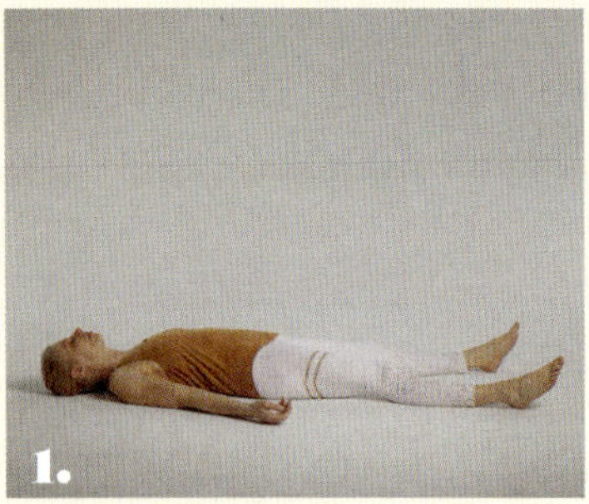
1.

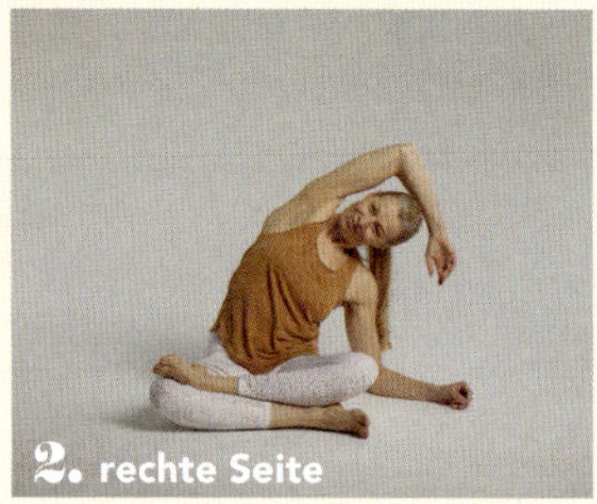
2. rechte Seite

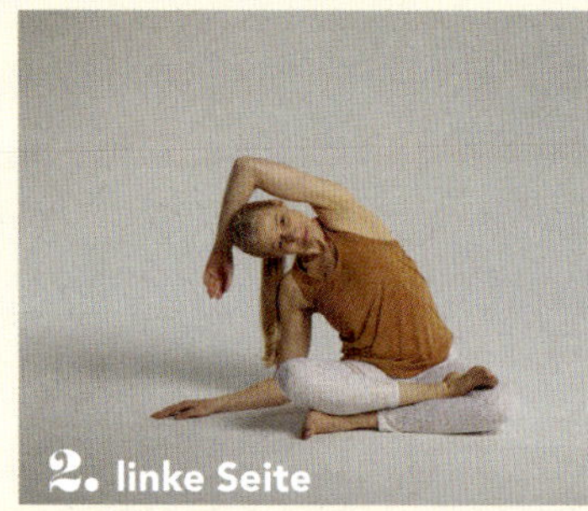
2. linke Seite

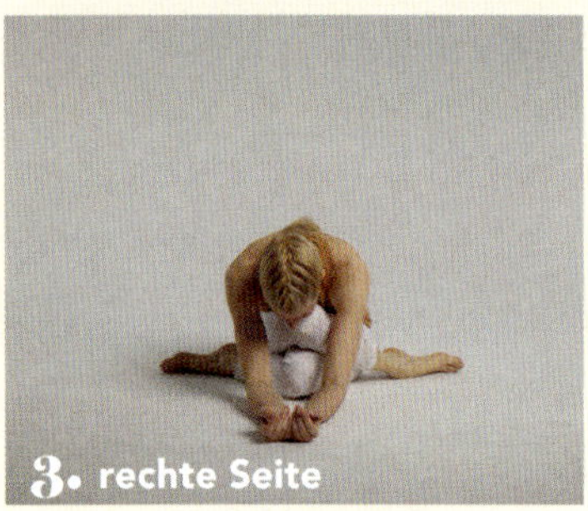
3. rechte Seite

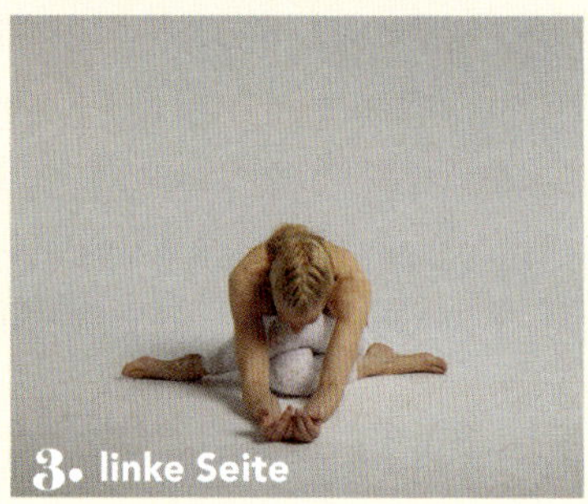
3. linke Seite

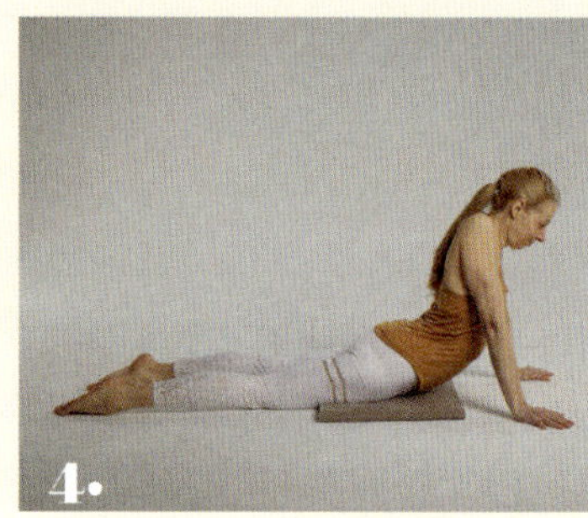
4.

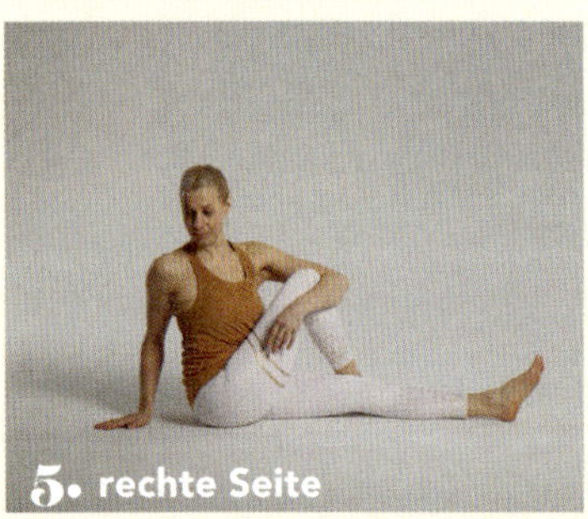
5. rechte Seite

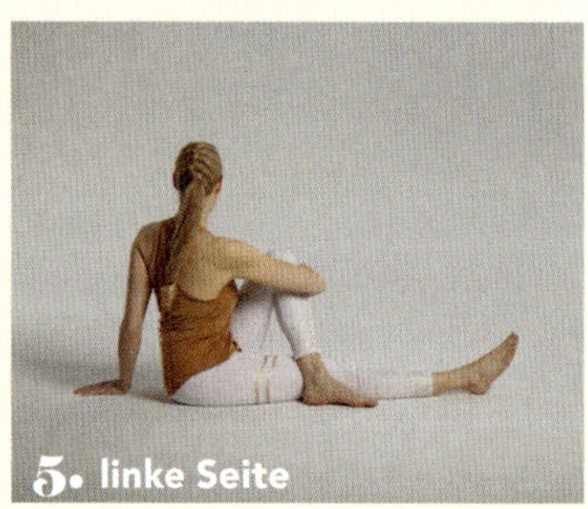
5. linke Seite

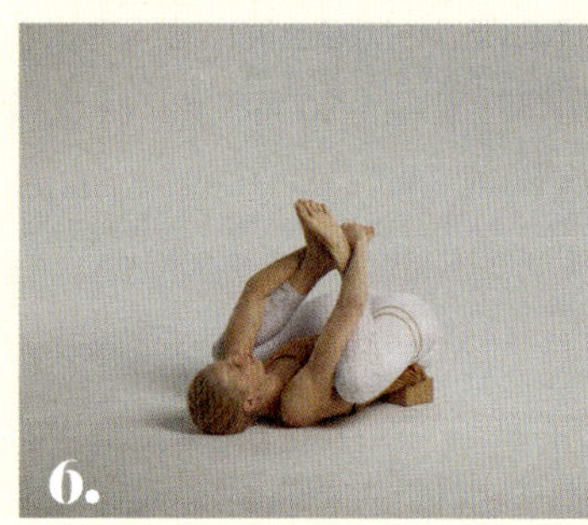
6.

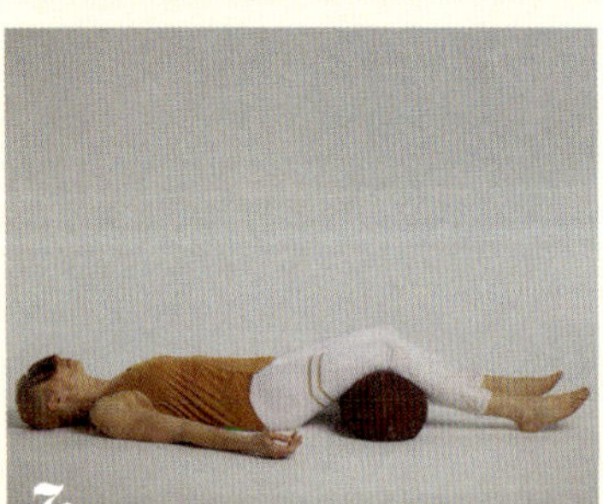
7.

1. Shavasana **2.** Quadrat-Seitbeuge **3.** Schnürsenkel-Vorbeuge **4.** Seelöwe **5.** Drehsitz **6.** Glückliches Kind – Variante Schmetterling **7.** Shavasana

Fokus für das Kronenchakra während der Praxis

- Beanspruchte Körperregion ist die ganze Wirbelsäule.
- Gedehnt und geöffnet wird mit Vor-, Rück-, Seitbeugen und Twists.
- Richte dich geistig auf bewusstes Entspannen aller wahrnehmbaren Muskelanspannungen im ganzen Körper aus.
- Wenn alle Muskeln entspannt sind, richte den Fokus immer wieder zum Atem und zur Verbindung aller Muskeln und Faszien miteinander.

Hinweis: Versuche während der Praxis immer wieder, die tiefen, ruhigen Atemzüge genüsslich in dir weit werden zu lassen und dir innerlich zuzulächeln. Beobachte, wie »es dich atmet« und du diese natürliche Aktivität deines Körpers immer bewusster wahrnimmst. Dein Atem fließt ganz ohne dein Zutun. Es ist, wie es ist.

Tipp: Mache eine Audioaufnahme, bei der du dir selbst einmal die folgende Anfangsentspannungsanleitung vorliest. Beende die Aufzeichnung mit einem Klang, zum Beispiel mit einem von dir gechanteten Om oder mit dem sanften Anschlagen einer Klangschale. Spiele die Aufnahme ab, bevor du mit der Yin-Yoga-Asana-Praxis beginnst. Dies ist deine Anfangsentspannung. So kannst du dich von deiner eigenen Anleitung führen lassen und dich ganz von deinen Worten getragen fühlen.

1. Shavasana – Anfangsentspannung zur Wahrnehmungslenkung und Energieaktivierung im Kronenchakra

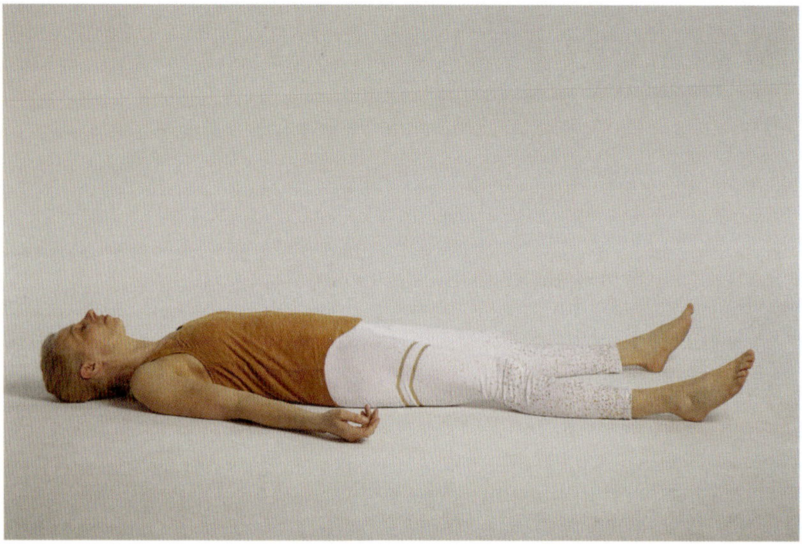

Lege dich auf den Rücken, platziere die Hände neben deinem Körper und dreh die Handflächen nach oben.

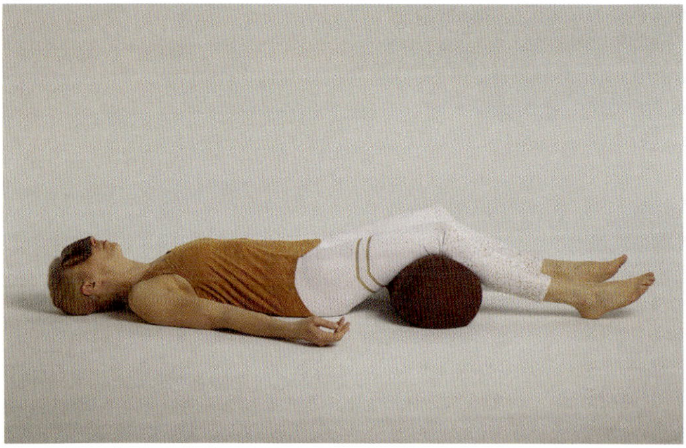

Alternative

Wenn du magst, lege dir ein Augenkissen auf die geschlossenen Augen und eventuell ein Kissen unter die Knie.

- Nimm die Shavasana-Position ein. Beginne damit, deinen natürlich fließenden Atem zu beobachten. Sieh einfach nur dabei zu, wie es dich atmet, ohne einzugreifen. Nimm deinen Atem wahr, wie dein Atem fließt, ganz ohne etwas dafür tun zu müssen, wie dein Körper für dich atmet.
- Wenn du merkst, wie dein ganzes System langsam zur Ruhe kommt, legst du die Hände auf deinen Körper – genau dahin, wo sie sich spontan ablegen möchten. Atme einige Male (mindestens 10 Atemzüge, gern länger) bewusst und langsam weiter ein und aus. Mit der Einatmung stelle dir vor, wie sich deine sechs Energiezentren entlang deiner Wirbelsäule (vom Becken bis zum Kopf) ausdehnen und angenehm weit werden (sanft, nicht übertrieben). Mit der Ausatmung stelle dir vor, wie alle Blockaden und Fragen sich lösen dürfen und dein Verstand zur Ruhe kommt – er hat Pause. Du darfst alles, was ist und wie es ist, einfach zulassen und sein lassen zugleich.
- Nach einigen Atemzügen stelle dir vor, wie du einatmend reine, frische Energie (Prana) in deine Hände einatmest und diese ausatmend in deinen Körper fließen lässt und sich die Energie in dir bis zu den Fußspitzen, zu deinen Armen und zum Kopf verteilt. Bleibe bei dieser Atmung für etwa 10 bis 20 Atemzüge.
- Dann lege die Hände links und rechts neben deinem Körper auf dem Boden ab, die Handflächen sind nach oben gedreht, und lasse diese Energiewahrnehmung noch einige Momente lang auf dich wirken, bevor du mit der Praxis beginnst.
- Ziehe dann zuerst langsam ein Knie nach dem anderen zu deiner Brust heran und massiere mit ein paar tiefen Atemzügen deinen Rücken am Boden rollend. Dabei kannst du die Knie kreisen oder einfach nur zur Brust herangezogen halten. Wenn sich dein Rücken gut anfühlt, rollst du dich auf oder kommst über die Seitenlage zum Sitzen hoch.

2. Quadrat-Seitbeuge

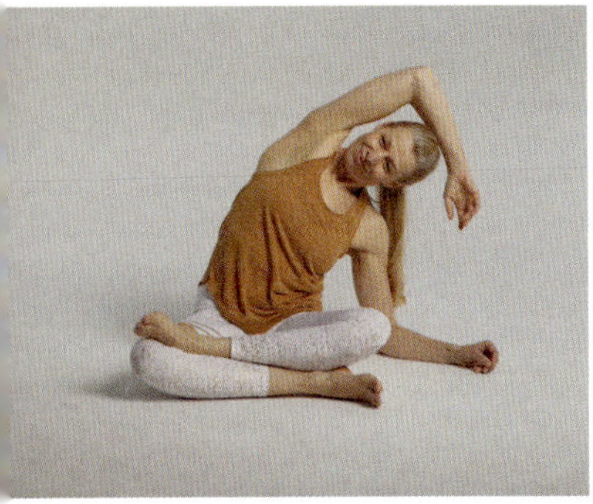

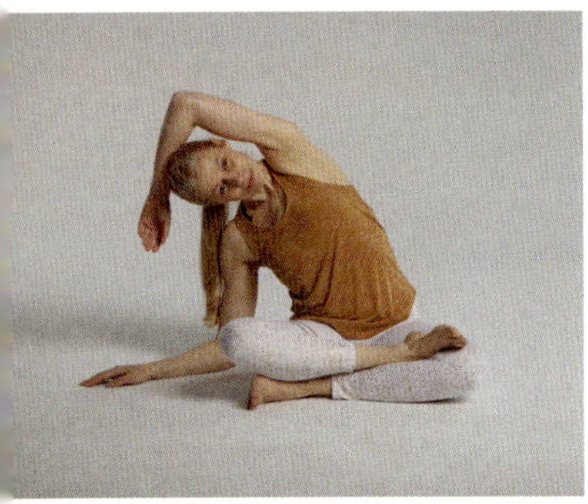

- Setze dich aufrecht auf deine Matte und strecke die Beine aus. Lege den Knöchel des linken Fußes unter die Kniekehle des rechten Beins und danach den Knöchel des rechten Fußes auf das Knie des linken Beins. Beide Unterschenkel liegen nun parallel zum Mattenrand.
- Stütze die rechte Hand oder den rechten Unterarm am Boden ab und beuge den Oberköper und Kopf langsam nach rechts. Hebe dabei den linken Arm über den Kopf. Gehe nur so weit in die Seitbeuge nach rechts, dass deine linke Gesäßhälfte noch am Boden bleibt (vermeide es, sie abheben zu lassen).
- Lasse Schultern und Arme, Kopf und Wirbelsäule entspannt. Auch deine Beine und dein Gesäß bleiben entspannt.
- Lasse den Oberkörper über die Schwerkraft nach rechts zum Boden sinken, dein linkes Bein und das Becken bleiben auf dem Boden. Genieße die angenehme Weite in deiner gesamten linken Körperseite.
- Verweile 3 bis 5 Minuten in dieser Position und wechsle dann die Seite.

Alternativen

a. Lege dir Blöcke unter die Knie, um sie zu unterstützen.
b. Lege einen Fuß vor dem anderen Bein ab, anstatt die Beine übereinanderzulegen. Das entlastet Hüften und Knie.

a
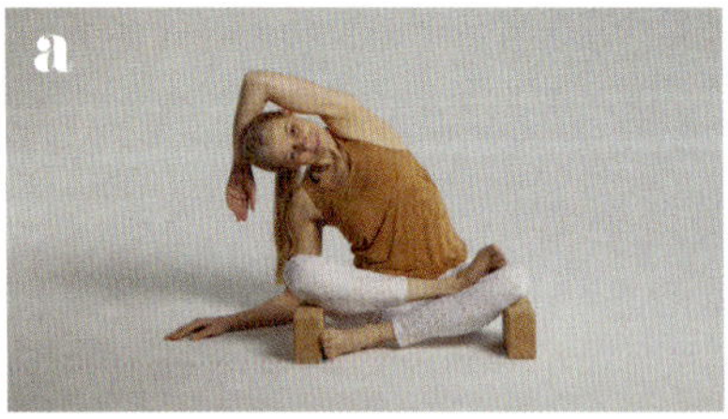

b
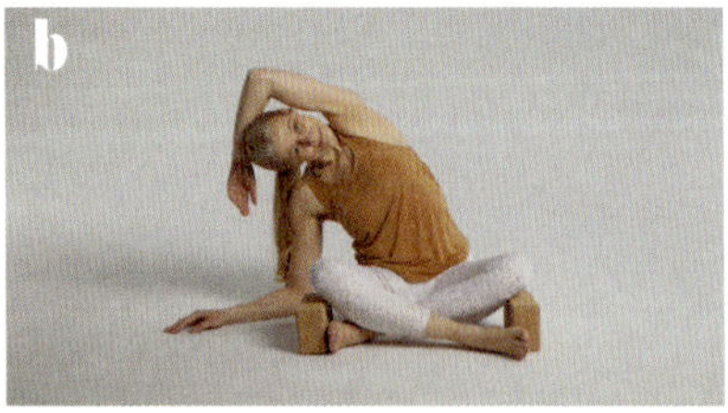

3. Schnürsenkel-Vorbeuge

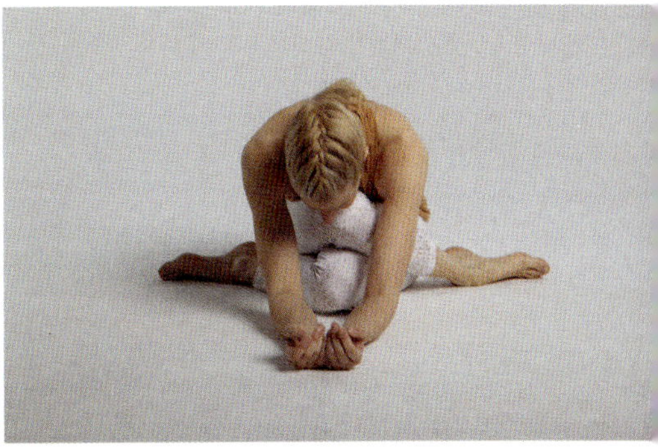

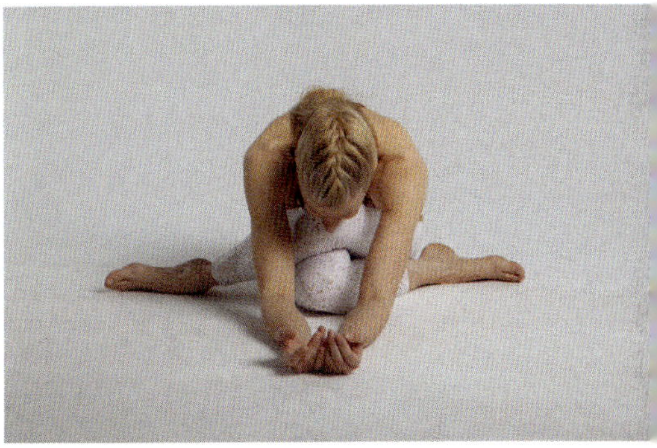

- Setze dich aufrecht auf deine Matte. Strecke die Beine aus. Lege dein rechtes Bein so über dein linkes, dass beide Knie übereinanderliegen und der rechte Fuß links neben dem Becken nach hinten zeigt. Danach winkle dein linkes Bein so an, dass dein linker Fuß rechts neben dem Becken nach hinten zeigt. Richte dich hier so ein, dass du zwischen deinen Fersen sitzt (nicht auf den Fersen).
- Hebe beide Arme einatmend über den Kopf und strecke die Wirbelsäule in die Länge. Lasse ausatmend den Oberkörper langsam in eine Vorbeuge über beide Knie sinken. Lege die Arme entspannt vor dir auf dem Boden und deine Stirn gern auf dem oberen rechten Knie ab.
- Lasse beide Beine bis über das Gesäß und in den Rücken hinauf vollkommen entspannt. Lasse es zu, dass sich der Oberkörper mit der Schwerkraft nach vorn absenkt und der Rücken und die Oberschenkelaußenseiten sich sanft dehnen.
- Kopf, Nacken, Schultern und Arme bleiben ebenfalls völlig entspannt.
- Verweile 3 bis 5 Minuten in dieser Position und wechsle dann die Seite.

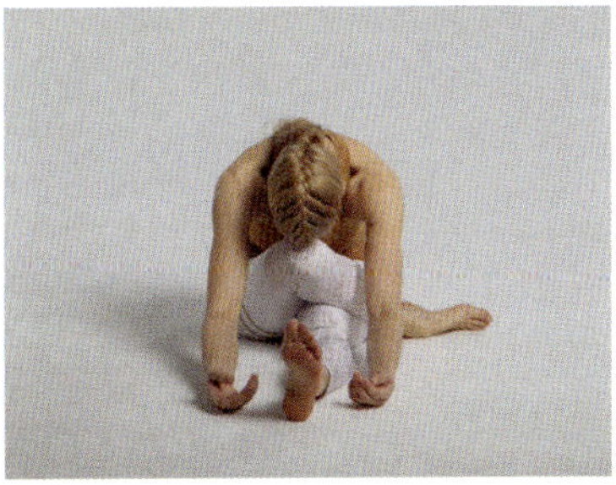

Alternative

Lasse das untere Bein gestreckt, um damit dein Knie zu schonen, und beuge dich nur über ein Bein nach vorn. Hier spürst du zusätzlich eine Dehnung in der Beinrückseite.

4. Seelöwe

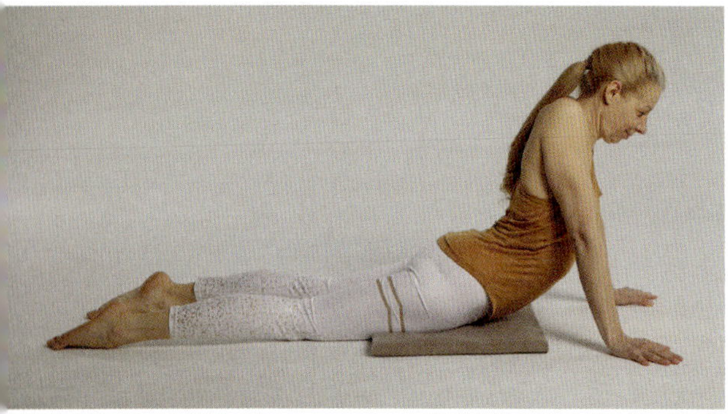

- Lege dich auf den Bauch und platziere eine zusammengelegte Decke unter deinem Becken. Strecke die Beine aus und öffne sie leicht. Lasse die Großzehen zueinander zeigen und die Fersen auseinanderfallen.
- Lege die Hände auf Höhe deiner Schultergelenke mit den Fingern leicht nach außen zeigend ein wenig breiter als schulterbreit auf den Boden und strecke dann langsam beide Arme, sodass der Oberkörper angehoben wird und du eine angenehme Weite im Bauch- und Brustbereich wahrnehmen kannst.
- Lasse Oberschenkel, Becken, Bauch und Brust entspannt schwer werden und Richtung Matte sinken. Der Kopf darf sich sanft nach unten neigen, sodass sich der Nacken entspannt, die Schultern dürfen zu den Ohren hochwandern.
- Lasse beide Beine, die Hüften und Leisten bis über das Gesäß und in den Rücken hinauf vollkommen entspannt. Kopf, Arme, Schultern und Oberkörper bleiben ebenfalls entspannt. Genieße die angenehme Dehnung in der Körpervorderseite, die über die Schwerkraft deines Oberkörpers und die gestreckten Arme entsteht.
- Verweile 3 bis 5 Minuten in dieser Position.

Alternativen

a. Wenn du Arme, Schultern und Rücken entlasten möchtest, lege dir ein Kissen unter die Brust und achte darauf, dass dein Becken am Boden bleibt. Halte die Arme vor dem Kissen gestreckt.

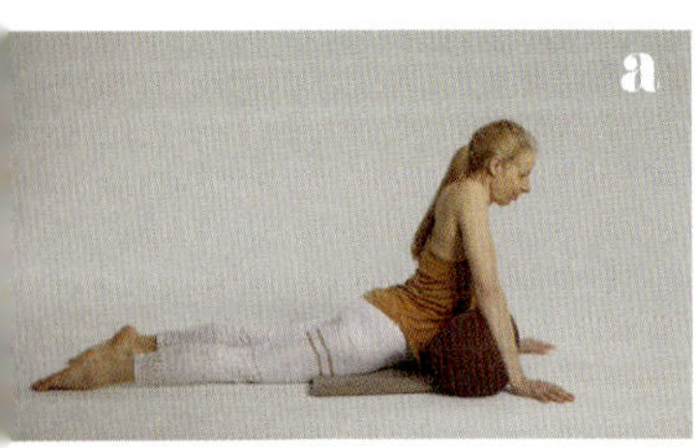

a

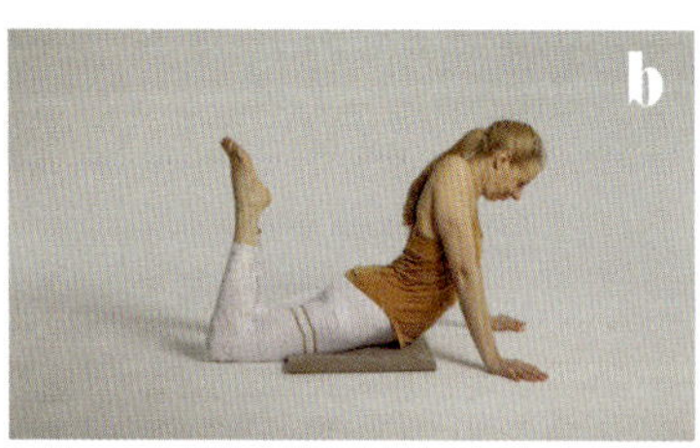

b

b. Wenn du die Dehnung der Körpervorderseite intensivieren möchtest, winkle die Beine nach oben an und bleibe auch dabei in Beinen und Gesäß entspannt.

5. Drehsitz

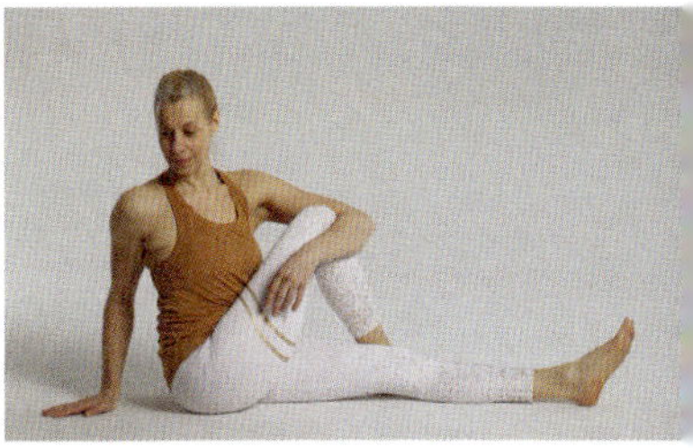

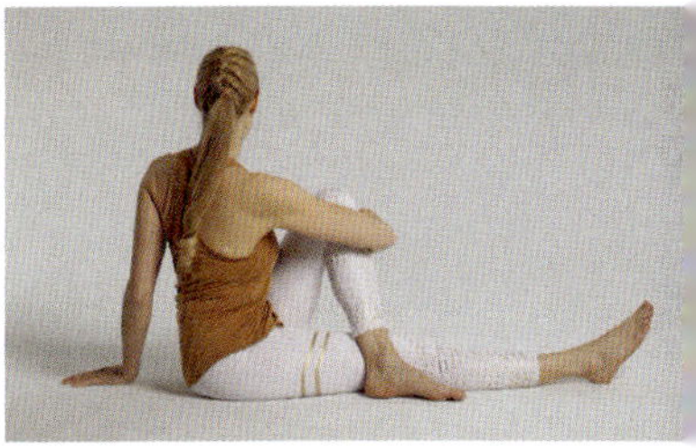

- Setze dich aufrecht auf deine Matte und strecke beide Beine nach vorn aus. Stelle den rechten Fuß über dein linkes Bein, etwa auf der Höhe des linken Knies oder an der Oberschenkelaußenseite.
- Lege den linken Arm um dein rechtes Knie, sodass dieses in deiner Ellenbeuge liegt – du umarmst dein rechtes Knie also mit dem linken Arm.
- Hebe einatmend den rechten Arm über deinen Kopf und strecke die Wirbelsäule. Drehe mit der Ausatmung den Rumpf langsam nach rechts, indem du mit dem linken Arm dein rechtes, angewinkeltes Bein nach links ziehst und deine rechte Hand mittig hinter dein Gesäß auf den Boden stützt, die Finger zeigen von dir weg. Drehe den Kopf nur so weit mit, wie es für deine Halswirbelsäule angenehm ist, und lasse dein Kinn gerne ein wenig nach unten sinken.
- Lasse beide Arme, Schultern, Beine und Gesäß entspannt schwer werden.
- Verweile 3 bis 5 Minuten in dieser Position und wechsle dann die Seite.

Hinweis: Lasse es zu, dass sich deine Wirbelsäule sanft von deinem Bauchnabel weg nach oben dreht. Atme dabei ganz bewusst weiter in deinen Bauch. Achte darauf, dass trotz der Drehung der Wirbelsäule dein Atem weiterhin bis in den Bauch fließt und nicht zu flach in der Brust endet.

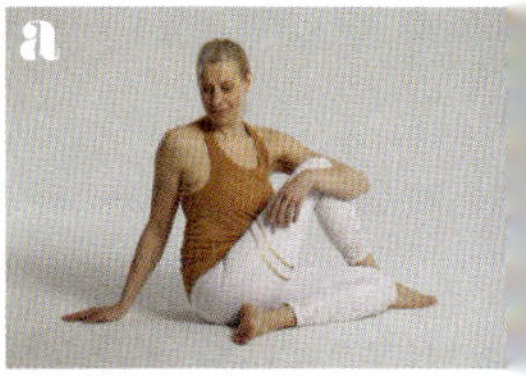

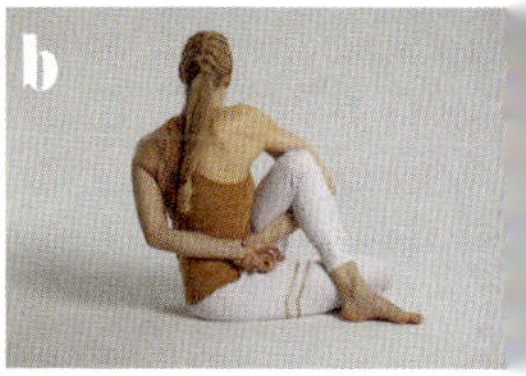

Alternativen

a. Wenn du die Drehung intensivieren möchtest, winkle das gestreckte Bein an und lege den nach hinten gerichteten Fuß neben der Hüfte ab. Mache das nur, wenn es sich gut für deine Knie anfühlt.

b. Um die Position noch weiter zu intensivieren, kannst du den Drehsitz in der gebundenen Variante ausführen, indem du, statt den Arm auf dem Knie abzulegen, die Hand von außen unter dem Oberschenkel nach hinten »durchfädelst« und sie mit der anderen Hand hinter dem Rücken greifst.

6. Glückliches Kind – Variante Schmetterling

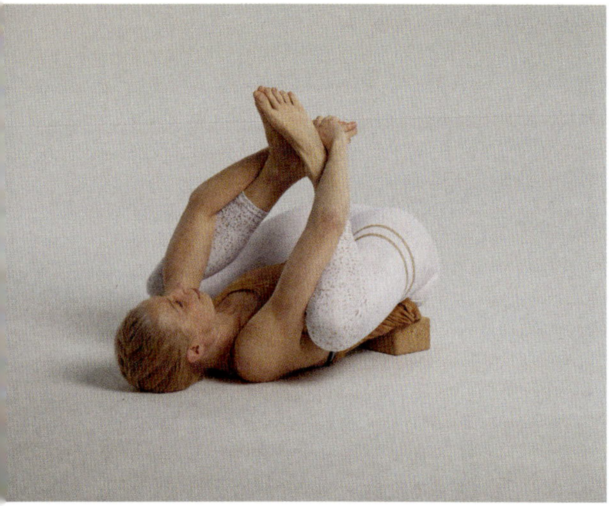

- Lege dich auf den Rücken und stelle die Füße vor dem Gesäß auf. Hebe das Gesäß so weit an, dass du dir einen Block zwischen Gesäß und unterem Rücken unters Kreuzbein legen kannst, und lege dich dann darauf ab.
- Ziehe beide Knie zur Brust heran. Die Fußsohlen berühren sich. Öffne die Knie zu beiden Seiten und greife über die Oberschenkelinnenseiten zu deinen Füßen. Die Fersen und Füße sinken zum Gesäß hinunter, die Knie geöffnet zum Boden.
- Lasse Hüften und Beine bis über das Gesäß und in den Rücken hinauf vollkommen entspannt. Die Knie dürfen schwer nach unten Richtung Boden sinken. Lasse die Füße die ganze Zeit über zum Gesäß sinken.
- Kopf und oberer Rücken bleiben am Boden und ebenfalls entspannt. Der untere Rücken wird rund und entspannt sich ebenfalls.
- Genieße es, wie sich die Beininnenseiten und Leisten öffnen, ohne deine Arme anzuspannen. Lasse die Schwerkraft deiner Arme und Hüften wirken.
- Verweile 3 bis 5 Minuten in dieser Position.

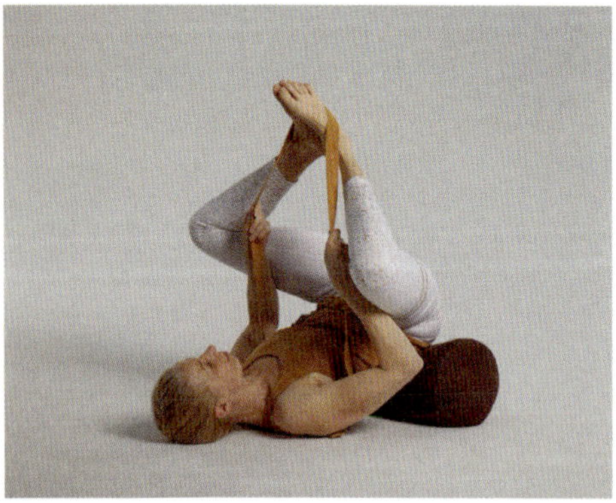

Alternative

Lege dir einen Gurt um die Füße, anstatt die Füße zu greifen. So können Rücken, Schultern und Kopf entspannt am Boden liegen bleiben.

7. Shavasana

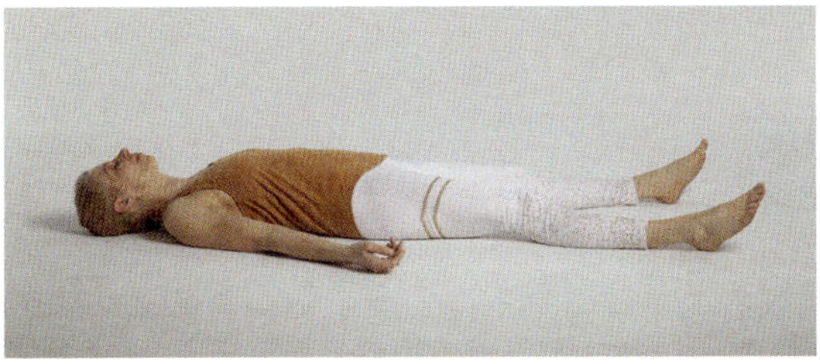
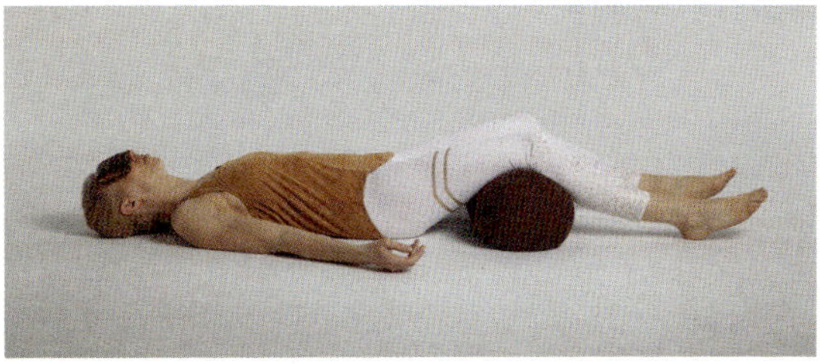

Beende die Sequenz wieder entspannt in der Rückenlage. Strecke entweder die Beine auf dem Boden aus oder lege dir die Rolle unter die Knie. Verweile hier in Stille für etwa 10 Minuten oder wähle die Audiodatei.

Meditation zum Kronenchakra

Hier leitet dich meine Stimme durch deine Endentspannung zur sanften Vertiefung deiner Ganzkörperwahrnehmung. Diese geführte, kurze Entspannungsmeditation hat eine wohltuende, sanft stimulierende Wirkung auf deine Wahrnehmung von Harmonie und innerem Frieden. Dies geschieht durch Farbvisualisierungen, Atembeobachtung und positive Affirmationen. Das alles führt zu einem Gefühl der Entspannung, Ausgeglichenheit und inneren Ruhe. Gleichzeitig können sich auch emotionale Blockaden lösen und ein gesteigertes Bewusstsein für das eigene Wohlbefinden entstehen.

Quickfinder der Beschwerden, Blockaden und Disbalancen

Körperliche Beschwerden	Psychische Blockaden und Disbalancen	Chakra	Seite
	A		
	Abgrenzungsschwierigkeiten	Herzchakra (4.)	160
	Aggressivität, Angriffslust, Streitsucht	Nabelchakra (3.)	136
Allergien		Wurzelchakra (1.)	84
	Albträume	Wurzelchakra (1.)	84
Angina pectoris (Brustenge)		Herzchakra (4.)	160
	Angst (in Zusammenhang mit Ablehnung)	Sakralchakra (2.)	110
	Angst (Lebens- oder Überlebensangst)	Wurzelchakra (1.)	84
	Angst vor Kontrollverslust	Nabelchakra (3.)	136
	Angstzustände allgemein	Stirnchakra (6.)	212
	Angstzustände (Wahnvorstellungen)	Kronenchakra (7.)	236
	Antriebslosigkeit allgemein	Sakralchakra (2.)	110
	Antriebslosigkeit (Angefangenes nicht zu Ende bringen können)	Nabelchakra (3.)	136
Arme allgemein		Herzchakra (4.)	160
Arthritis		Wurzelchakra (1.)	84
Asthma und andere Atemwegserkrankungen		Herzchakra (4.)	160
	Augen (Sehstörungen, -schwächen)	Stirnchakra (6.)	212
	Ausdauerschwäche	Wurzelchakra (1.)	84
	Autoritätsprobleme (Probleme mit Autoritäten)	Nabelchakra (3.)	136
	B		
Bauchschmerzen (Oberbauch)		Nabelchakra (3.)	136
Bauchspeicheldrüsenprobleme		Nabelchakra (3.)	136
Beine allgemein		Wurzelchakra (1.)	84
	Berührungsschwierigkeiten (Hemmungen bei Umarmungen)	Herzchakra (4.)	160
	übermäßiges Besorgtsein	Wurzelchakra (1.)	84
	Beziehungsschwierigkeiten	Herzchakra (4.)	160
Bindehautentzündung		Stirnchakra (6.)	212
	Bindungsprobleme	Sakralchakra (2.)	110
Blasenschwäche		Sakralchakra (2.)	110
Blinddarmprobleme		Sakralchakra (2.)	110
niedriger Blutdruck		Nabelchakra (3.)	136
hoher Blutdruck		Stirnchakra (6.)	212
Brust allgemein		Herzchakra (4.)	160
Brustwirbelsäulenprobleme, Schmerzen im oberen Rücken		Herzchakra (4.)	160
Bulimie (Essstörung)		Nabelchakra (3.)	136
	Burn-out (Gefühl der Überforderung)	Nabelchakra (3.)	136
	C		
	Cholerie (Choleriker)	Nabelchakra (3.)	136
	chronische Müdigkeit	Wurzelchakra (1.) Nabelchakra (3.)	84 136
	D		
Darmerkrankungen		Wurzelchakra (1.) Sakralchakra (2.)	84 110
Darmprobleme		Nabelchakra (3.)	136

Körperliche Beschwerden	Psychische Blockaden und Disbalancen	Chakra	Seite
Demenz		Kronenchakra (7.)	236
	Depression (Gefühl eines sich nicht geborgen Fühlens)	Wurzelchakra (1.)	84,
	Depression (Gefühl von Selbsthass/-ablehnung sexueller Natur)	Sakralchakra (2.)	110
	Depression im Zusammenhang mit einem Gefühl von Ungeliebtsein	Herzchakra (4.)	160
	Depression im Zusammenhang mit einem Gefühl von nicht-verstanden-werden, Alleinsein	Halschakra (5.)	186
	Depression im Zusammenhang mit pathologischer Selbstkritik und Selbstablehnung	Nabelchakra (3.)	136
	depressive Verstimmung allgemein	Stirnchakra (6.) Kronenchakra (7.)	212 236
Diabetes		Nabelchakra (3.)	136
Durchfall		Wurzelchakra (1.)	84
	eingeschränktes Durchhaltevermögen	Wurzelchakra (1.)	84
E			
	Egoismus, Missgunst	Herzchakra (4.)	160
	Egozentrik	Nabelchakra (3.)	136
Eierstock-/Eileiterentzündungen, -zysten		Sakralchakra (2.)	110
	Eifersucht (Angst, den Partner zu verlieren)	Sakralchakra (2.)	110
	Eifersucht/Misstrauen	Wurzelchakra (1.)	84
	Einsamkeit (Schwierigkeiten, Kontakte aufzubauen)	Herzchakra (4.)	160
Epilepsie		Kronenchakra (7.)	236
	Erfolglosigkeit	Nabelchakra (3.)	136
	Erinnerungsschwierigkeiten (bis Legasthenie)	Stirnchakra (6.)	212
Erkältungen		Herzchakra (4.)	160
	Erschöpfungszustände, chronische Erschöpfung	Kronenchakra (7.)	236
Essstörungen allgemein		Wurzelchakra (1.)	84

Körperliche Beschwerden	Psychische Blockaden und Disbalancen	Chakra	Seite
F			
Fibromyalgie (Muskel-Faser-Schmerz)		Wurzelchakra (1.)	84
	finanzielle Sorgen/Ängste	Wurzelchakra (1.)	84
	Frust und Unzufriedenheit	Nabelchakra (3.)	136
Füße allgemein		Wurzelchakra (1.)	84
G			
Gallenblasenprobleme		Nabelchakra (3.)	136
Gastritis, Magengeschwür		Nabelchakra (3.)	136
Gebärmutterprobleme		Sakralchakra (2.)	110
	Gedächtnisschwäche	Stirnchakra (6.)	212
	Gefühlskälte	Sakralchakra (2.) Nabelchakra (3.) Herzchakra (4.)	110 136 160
Gehirn allgemein		Stirnchakra (6.)	212
Gelbsucht		Nabelchakra (3.)	136
	Genussschwierigkeiten	Sakralchakra (2.)	110
Gesäß allgemein		Wurzelchakra (1.)	84
Geschlechtsorgane allgemein		Sakralchakra (2.)	110
	Gestikulieren (unbewusstes/unkontrollierbares)	Halschakra (5.)	186
	Gier, Maßlosigkeit	Sakralchakra (2.)	110
H			
Halsschmerzen		Halschakra (5.)	186
Halswirbelsäulenprobleme		Halschakra (5.)	186
Hämorrhoiden		Wurzelchakra (1.)	84
Hände allgemein		Herzchakra (4.)	160
Harnwegserkrankungen		Sakralchakra (2.)	110
Hass (Neigung, Hass zu empfinden)		Herzchakra (4.)	160
Hauterkrankungen/-probleme allgemein		Wurzelchakra (1.) Nabelchakra (3.) Kronenchakra (7.)	84 136 236

Körperliche Beschwerden	Psychische Blockaden und Disbalancen	Chakra	Seite
Hautprobleme im Bereich der Geschlechtsorgane		Sakralchakra (2.)	110
Heiserkeit		Halschakra (5.)	186
Hepatitis		Nabelchakra (3.)	136
Herz allgemein, Herzbeutelerkrankungen		Herzchakra (4.)	160
Herz-Kreislauf-Probleme		Herzchakra (4.)	160
Hirn(-tumoren)		Kronenchakra (7.)	236
	Hoffnungslosigkeit	Herzchakra (4.)	160
	Hören von Stimmen	Halschakra (5.)	186
Hormonstörungen, Beschwerden mit dem Hormonhaushalt		Stirnchakra (6.)	212
Hüftprobleme		Wurzelchakra (1.) Sakralchakra (2.)	84 110
Hypoglykämie (Unterzuckerung)		Nabelchakra (3.)	136
I			
Immunschwäche		Herzchakra (4.)	160
Ischiasprobleme		Wurzelchakra (1.)	84
K			
Kehlkopfentzündung bis hin zu Stimmverlust		Halschakra (5.)	186
Kiefergelenksbeschwerden		Halschakra (5.)	186
Kinderwunsch (unerfüllt)		Sakralchakra (2.)	110
Knieprobleme		Wurzelchakra (1.)	84
Knochen(-substanz) und Muskeln allgemein		Wurzelchakra (1.)	84
Knochenerkrankungen allgemein		Kronenchakra (7.)	236
Kopfschmerzen		Stirnchakra (6.)	212
	Konzentrationsprobleme	Stirnchakra (6.)	212
Krampfadern		Wurzelchakra (1.)	84
	Kurzzeitgedächtnis oder Erinnerungslücken	Stirnchakra (6.)	212

Körperliche Beschwerden	Psychische Blockaden und Disbalancen	Chakra	Seite
L			
	Leistungsdruck (übertriebener Ehrgeiz)	Nabelchakra (3.)	136
Lendenwirbelsäulenprobleme		Nabelchakra (3.)	136
	Lernschwäche	Nabelchakra (3.) Stirnchakra (6.) Kronenchakra (7.)	136 212 236
	Lethargie	Stirnchakra (6.)	212
	Liebe (Probleme sie zu empfinden, zu geben für/an andere)	Herzchakra (4.)	160
Lungenprobleme		Herzchakra (4.)	160
	Lustlosigkeit	Sakralchakra (2.)	110
Lymphflussprobleme		Sakralchakra (2.)	110
M			
	Machtlosigkeit oder Machtbesessenheit	Nabelchakra (3.)	136
Magenprobleme		Nabelchakra (3.)	136
Magersucht		Nabelchakra (3.)	136
Mandelentzündung		Halschakra (5.)	186
	Mangel an Selbstkontrolle oder Durchsetzungskraft	Nabelchakra (3.)	136
	Manipulationsdrang	Halschakra (5.)	186
Menstruationsstörungen/-probleme		Sakralchakra (2.)	110
Migräne		Stirnchakra (6.) Kronenchakra (7.)	212 236
Milzprobleme		Nabelchakra (3.)	136
	Misstrauen	Herzchakra (4.)	160
Mittelohrentzündung		Halschakra (5.)	186
	chronische Müdigkeit	Nabelchakra (3.)	136
Multiple Sklerose		Kronenchakra (7.)	236
Mumps		Halschakra (5.)	186
Mund- und Rachenraumbeschwerden		Halschakra (5.)	186
Mundtrockenheit		Halschakra (5.)	186

Körperliche Beschwerden	Psychische Blockaden und Disbalancen	Chakra	Seite
Muskelerkrankungen allgemein		Kronenchakra (7.)	236
N			
Nackenprobleme, Nackensteifheit, chronische Verspannung		Halschakra (5.)	186
		Halschakra (5.)	186
Nahrungsmittelunverträglichkeiten		Nabelchakra (3.)	136
	Narzissmus	Nabelchakra (3.)	136
Nebenhöhlen allgemein		Stirnchakra (6.)	212
	Neid	Sakralchakra (2.)	110
Nervensystem, Beschwerden allgemein		Stirnchakra (6.)	212
	Nervosität beim Kommunizieren	Halschakra (5.)	186
	Neurosen	Kronenchakra (7.)	236
	Niedergeschlagenheit	Sakralchakra (2.)	110
Nierenprobleme		Sakralchakra (2.)	110
O			
obere Extremitäten: Arme, Hände allgemein		Herzchakra (4.)	160
Ohrenprobleme allgemein		Halschakra (5.)	186
Osteoporose (Knochenschwund)		Wurzelchakra (1.)	84
P			
	Paranoia (sich fremd, missverstanden oder bedroht fühlen)	Halschakra (5.)	186
Parkinson		Kronenchakra (7.)	236
	Pessimismus	Wurzelchakra (1.)	84
Potenzstörungen		Sakralchakra (2.)	110
Prostataerkrankungen		Sakralchakra (2.)	110
	Psychosen, Geisteskrankheiten (wie Schizophrenie)	Kronenchakra (7.)	236

Körperliche Beschwerden	Psychische Blockaden und Disbalancen	Chakra	Seite
R			
	Rastlosigkeit	Wurzelchakra (1.)	84
Räuspern (Globussyndrom), übermäßig, ständig und Schluckzwang		Halschakra (5.)	186
		Halschakra (5.)	186
	Redezwang/-drang (unkontrollierbarer)	Halschakra (5.)	186
Reflux		Nabelchakra (3.)	136
		Herzchakra (4.)	160
Rücken (Bereich der Brustwirbelsäule)		Herzchakra (4.)	160
Rücken (Bereich der Lendenwirbelsäule)		Nabelchakra (3.)	136
Rücken (Steißbein/Kreuzbein)		Wurzelchakra (1.) Sakralchakra (2.)	84 110
	Rücksichtslosigkeit	Nabelchakra (3.)	136
	Ruhelosigkeit	Wurzelchakra (1.)	84
	Ruhmsucht	Halschakra (5.)	186
S			
	Scham	Sakralchakra (2.)	110
Schild- und Nebenschilddrüse (Über-/Unterfunktion)		Halschakra (5.)	186
	Schlafprobleme (Ein-, Durchschlafstörungen)	Stirnchakra (6.) Kronenchakra (7.)	212 236
Schlaganfall		Stirnchakra (6.)	212
	Schüchternheit, Hemmungen (vor allem auf das Sprechen bezogen)	Halschakra (5.)	186
Schulterprobleme allgemein		Herzchakra (4.) Halschakra (5.)	160 186
Schwindel		Stirnchakra (6.) Kronenchakra (7.)	212 236
	Selbstablehnung, übermäßige Selbstkritik	Nabelchakra (3.)	136
	geringe Selbstachtung, Selbstwertschätzung	Nabelchakra (3.)	136
	Mangel an Selbstliebe	Herzchakra (4.)	160

Körperliche Beschwerden	Psychische Blockaden und Disbalancen	Chakra	Seite
sexuelle Dysfunktionen		Sakralchakra (2.)	110
	Sinnlichkeitsprobleme	Sakralchakra (2.)	110
	Sinnlosigkeitsgefühl	Kronenchakra (7.)	236
Sodbrennen		Nabelchakra (3.)	136
übermäßiger Speichelfluss		Halschakra (5.)	186
Speiseröhre allgemein		Herzchakra (4.)	160
	Sprach- und Stimmprobleme (logopädische Probleme)	Halschakra (5.)	186
Stirnhöhlen allgemein		Stirnchakra (6.)	212
Stottern		Halschakra (5.)	186
	Stress	Wurzelchakra (1.)	84
	Suchtverhalten (Sexualität, Ernährung)	Sakralchakra (2.)	110
T			
Thalamus-/Hypothalamusprobleme		Stirnchakra (6.)	212
Tinnitus		Halschakra (5.)	186
	Trägheit (seelische Kraftlosigkeit)	Sakralchakra (2.)	110
	übermäßige Traurigkeit	Wurzelchakra (1.) Herzchakra (4.)	84 160
	Traurigkeit als Mangel an der Fähigkeit, Freude zu empfinden	Sakralchakra (2.)	110
U			
	Überempfindlichkeiten (Licht, Lärm, Temperatur)	Kronenchakra (7.)	236
	Übererregungszustände	Wurzelchakra (1.)	84
	Überforderung	Nabelchakra (3.)	136
Unfruchtbarkeit		Sakralchakra (2.)	110
	unglücklich sein, ohne zu wissen warum (Weltschmerz)	Kronenchakra (7.)	236
	Unsicherheit und mangelndes Selbstvertrauen	Nabelchakra (3.)	136
	Unzufriedenheit (Gefühl der Leere)	Kronenchakra (7.)	236
V			
Venenleiden		Wurzelchakra (1.)	84
	Verbissenheit, Starrköpfigkeit, mangelnde Flexibilität	Halschakra (5.)	186
Verdauungsprobleme		Nabelchakra (3.)	136
	Vergesslichkeit	Stirnchakra (6.)	212
	Verlustangst	Wurzelchakra (1.)	84
	Verschlossenheit, Isoliertheit, Zurückgezogenheit (übermäßig)	Halschakra (5.)	186
Verstopfung		Wurzelchakra (1.)	84
	Verwirrtheit, Zerstreutheit	Stirnchakra (6.)	212
	Verzweiflung	Wurzelchakra (1.)	84
W			
Wechseljahresbeschwerden		Sakralchakra (2.)	110
	Wutausbrüche (übermäßig, unkontrolliert)	Wurzelchakra (1.)	84
Z			
Zahn- und Zahnfleischprobleme		Halschakra (5.)	186
	Zärtlichkeitsprobleme	Sakralchakra (2.)	110
	Ziellosigkeit	Stirnchakra (6.)	212
	Zweifel, Selbstzweifel (übermäßig)	Nabelchakra (3.)	136

Dank

Es ist mir ein Herzensanliegen, all den wunderbaren Menschen zu danken, die mich bei dem großartigen Erlebnis, dieses Buch zu schreiben, unterstützt haben. Dieser Dank gilt insbesondere meiner Familie und meinem Lebensgefährten, die so überaus rücksichtsvoll waren und mir die benötigte Ruhe und den Raum gaben, um mich auf dieses Projekt vollkommen einlassen zu können. Ebenso verständnisvoll haben sich auch meine Geschäftspartner gezeigt und es mir nachgesehen, dass ich mir in der Phase des Recherchierens und Schreibens für einige andere Projekte ein wenig länger als sonst üblich Zeit genommen habe. Vielen herzlichen Dank dafür!

Ein weiterer Dank gilt dem riva Verlag, insbesondere Birgit Dauenhauer, die sich stets auf meine Wünsche und Vorstellungen eingelassen hat und eine hervorragende Inspirationsquelle für mich war. Ich durfte während des Entstehungsprozesses unfassbar viel von ihr lernen.

Einen ganz großen Dank möchte ich aber auch denjenigen aussprechen, die zwar nicht direkt an diesem Projekt beteiligt waren, aber indirekt unsagbar wichtig für mich sind und mich auf diesem Weg begleitet und unterstützt haben. Das sind allen voran meine Lehrer und Coaches sowie meine Schülerinnen und Schüler, von denen ich täglich so unglaublich viel lerne. Ihre Experimentierfreude und Ausdauer beim gemeinsamen Yogapraktizieren und ihr Feedback unterstützen mich bei meiner Entwicklung. Die Begeisterung und das Vertrauen, das sie mir entgegenbringen, sind mir eine unsagbare Freude.

Ganz besonders bedanken möchte ich mich auch bei dir, liebe Leserin und lieber Leser, schön, dass du die Reise durch dieses Buch mit mir gemacht hast. Vielleicht lernen wir uns einmal persönlich kennen und praktizieren gemeinsam – darauf freue ich mich!

Über die Autorin

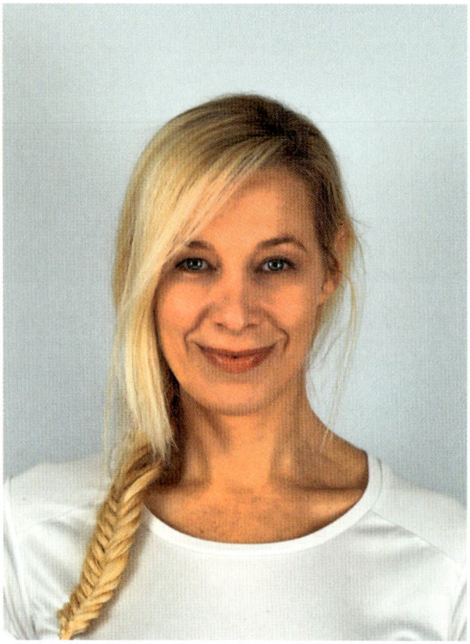

Michéle Spörk ist Yogalehrerin, Dozentin, Philosophin und Gründerin von ViennaYoga®. Sie unterrichtet Yin Yoga, Aerial Yoga und Energy-Yoga® und leitet Ausbildungen für Yin Yoga und Energy-Yoga®, einen von ihr selbst kreierten Yogastil, der unterschiedliche Stile miteinander kombiniert und auf die Energiewahrnehmung und -lenkung ausgerichtet ist. Ihre Leidenschaft, Erfahrung und Faszination für das bewusste Zusammenspiel von Körper und Geist und die damit verbundene Aktivierung der Selbstheilungskräfte gibt sie in Kursen, Workshops und Vorträgen weiter. Zusätzlich bietet sie Philosophieabende zu Yoga auch online und Workshops, unter anderem zur Chakrenaktivierung mit Yin Yoga, an.

Auf der Website der Autorin unter **www.viennayoga.at** findest du ihren Stundenplan, Workshop- und Ausbildungsangebote und weitere interessante Themen, die zum Beispiel im Blog zu finden sind. Melde dich herzlich gern auf dieser Website zum Newsletter an und erhalte damit monatlich alle neuen Aktivitäten im Zusammenhang mit der Autorin.

Besuche Michéle Spörk auch auf ihren Social-Media-Kanälen!
Instagram: www.instagram.com/viennayoga.by.michele
Facebook: www.facebook.com/www.viennayoga.at
YouTube: www.youtube.com/@viennayogabymichele1094

Inspirierende weiterführende Literatur

Deutschsprachige Bücher

Avalon, Arthur (2010): »Die Schlangenkraft: Die Entfaltung schöpferischer Kräfte im Menschen«, O.W. Barth im Scherz Verlag, München

Bäumer, Bettina (2018): »Vijnana Bhairava: Das göttliche Bewußtsein«, 5. Auflage, Verlag der Weltreligionen, Frankfurt am Main und Leipzig

Dale, Cyndi (2012): »Der Energiekörper des Menschen: Handbuch der feinstofflichen Anatomie«, Lotos, München

Dale, Cyndi (2018): »Das große Buch der feinstofflichen Energien: Heilung, Lebenskraft, innere Stärke«, Lotos, München

Dale, Cyndi (2018): »Das Handbuch der Chakra-Arbeit: Heilende Wege zur Entfaltung deines vollen energetischen Potenzials«, Lotos, München

Deshpande, P. Y. (Hrsg.) (2010): »Patanjali: Die Wurzeln des Yoga: Die klassischen Lehrsprüche des Patanjali«, O.W. Barth, Bern

Easwaran, Eknath (Hrsg.) (2008): »Die Upanischaden«, Goldmann, München

Freud, Sigmund (2010): »Psychologie des Unbewußten«, Studienausgabe, Band III, 10. Auflage, S. Fischer, Frankfurt am Main

Govinda, Kalashatra (2006): »Chakra Praxisbuch: Spirituelle Übungen für Gesundheit, Harmonie und innere Kraft«, 10. Auflage, Goldmann, München

Govinda, Kalashatra; Long, Fei; Riegg, Armin (2018): »Das große Buch der Energieheilung: Den Energiekörper verstehen und behandeln«, Irisiana, München

Hartmann, Eduard von (2014): »Philosophie des Unbewußten«, 3. Auflage, Holzinger, Berlin

Heimann, Hagen; Krämer, Dietmar (2009): »Chakras und Mantras: Chakra-Heilung durch die Kraft der Urklänge«, Aquamarin Verlag, Grafing

Jung, C. G. (2001): »Die Archetypen und das kollektive Unbewußte«, 5. Auflage, Patmos Verlag, Ostfildern

Meixner, Uwe; Newen, Albert (Hrsg.) (2003): »Seele, Denken, Bewusstsein«, Walter de Gruyter, Berlin

Orit Sen Gupta (2014): »Das Geheimnis der Vayus: Die Yoga-Praxis der Vayus in Asana & Pranayama«, Tao.de, Bielefeld

Piaget, Jean (2003): »Meine Theorie der geistigen Entwicklung«, 1. Auflage, Beltz, Weinheim und Basel

Silburn, Lilian (2020): »Kundalini und Tantra: Die geheimnisvolle Lebenskraft des Menschen: Ein tantrisches Einweihungsbuch«, 2. Auflage, Aquamarin Verlag, Grafing

Skuban, Ralph (2014): »Der Energiekörper: Die Aktivierung der feinstofflichen Kraftfelder«, 2. Auflage, Aquamarin Verlag, Grafing

Skuban, Ralph (2017): »Pranayama: Die heilsame Kraft des Atems«, 3. Auflage, Aquamarin Verlag, Grafing

Swami Satyananda Saraswati (2019): »Asana Pranayama Mudra Bandha«, 5. Auflage, Ananda, Tettnang

Swami Satyananda Saraswati (2019): »Yoga Nidra«, 5. Auflage, Ananda, Tettnang

Swami Sivananda (2010): »Inspiration & Weisheit für Menschen von heute. Auszüge aus Werken von Swami Sivananda. Essays und praktische Anleitungen für spirituelle Aspiranten«, Yoga Vidya Verlag, Horn-Bad Meinberg

Swami Sivananda (2019): »Göttliche Erkenntnis. Spirituelle Essays und praktische Anleitungen zu allen Aspekten des Lebens«, 2. Auflage, Yoga Vidya Verlag, Horn-Bad Meinberg

Swami Sivananda (2008): »Sadhana: Ein Lehrbuch mit Techniken zur spirituellen Vollkommenheit«, Yoga Vidya Verlag, Horn-Bad Meinberg

Swami Swatmarama (2009): »Hatha-Yoga Pradipika: Die Leuchte des Hatha-Yoga«, Phänomen, Hamburg

Tausin, Floco (2022): »Mouches volantes im Yoga: Vedische Grundlagen, Philosophie, Lichtvisionen«, Leuchtstruktur Verlag

Wiesing, Lambert (2009): »Das Mich der Wahrnehmung: Eine Autopsie«, Suhrkamp, Frankfurt am Main

Wolz-Gottwald, Eckard (2016): »Yoga-Philosophie-Atlas«, 5. Auflage, Via Nova, Petersberg

Englischsprachige Bücher

Anodea, Judith (2004): »Eastern Body, Western Mind: Psychology and the Chakra System as a Path to the Self«, überarbeitete Ausgabe, Clarkson Potter/Ten Speed (Hrsg.)

Woodroffe, John (2015): »The Serpent Power: Being the Sat-cakra-nirupana and Paduka-pancaka«, Munshiram Manoharlal Publishers Pvt Ltd, New Delhi

Register